Michaela Himmel / Renate Ockel

Endlich Zeit für Yoga

mit AUDIO-CD

pietsch

Einbandgestaltung: Katrin Kleinschrot

Titelbild: Martina Henschke

Bildnachweis: Richard Mueller (S. 87, 107, 115), Helmut Ockel (S. 9, 33, 43, 65, 77, 97, 129). Alle anderen Bilder stammen von Martina Henschke, Frankfurt (www.martinahenschke.de).

ISBN 978-3-613-50737-1

1. Auflage 2013

Sie finden uns im Internet unter www.pietsch-verlag.de

Lektorat: Susanne Fischer
Innengestaltung: Medienfabrik GmbH, Stuttgart
Druck und Bindung: Druck- und Medienzentrum, 70839 Gerlingen
Printed in Germany

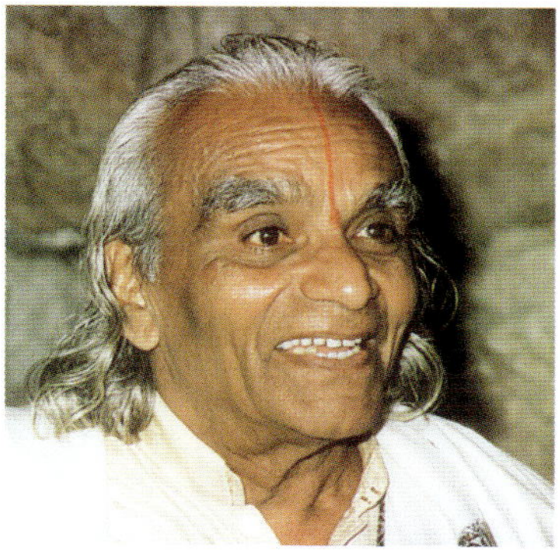

DIESES BUCH IST B.K.S. IYENGAR GEWIDMET,
DER DEN GEIST UND DIE TRADITION DES YOGA
IN DIE WESTLICHE WELT TRUG
UND UNSERE HERZEN BERÜHRTE.

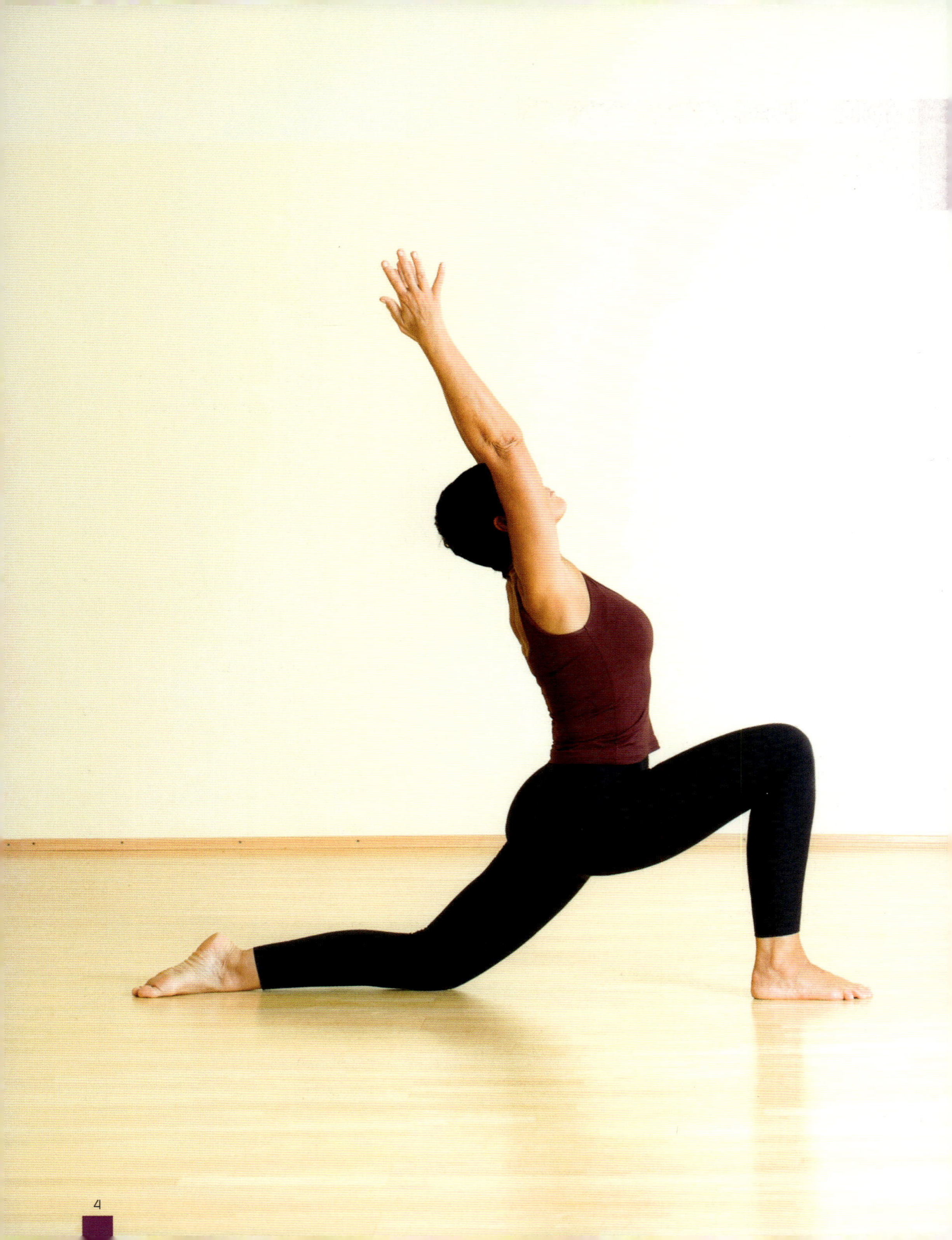

Inhalt

VORWORT: ENDLICH ZEIT FÜR YOGA

... haben Sie hoffentlich, wenn dieses Buch Ihr Interesse geweckt hat. Mit diesem Titel und Motto möchten wir vor allem Menschen ab der Lebensmitte ansprechen und Sie motivieren, sich Zeit für Ihren Körper, Ihre Gesundheit und eine bewusste Lebensgestaltung zu nehmen, die Wachstum, Entwicklung und Glückserleben ermöglicht. Wenn nicht jetzt endlich, wann dann?

Wir möchten Ihnen mit diesem Buch die vielfältigen positiven Wirkungen von Yoga näherbringen und Sie einladen, ermutigen und inspirieren, mit Yoga anzufangen und Ihre eigenen Erfahrungen mit dieser ganzheitlichen Praktik zu machen.

Aber über das Wohlbefinden und die Lebensqualität des Einzelnen hinaus verbinden wir mit Yoga noch eine andere, das kollektive Wohlergehen betreffende Vision. Wir leben in einer herausfordernden Zeit. Die Menschheit ist heute aufgerufen, Antworten und Lösungen für eine tiefgreifende Krise zu finden, deren Ausmaß uns in den täglichen Nachrichten vor Augen geführt wird. Die Ausbeutung der Ressourcen, Umweltzerstörung, Gewalt, Gier, Machtstreben und Korruption bedrohen unseren Lebensraum Erde. Dies spiegelt sich auch in zunehmenden psychischen Störungen wie Ängsten und Depressionen. Wir sind dabei, uns selbst die Lebensgrundlage zu entziehen, wenn uns nicht durch einen Bewusstseinswandel noch eine Umkehr gelingt. Um über die derzeitigen Probleme hinauszugehen und zu einer neuen Haltung und Lebensweise zu finden, brauchen wir ein neues Bewusstsein. Nur wenn der menschliche Geist sich verändert und weiterentwickelt, können wir die kollektive Fehlentwicklung beenden, die alten destruktiven Verhaltensweisen hinter uns lassen und neue Wege beschreiten.

Yoga kann unserem Erleben nach dazu beitragen, dieses neue Bewusstsein zu schaffen. In den letzten 30 Jahren ist Yoga mehr und mehr zu einer globalen Bewegung geworden. Immer mehr Menschen praktizieren Achtsamkeit, wenden sich ihrem Körper zu und entwickeln darüber auch ihren Geist. Wenn wir uns durch eine regelmäßige Yogapraxis wieder stärker mit unserem Körper verbunden fühlen und uns dadurch mehr als Teil der Erde und des Ganzen sehen, werden wir nicht weiter Plastikmüll in die Meere werfen oder gedankenlos das Fleisch von in der industriellen Landwirtschaft gequälten Tieren essen können. Vielleicht kann Yoga einen Beitrag zum Wandel unseres Bewusstseins leisten, damit dieser Planet heilen und zu einer neuen Lebensordnung finden kann.

Stellen Sie sich eine Welt ohne Gewalt vor – mit biologischer Landwirtschaft, liebevollen Eltern und Kindern, die die Zuwendung erhalten, die sie brauchen, um ihre Potenziale zu entfalten und eine bessere Welt zu erschaffen, mit glücklichen Paarbeziehungen, sauberer, intakter Umwelt, nachhaltigem Wirtschaften und einem freundlichen, friedvollen Miteinander; eine Welt, in der Menschen die begrenzten Ressourcen pflegen statt sie zu zerstören – wäre das nicht eine Vision, für die es sich gemeinsam einzusetzen lohnt?

Dass dies nicht bloß eine schöne Vorstellung ist, sondern der Mensch sehr wohl fähig ist, eine derartige Welt zu gestalten, ist heute wissenschaftlich erforscht. Wie Zellbiologen und Gehirnforscher erkannt haben, bestimmt unser Geist – all das, was wir denken, fühlen und wahrnehmen – nicht nur die Biochemie in unserem Blut und unseren Körperzellen, sondern auch das, was wir erleben. Unser Bewusstsein beeinflusst die Wirklichkeit, die wir erschaffen. Es muss eine Weiterentwicklung unseres Bewusstseins stattfinden, damit wir über die alten, einschränkenden Vorstellungen und Überzeugungen hinauswachsen können, die unser Miteinander und das Verhältnis zu unserer Umwelt prägen. Es lohnt sich auch, die Konzepte und Bilder, die wir vom Alter und vom Älterwerden haben, zu hinterfragen. Älterwerden heißt nicht automatisch, krank und gebrechlich zu werden. Es ist möglich, bis ins hohe Alter gesund zu bleiben und gesund zu sterben. Entscheidend dafür sind unsere täglichen Gewohnheiten, unsere Einstellungen und unsere Lebensweise.

Die vedischen Weisen, die viele Jahrhunderte vor Christus die ältesten klassischen Schriften Indiens verfassten, in denen sie bereits yogische Praktiken empfahlen, gelangten zu der Erkenntnis, dass wir immun gegen Krankheiten sein und körperlichen Verschleiß verhindern und sogar heilen können, solange Körper, Geist und Seele miteinander im Einklang sind. Diese jahrtausendealten Erkenntnisse werden heute durch Studien der modernen Wissenschaft belegt. Im Kapitel »Bewusster leben mit Yoga« nehmen wir Bezug auf den aktuellen Stand der wissenschaftlichen Forschung und legen wichtige Erkenntnisse dar.

Durch Yoga ist es möglich, mehr Energie, Vitalität und geistige Klarheit zu erleben. Alltagsstress verringert sich, das Immunsystem wird gestärkt, Verspannungen verschwinden. Wir bleiben körperlich in guter Verfassung – kräftig, beweglich und fit. Zugleich profitiert unser Geist in seiner Schärfe und Präzision und in seiner Fähigkeit zu Konzentration und Klarheit. Darüber hinaus führt eine regelmäßige Yogapraxis zu mehr Achtsamkeit und Bewusstheit. Auf emotionaler Ebene entsteht ein Gefühl von Ausgeglichenheit, Zufriedenheit und möglicherweise sogar Glück. Yoga kann zu einem wertvollen Lebensbegleiter werden, der Sie unterstützt, gesund und glücklich älter zu werden. Yoga kann ganz wesentlich dazu beitragen, dass Sie das Älterwerden als Wachstumsprozess erleben und gestalten.

Die Gehirnforschung hat nachgewiesen, dass wir bis ins hohe Alter neue neuronale Netzwerke im Gehirn ausbilden können. Wir können mit 85 Jahren noch Neues lernen – sei es eine Fremdsprache oder etwas anderes, das uns interessiert. Voraussetzung dafür ist, dass wir uns genügend für unser Vorhaben begeistern. Wenn unser Gehirn emotional aktiviert wird, dann lernen wir schnell. Wenn es also ein bestimmtes Projekt gibt, das Sie reizt, etwas, das Sie auf die Beine stellen oder ausprobieren wollen, dann fangen Sie frohen Mutes damit an. Verschieben Sie nicht das, was Ihnen am Herzen liegt, auf »später« – diese Zeit kommt unter Umständen nie. Fangen Sie jetzt an.

Nehmen Sie sich jeden Tag Zeit für Stille und Erholung und bewegen Sie sich körperlich und geistig. Finden Sie etwas, das Sie leidenschaftlich interessiert, und folgen Sie Ihrer Leidenschaft.

Wir wünschen Ihnen, dass Sie sich jetzt endlich Zeit nehmen für das, was Ihnen wichtig ist. Zum Beispiel für neue, positive Erfahrungen, die Ihnen Yoga ermöglicht. Yoga bringt Sie in die Gegenwart und hält Sie gesund. Darüber hinaus leisten Sie einen Beitrag zur Weiterentwicklung des kollektiven Bewusstseins und damit zu einer besseren Welt. Sie werden von einer regelmäßigen Yogapraxis so sehr profitieren, dass Sie höchstens bedauern werden, nicht früher damit begonnen zu haben. Wir wünschen Ihnen, dass Sie mit Yoga Ihre beste Zeit erleben!

1 EINFÜHRUNG

Was ist Yoga?

Yoga ist eine einzigartige ganzheitliche Methode, um sich selbst gesund und fit zu halten. Diese alte Wissenschaft ist eines der vollständigsten Systeme zur Selbst-Gesundheitspflege. Dabei ist Yoga weit mehr als ein bloßes Bewegungs- oder Gymnastikprogramm. Es ist eine Praktik, die Sie lehrt, eine neue Haltung dem Leben gegenüber einzunehmen. Durch Yogaübungen erfahren Sie sich und Ihren Körper neu und verfeinern Ihre Empfindungsfähigkeit. Sie entwickeln einen wachen, aufmerksamen Geist, der ein größeres Gewahrsein im Alltag ermöglicht. Der Körper wird durch das Üben von Yoga wieder in einen natürlichen und harmonischen Zustand gebracht, von dem wir alle uns im alltäglichen Leben mehr oder weniger entfernt haben, und wird in diesem Zustand gehalten. Yoga ist ein Weg, auf dem Sie aktiv und umfassend etwas für sich und Ihre Gesundheit tun.

Yoga erweitert das Bewusstsein

Das Wort »Yoga« kommt aus dem Sanskrit und bedeutet »anbinden«, »vereinigen«, »zusammenbringen«. Vereinigt werden Körper, Geist und Seele, aber auch das Bewusstsein des Einzelnen mit dem größeren Ganzen. Yoga stellt eine Verbindung zwischen der Natur des Menschen und seinem Bezug zum Kosmos her. Letztlich ist das Ziel, durch Körperübungen und Meditation einen Bewusstseinszustand zu erlangen, in dem das individuelle Bewusstsein mit dem universellen Bewusstsein verschmilzt, der Mensch sich – bildhaft gesprochen – nicht mehr nur als einzelne Welle, sondern als Teil des Ozeans empfindet. Diese Erweiterung des Ichbewusstseins ist die Essenz von Yoga. Weil wirkliche Gesundheit Körper, Geist und Seele involviert, umschließt Yoga die physiologischen, intellektuellen, emotionalen und spirituellen Prozesse des Menschen. Diese zeitlose Praktik unterstützt den Übenden, die Verbindung zu seinem innersten Wesen, zu seiner Seele, zu vertiefen. Yoga ist keine Religion. Es ist eine konfessionslose Methode, die einen gesunden und harmonischen Lebensstil ermöglicht.

Philosophische Grundlagen des Yoga

Die ersten schriftlichen Belege über yogische Techniken finden sich in den Veden (etwa 1500 v. Chr.), den ältesten klassischen Schriften Indiens. Diese frühen Yoga-Schriften wie auch Patanjalis berühmte Yoga-Sutren (ca. 200 v. Chr.), die die philosophischen Grundlagen des Yoga zusammenfassen, weisen darauf hin, dass Yoga ursprünglich vor allem als Weg der geistigen Entwicklung gesehen wurde. Die klassischen Yoga-Schriften unterscheiden vier Pfade des Yoga, die alle letztlich zum selben Ziel der Einheitserfahrung führen: Im *Bhakti-Yoga* verbindet sich der Mensch mit dem universellen Bewusstsein in tiefer Liebe. So ist er beispielsweise in der Lage, das Göttliche in jedem Menschen, jedem Tier und jeder Pflanze zu sehen. Unter *Jnana-Yoga* versteht man den Weg der (Selbst-)Erkenntnis, Weisheit und Bewusstwerdung. Die Erkenntnis des Yoga-Schülers wächst durch geistige Reflexion über Lehren und Schriften, das Zwiegespräch in der Gemeinschaft, Meditation und die Annahme eines spirituellen Lehrers. Der Jnana-Yogi erforscht intensiv seine eigene Natur. Das neue, entwickelte Bewusstsein kommt im Alltag durch aufrichtiges Tun zum Ausdruck. Der Weg des *Karma-Yoga* wiederum beinhaltet selbstloses Handeln und den Dienst am Mitmenschen. Er besteht darin, persönliche Interessen zurückzustellen und

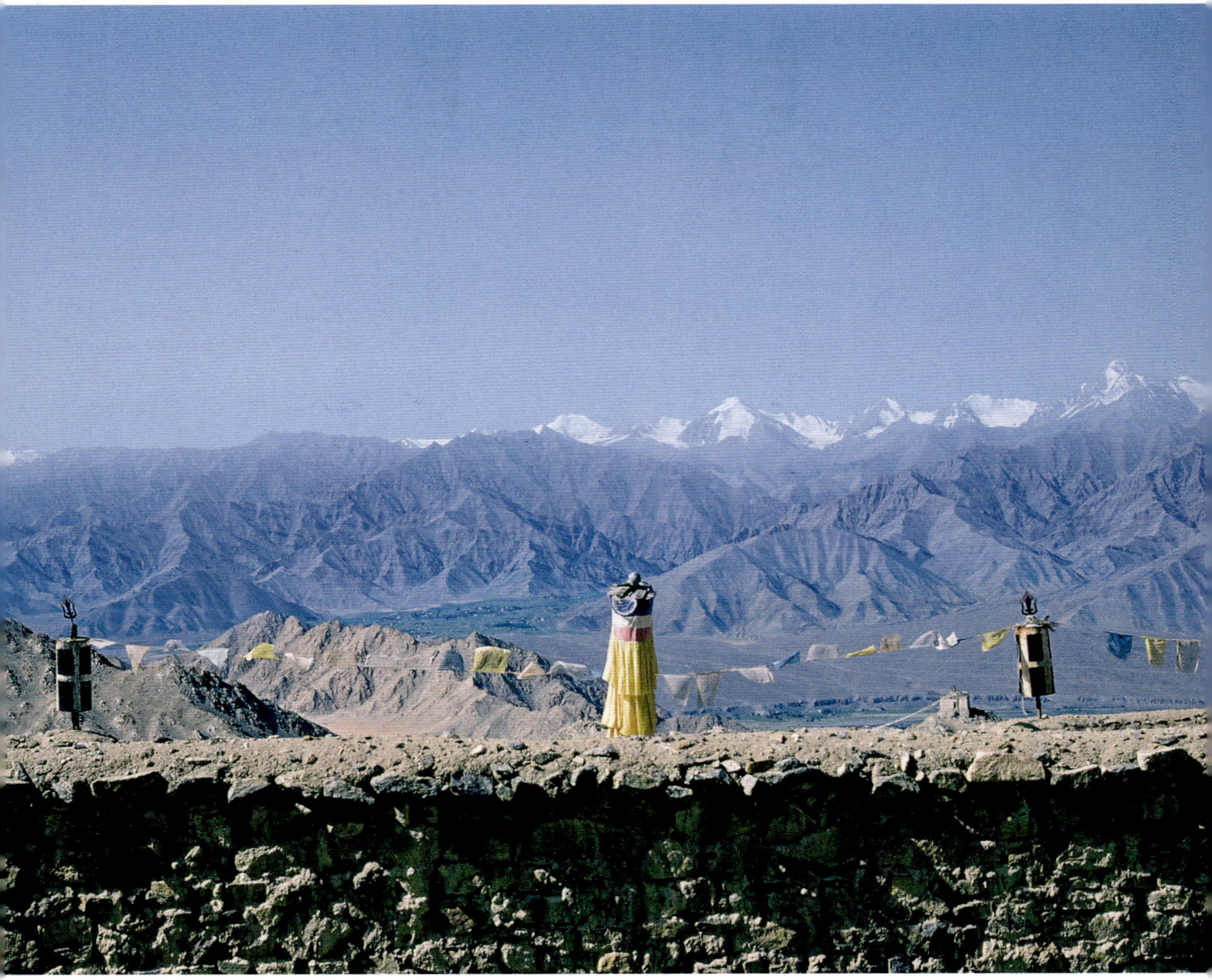

YOGA IST WIE MUSIK.
DER RHYTHMUS DES KÖRPERS,
DIE MELODIE DES GEISTES
UND DIE HARMONIE DER SEELE
ERSCHAFFEN DIE SYMPHONIE DES LEBENS.

B.K.S. IYENGAR

Egoismus abzulegen. *Raja-Yoga*, der als Königsweg der Vereinigung gilt, weil er so umfassend ist, betont die vollkommene Beherrschung des Geistes und des Körpers durch Meditation. Ein Raja-Yogi ist nicht mehr abhängig von seinen Stimmungen und Gefühlen, von körperlicher Befindlichkeit und Sinneswahrnehmung oder gar der Meinung anderer. Er kontrolliert Körper und Sinne – und damit den Geist. Dadurch wird er frei. Diese spirituelle Befreiung und geistige Weiterentwicklung erreicht der Yogi über den achtfachen Pfad – einen Weg, der neben Körperübungen und Meditation auch die Einhaltung strenger ethischer Regeln und moralischer Tugenden umfasst.

Die acht Zweige des Yoga

Den klassischen Yoga-Sutren des Patanjali zufolge besteht Yoga aus acht Zweigen oder Gliedern, die Bestandteile des Raja-Yoga sind: Yama, Niyama, Asana, Pranayama, Pratyahara, Dharana, Dhyana und Samadhi. Sie stellen eine Reihe von Schritten oder Disziplinen dar, die Körper und Geist reinigen und zur Erweiterung des Bewusstseins führen.

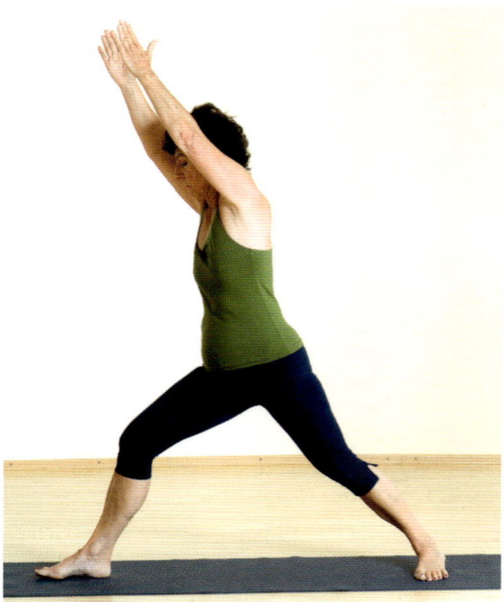

Richtiger Umgang mit anderen

Im ersten Zweig geht es um die Erfüllung der *Yamas*, die als universelle Richtlinien für den Umgang mit anderen betrachtet werden können. Die Yamas sind traditionell in fünf moralische Gebote gegliedert: Gewaltlosigkeit (*Ahimsa*) in Gedanken, Worten und Taten; Wahrhaftigkeit (*Satya*); Mäßigung in jeder Hinsicht (*Brahmacharya*); Nicht-Stehlen bzw. Ehrlichkeit (*Asteya*) und Abkehr vom Begehren und Besitzenwollen (*Aparigraha*). Letzteres bedeutet nicht, das Leben nicht zu genießen, sondern die Anhaftung an materielle Besitztümer loszulassen. Das Ausüben von Yoga kultiviert eine natürliche Freigiebigkeit, die unserer eigentlichen Wesensnatur entspricht.

Richtiger Umgang mit sich selbst

Im zweiten Glied des Yoga geht es um die Einhaltung der Regeln für den richtigen Umgang mit sich selbst (*Niyamas*). Die Niyamas sind ebenfalls in fünf Weisungen oder Gebote unterteilt.

Die erste dieser Regeln ist Reinheit (*Sauca*) in körperlicher und geistiger Hinsicht – dazu gehört auch, sich gut zu nähren, das heißt sowohl dem Körper eine ausgewogene Ernährung zukommen zu lassen als auch auf geistiger Ebene sich für jenes Wissen und jene Erfahrungen zu öffnen, die wirklich nahrhaft sind. Reinheit bedeutet auch, nicht jedes Erlebnis mental zu »etikettieren« und eine Geschichte daraus zu machen, sondern das Sosein jedes Augenblicks anzunehmen, ohne es zu bewerten.

Das zweite Gebot ist Zufriedenheit (*Samtosa*). Diese ist Ausdruck eines Seinszustands, in dem innerer Frieden unabhängig von äußeren Umständen entsteht. Wir alle neigen dazu, unser Glück von äußeren Bedingungen abhängig zu machen. Tatsächlich ist Zufriedenheit eine Qualität, die wir nur *in* uns, nicht außerhalb von uns finden und kultivieren können. Yoga beruhigt mentale Unruhe und lässt uns gelassen akzeptieren, was immer der gegenwärtige Moment gerade bringt.

Das dritte Niyama (*Tapas*) wird traditionell mit Disziplin übersetzt. Gemeint ist damit das Bemü-

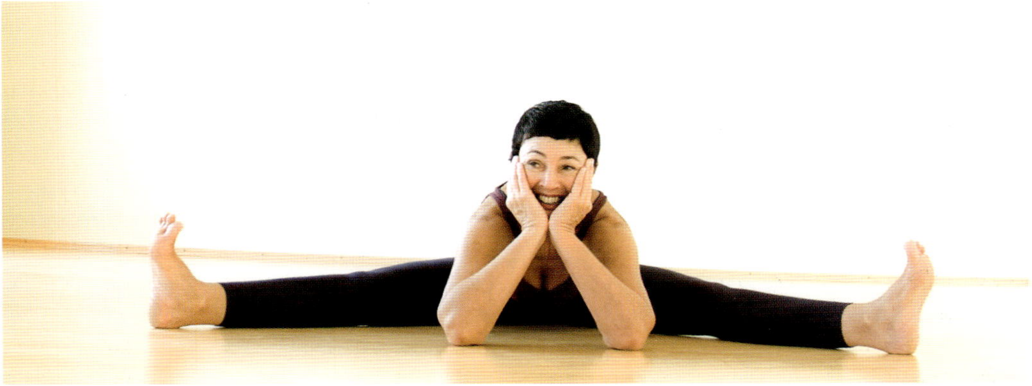

hen um eine Lebensweise, die mit den natürlichen Rhythmen des Lebens in Einklang ist. Der Mensch ist Teil der Natur und steht mit ihr in untrennbarer Wechselwirkung. Deshalb gehört ein regelmäßiger Tagesablauf, der die Rhythmen und Zyklen des Tages berücksichtigt sowie Bewegung, Meditation und eine gesunde Ernährung beinhaltet, zu einer yogischen Lebensweise. Zu dieser Lebensweise können wir uns selbst erziehen bzw. sie will eingeübt werden, denn wir haben uns von ihr entfernt.

Das vierte Niyama (*Svadhyaya*) ist Selbst-Studium. Ein Yogi betreibt Selbstanalyse und wird sich seiner selbst bewusst; traditionell umschließt diese Selbsterforschung auch die Auseinandersetzung mit spiritueller Literatur. Der nach innen Schauende findet Selbstwert und Vertrauen in sich selbst – er sucht sie nicht mehr in äußeren Dingen, und dadurch entsteht tiefe Freude.

Das fünfte und letzte Niyama (*Isvara-Pranidhana*) wird als Hingabe an ein höheres Prinzip verstanden: Wer den richtigen Umgang mit sich selbst pflegt, vertraut auf Gott bzw. in das Leben. Er fühlt sich von einer größeren Kraft getragen und unterstützt. Alle diese Eigenschaften entwickeln sich letztlich aus einer natürlichen, ausgewogenen Lebensweise. Sie sind Ausdruck einer erweiterten Selbstwahrnehmung und können als Meilensteine auf dem Weg der spirituellen Entwicklung betrachtet werden.

Asanas – die Körperübungen

Der dritte Zweig des Yoga beinhaltet die Körperübungen (*Asanas*), mit denen Yoga bei uns im Westen üblicherweise assoziiert wird. Mittlerweile gibt es mehrere Hundert Positionen und unzählige Varianten. Die Yogapositionen sind von erheblichem Nutzen für Körper und Geist. Sie kräftigen, reinigen und harmonisieren den Körper, verbessern seine Beweglichkeit und Koordination und fördern Ausdauer und Balance. Die biochemischen Abläufe im Organismus werden unterstützt, Stoffwechsel und Hormonhaushalt angeregt. Darüber hinaus entspannen die Asanas Körper und Geist und beugen so Krankheiten vor oder tragen zur Heilung vorhandener Erkrankungen bei. Fast jeder Genesungsprozess verläuft mit Yoga schneller oder besser als ohne. Die Yogahaltungen schulen das bewusste Wahrnehmen des Körpers und bringen unsere Lebensenergie in Fluss.

Pranayama – die bewusste Atmung

Pranayama, die Kontrolle der Atmung, ist der vierte Zweig des achtfachen Pfades. Die yogische Wissenschaft des Atems beschäftigt sich mit der bewussten Wahrnehmung und Steuerung der universellen Lebensenergie *Prana*, die wir auch über die Atemluft aufnehmen. Prana ist die Energie, die in den Energiekanälen des Körpers fließt. Durch verschiedene Atemtechniken kann sie gezielt in den Körper aufgenommen und dem Nerven- und Organsystem

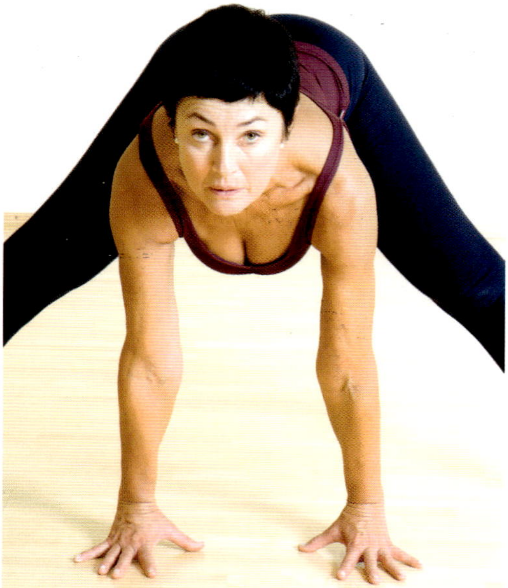

zugeführt werden. Der gesamte Organismus profitiert von der erhöhten Sauerstoffaufnahme während der Atemübungen. Die bewusste Yoga-Atmung belebt und schenkt geistige Klarheit, Ruhe und Konzentration. Yamas, Niyamas, Asanas und Pranayama sind als *Hatha-Yoga* bekannt.

Rückzug der Sinne, Konzentration, Meditation und universelles Bewusstsein

Pratyahara, Dharana, Dhyana und *Samadhi* sind die vier weiteren Zweige auf dem achtgliedrigen Pfad des Yoga. Sie werden nach der hier vorgestellten Methode von B.K.S. Iyengar nicht unterrichtet, sondern obliegen der persönlichen Entwicklung des Yoga-Schülers. Diese Glieder beschäftigen sich mit der Integration von Körper, Geist und Selbst und führen den Yoga-Praktizierenden auf den inneren Weg der Einkehr. Ziel dieser Hinwendung nach innen ist das Erkennen des Selbst. Mit dem Erlernen der Körper- und Atemkontrolle im Hatha-Yoga wird der Yoga-Schüler auf die Führung und Kontrolle des Geistes und der Gedanken vorbereitet. Dies geschieht beim *Pratyahara* durch den Rückzug der Sinne nach innen. Die Beschäftigung mit Äußerlichkeiten, den »Objekten der Begierde«, tritt in den Hintergrund, und der Weg wird frei, die Aufmerksamkeit auf tiefere Ebenen des Bewusstseins zu richten.

Wer seine Sinne und den Geist zu kontrollieren vermag, erlangt die Fähigkeit, sich auf einen einzelnen Gegenstand der Meditation zu konzentrieren und schließlich auch diesen zu transzendieren. Mit zunehmender Fähigkeit zur Sammlung und geistigen Stille vollzieht sich eine innere Befreiung aus der Identifikation mit dem Denken und automatischen Gedankenkreisläufen. Man wird gelassener und weniger beeinflussbar durch Freude oder Schmerz und nimmt die Welt intuitiver und umfassender wahr. Wenn diese meditative Wahrnehmung immer mehr zu einer Erfahrung wird, in der das Ich-Bewusstsein verlorengeht, spricht man von Samadhi, einem Bewusstseinszustand reiner Achtsamkeit. Hier erfährt der Mensch die völlige Hingabe an das, was ist – das Bewusstsein unseres zeitlosen, ewigen Wesens inmitten aller zeitgebundenen Erfahrungen.

Yoga in der Tradition von B.K.S. Iyengar

Yoga ist erst vor rund 100 Jahren von Indien aus in den Westen übermittelt worden. Verschiedene Lehrer, die Europa und die USA besuchten, haben unterschiedliche Yoga-Stile ausgeprägt. In diesem Buch zeigen wir Ihnen Yogahaltungen (Asanas) in der Tradition von B.K.S. Iyengar, einem Yogameister aus Pune, Indien (geboren 1918).

Er hat das zeitlose Wissen des Yoga für die heutige Zeit verständlich formuliert und die Praxis des Hatha-Yoga umfassend auf die Erfordernisse der Menschen heute abgestimmt. Iyengar systematisierte in den vergangenen 75 Jahren über 200 Asana- und Pranayamatechniken und analysierte die

ihnen zugrundeliegenden anatomisch-physiologischen Prinzipien. Diese Analyse führte zu wesentlichen Erkenntnissen über die inneren Prozesse des menschlichen Körpers. Ausdruck fand diese Arbeit in seinem Werk »Licht auf Yoga«, das in viele Sprachen übersetzt wurde. Sein Ansatz gilt heute als führend in der westlichen Welt und wird von mehreren tausend Lehrern weltweit unterrichtet.
Iyengar ist auch bekannt für die Verwendung von Hilfsmitteln wie Gurten, Klötzen, Stühlen und Wänden. So kann auf die individuellen Bedürfnisse und Möglichkeiten der Yoga-Übenden eingegangen und die Yogastellung an den jeweiligen Körper angepasst werden. Dadurch wird die maximale Dehnung und Öffnung des Körpers erreicht, ohne dass die Genauigkeit der Haltung verlorengeht.

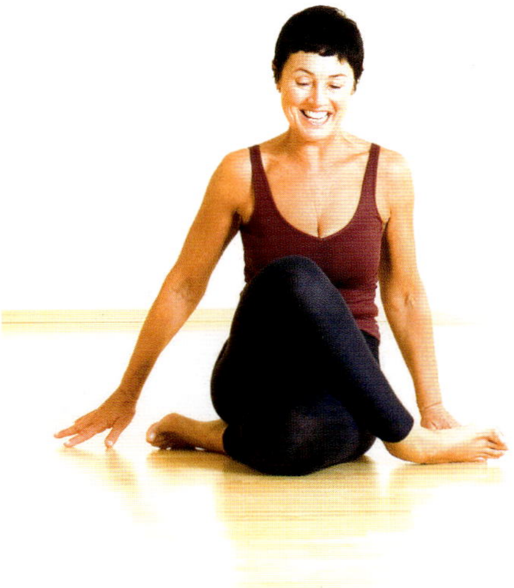

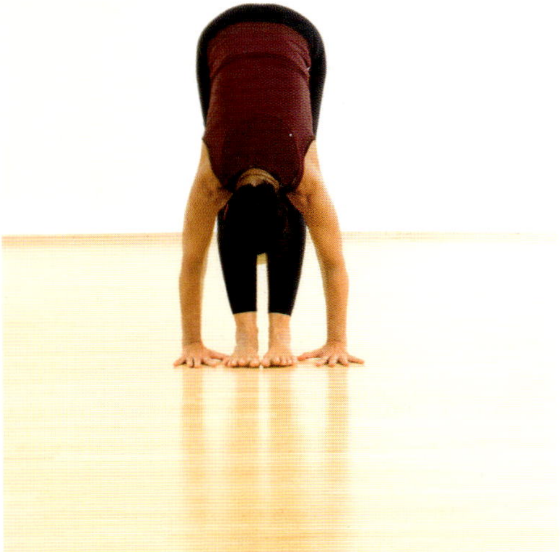

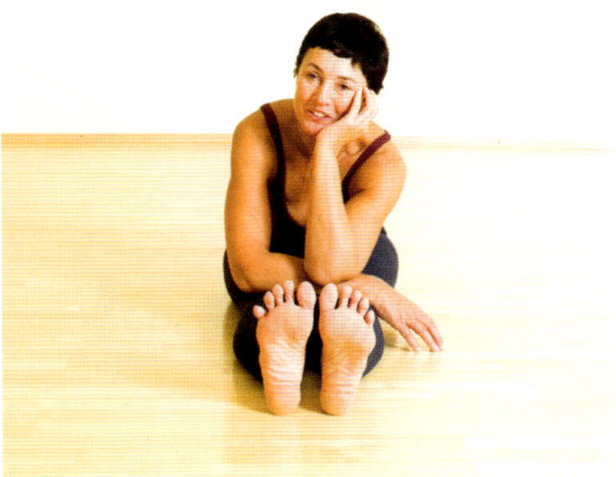

Mit Yoga gesund älter werden

Wir alle werden älter – das ist eine Tatsache, der wir ins Auge sehen müssen. Der Körper verändert sich im Laufe der Zeit, und die gewohnte Kraft und Gesundheit ist nicht mehr so selbstverständlich wie in jungen Jahren. Das muss aber nicht bedeuten, dass Krankheit und Leid unausweichlich sind, sondern weist in erster Linie darauf hin, dass der Handlungsbedarf im Alter größer ist denn je. Vor allem Bewegung und gute Ernährung gehören zu den grundlegenden Erfordernissen, um unseren Körper weiterhin vital und gesund zu erhalten. Das klingt vernünftig und bekannt und ist doch nicht leicht umzusetzen. Denn vor allem ist es unsere innere Einstellung, die eine Veränderung der vertrauten, aber nicht immer förderlichen Lebensgewohnheiten erschwert. Der Volksmund nennt diesen Widersacher den »inneren Schweinehund«. Diesen gilt es immer wieder zu überwinden, wenn wir unsere Gesundheit und Vitalität erhalten wollen. Denn die Qualität unseres Lebens wird im Wesentlichen von unseren täglichen Gewohnheiten bestimmt.

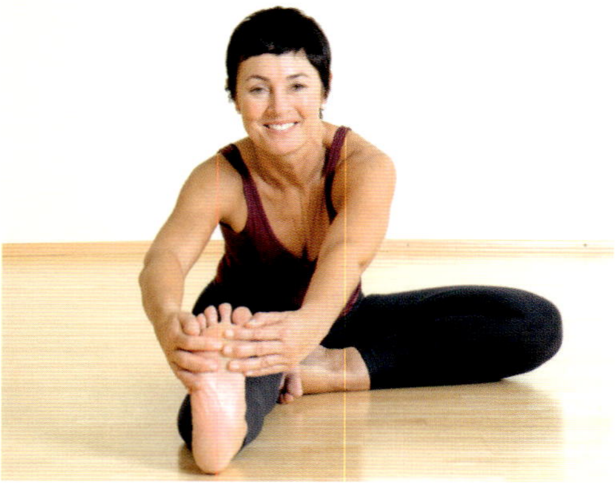

Der Zusammenhang von Körper und Bewusstsein

Die Art und Weise, wie wir älter werden, ist primär eine Frage unserer Einstellung – unseres Bewusstseins – und daraus folgend auch unseres Verhaltens. Wie die moderne Wissenschaft nachgewiesen hat, beeinflussen die Inhalte unseres Bewusstseins, das heißt unsere Vorstellungen, Gedanken, Erwartungen und Überzeugungen, unsere physische Verfassung. Die Körper und Gesichter älterer Menschen, die ihre

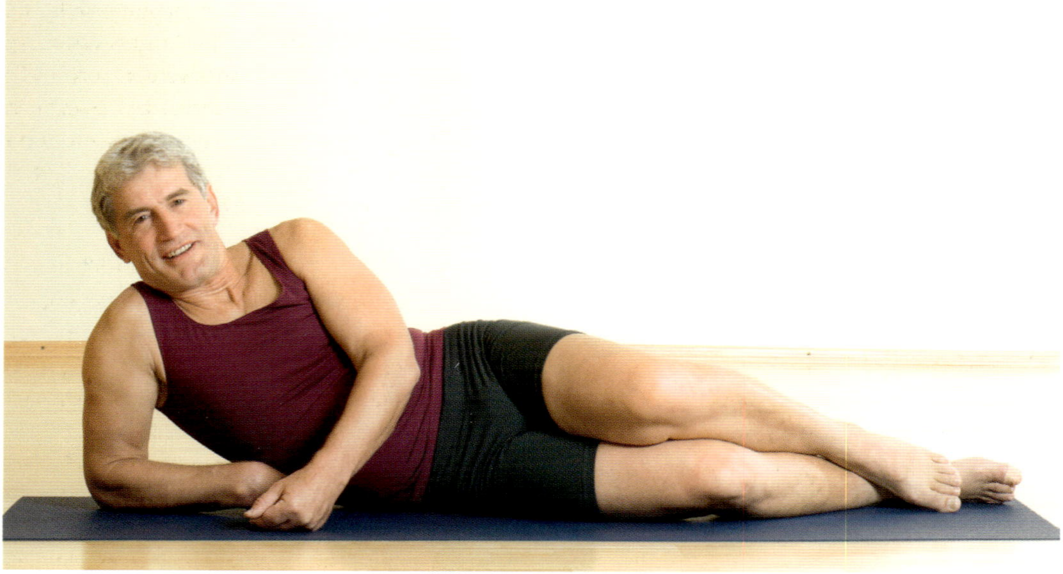

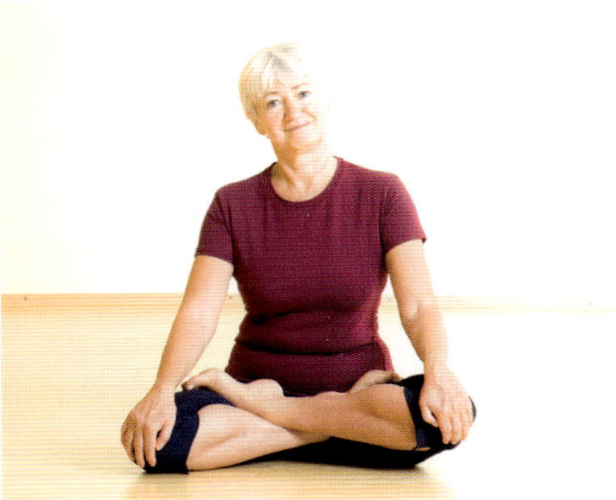

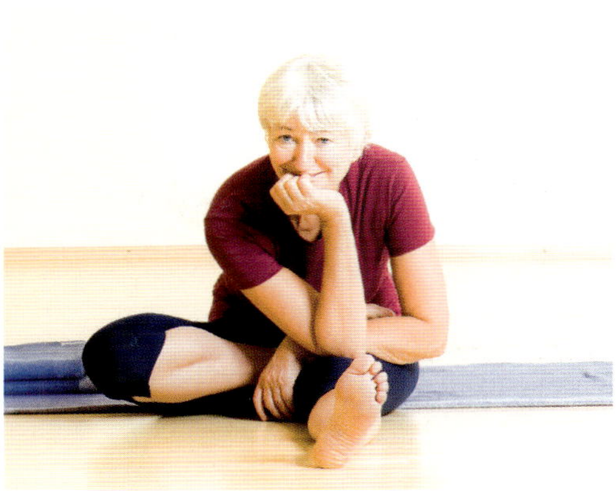

oft lebenslangen Denkmuster und Haltungen widerspiegeln, zeigen dies deutlich. Wenn wir ständig über Krankheiten sprechen oder nachdenken, uns dauernd Sorgen machen und eine negative Einstellung zum Älterwerden haben, dann wird das auch unser körperliches Befinden beeinflussen.

Tatsächlich besteht zwischen unserem Körper und unserem Bewusstsein ein enger Zusammenhang. Jedes Gefühl, jeder Gedanke geht als »Programmierung« in unsere Körperzellen ein. Da wir unsere Einstellungen meist nicht kurzfristig verändern, arbeitet jede Zelle wie eine Kopie ihrer Vorgängerzelle, obwohl sich die Zellen unseres gesamten Organismus ständig und in großer Geschwindigkeit erneuern. Es ist daher hilfreich, körperliche Beschwerden und Symptome des Älterwerdens in einem größeren Zusammenhang zu sehen und zu verstehen, dass der Mensch eine Einheit aus Körper, Geist und Seele ist. Unsere innere Einstellung wirkt sich auf unsere Lebensweise und damit auch auf unseren Gesundheitszustand aus. Physische Beschwerden und Krankheiten können folglich nicht isoliert betrachtet werden.

Das bedeutet aber auch, dass wir es in der Hand haben, uns gut um unsere Gesundheit zu kümmern und die Dinge wieder zum Positiven zu wenden, wenn bereits eine Erkrankung eingetreten ist. Mit jedem Symptom, das auftritt, teilt unser Körper uns mit, dass wir etwas tun, was nicht gut für ihn ist, und dass wir dies ändern müssen. Wir sollten also, wenn wir krank sind, mehr unternehmen, als nur zum Arzt zu gehen und uns ein Medikament abzuholen, das die Symptome behandelt. Die Verantwortung für unsere Gesundheit zu übernehmen heißt, unsere Lebensweise zu hinterfragen und zu ergründen, wie es zu dem jeweiligen Ungleichgewicht kommen konnte. Unser Körper ist ein intelligenter Organismus, der die Fähigkeit zur Regeneration und Selbstheilung besitzt. Wenn wir ihn mit gesunder Nahrung versorgen, ihm genügend Bewegung verschaffen, für ausreichenden Schlaf sorgen und eine fröhliche Lebenseinstellung pflegen, machen wir ihm die Aufgabe leicht. Dann arbeiten alle Körperzellen in einer gesunden Atmosphäre. Deshalb ist Älterwerden auch nicht zwangsläufig mit Altern gleichzusetzen. Es liegt an uns, die Rahmenbedingungen und Voraussetzungen zu schaffen, die Kraft und Wohlbefinden auch noch in späteren Jahren ermöglichen.

Die Folgen ungesunder Lebensweise

Oft sind die Beschwerden oder Krankheiten, mit denen wir es im Alter zu tun haben, das Resultat von jahrelangen falschen Gewohnheiten: Bewegungsmangel, Ernährungsfehlern, Stress, unzureichender oder fehlender Entspannung, Medikamenten, Rauchen, Alkohol und Drogen sowie Kummer und Sorgen. Der Körper kann diese ungesunden Gewohnheiten ab einem bestimmten Punkt nicht mehr kompensieren, und es kommt in der Folge zu ernsthaften

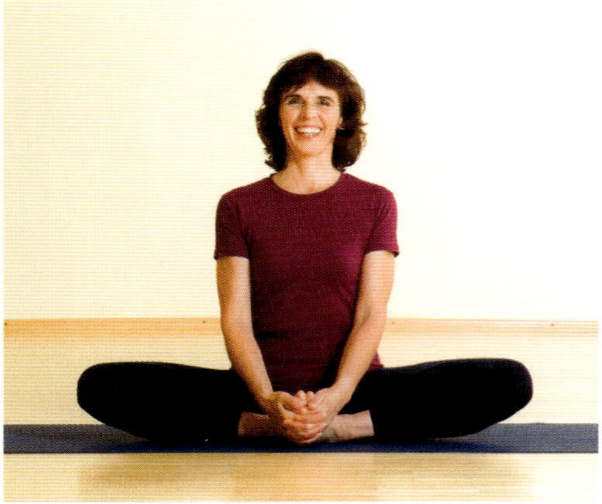

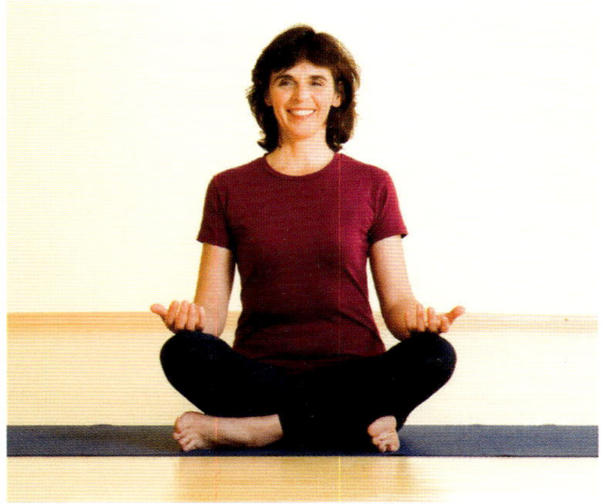

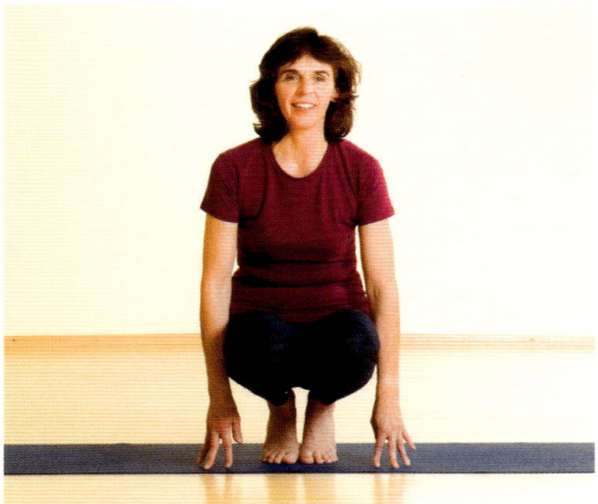

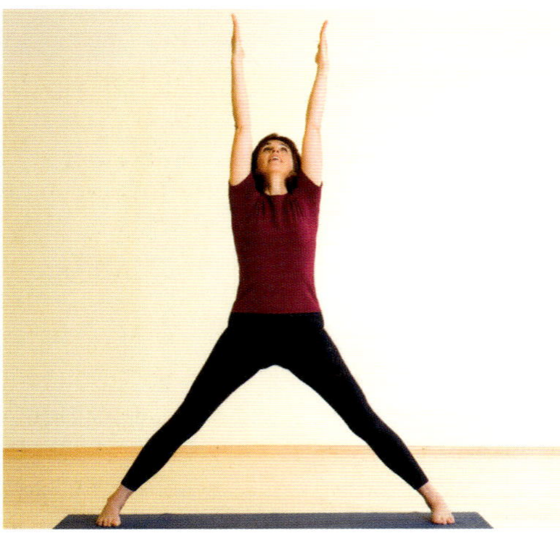

Erkrankungen. Diese können durchaus auch schon in jüngeren Jahren eintreten.
Eine weitverbreitete degenerative Entwicklung dieser Art findet in den Arterien statt, die unelastisch und hart werden. Die Herzkranzgefäße, die Aorta, die zerebralen und peripheren Blutgefäße können bei entsprechender Lebensweise verkalken, was die Zirkulation des Blutes erschwert und den Blutdruck steigen lässt. In der Folge verringert sich die Ernährung des Gewebes und der Zellen, was weitreichende Folgen für alle Körpersysteme hat. Die Funktion von Herz und Lungen, vom Verdauungs- und Harnsystem wird ebenso beeinträchtigt wie die Stabilität und Elastizität von Knochen, Muskeln und Gelenken.

Kein System ist jedoch empfindlicher gegenüber den Alterungsvorgängen als das Nervensystem. Mit schwächer werdendem Blutstrom verkümmern im Gehirn die Nervenzellen, die ebenso abhängig von der Blutversorgung sind wie die zentralen Steuerungsorgane des vegetativen Nervensystems, der Hypothalamus und die für die Hormonsteuerung zuständige Hypophyse. Ein Verlust an Zellen führt zu nachlassenden intellektuellen Fähigkeiten, Denkvorgängen und Reflexen. Die chemische Übertragung von Impulsen im Gehirn ist bei schlechterer Blutversorgung nicht mehr so kräftig wie zuvor. Damit lässt auch die Kraft der Signale in die Peripherie des Körpers an Intensität nach und verlangsamt sich. Die heute so gefürchtete demenzielle Entwicklung im Alter wird nach derzeitigem Wissensstand durch arteriosklerotische Prozesse stark begünstigt. Ärzte halten eine Senkung von erhöhtem Blutdruck, das Meiden von Nikotin sowie körperliche Bewegung und geistige Beweglichkeit für wesentliche Faktoren, um dieser Erkrankung vorzubeugen.

Bewegungsmangel und schlechte Körperhaltung

Ein häufig zu beobachtendes Symptom des Älterwerdens ist die Veränderung der Wirbelsäule. Viele Menschen in unserer Gesellschaft verbringen einen Großteil ihrer Lebenszeit mit sitzenden Tätigkeiten – ob am Schreibtisch, hinter dem Lenkrad oder mit Verrichtungen, bei denen der Oberkörper nach vorne gebeugt ist. Diese jahrzehntelangen Gewohnheiten finden dann ab einem gewissen Alter ihren sichtbaren Ausdruck in verspannten oder chronisch nach vorn gezogenen Schultern, einem vorgestreckten Kopf und eingesunkenen Brustkorb. Eine solche schlechte Körperhaltung, die bei Menschen in der zweiten Lebenshälfte fast schon als typisch gilt, beeinträchtigt die Gesundheit und Funktionstüchtigkeit des ganzen Organismus. Die Atmung verflacht sich, und alle Zellen werden entsprechend schlechter mit Sauerstoff versorgt. Im Laufe der Jahre kommt es zu permanenten Veränderungen der Wirbelsäule. Insbesondere in Hals- und Lendenwirbelsäule finden durch diese Fehlstellungen degenerative Prozesse statt; die Abstände zwischen den Wirbelkörpern verringern sich, die Bandscheiben verlieren ihre Elastizität, und die Verspannungen der Muskulatur in diesen Abschnitten nehmen zu.

Die Halswirbelsäule entwickelt bei vielen Menschen durch die ständig vorgebeugte Haltung eine Steilstellung, was die Knochenstruktur zunehmend rigide werden lässt. Durch die Querfortsätze der Halswirbelsäule verläuft die Arteria Vertebralis, die das Gehirn mit Blut versorgt. Sitzen die Wirbelkörper nicht mehr optimal aufeinander, kann es – wie im Modell der Garnrollen veranschaulicht – als Schutzreaktion zu Verdickungen an den Innenwänden der Arterie kommen. Der Blutstrom wird dadurch behindert und das Gehirn somit schlechter versorgt und in seiner Leistungsfähigkeit beeinträchtigt.

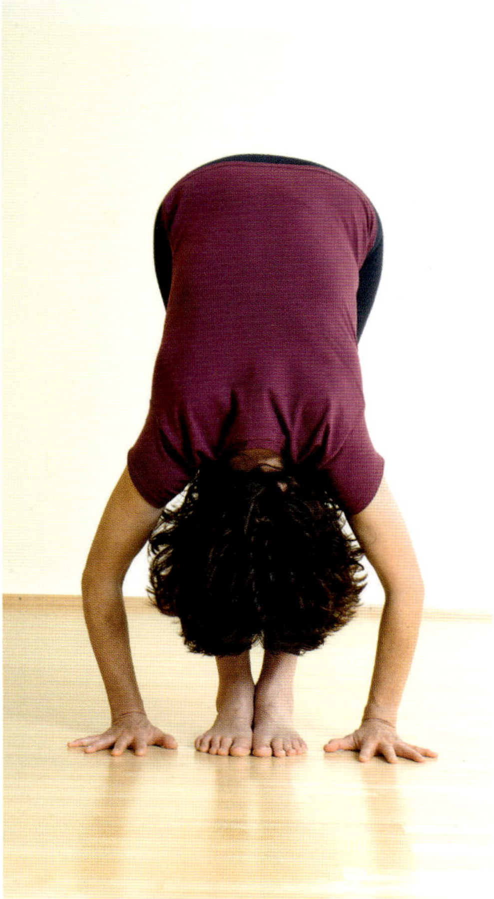

Alle Knochen sind von möglichst gleichmäßiger Druck- und Zugbelastung abhängig, um ihre Dichte und Festigkeit zu erhalten. Besonders wichtig wird diese Belastung der Knochen für Frauen mit Beginn der Wechseljahre, da in dieser Zeit das nachlassende

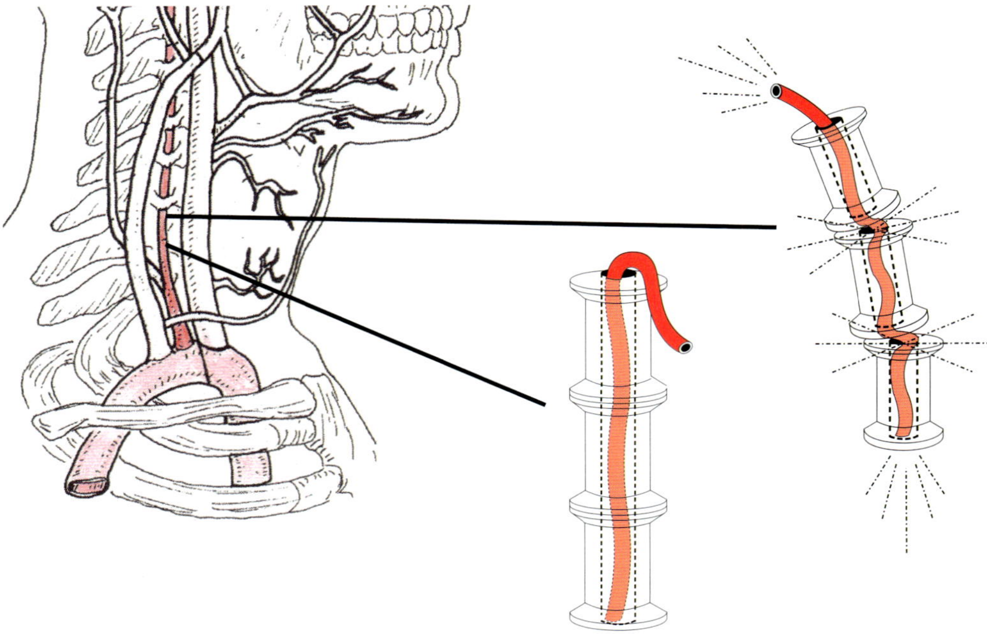

Östrogen die Knochendichte vermindert. Körperliche Aktivität hingegen stimuliert das Knochenwachstum und erhält ihre Substanz, denn Knochen werden kräftiger, je mehr man sie belastet. Darüber hinaus verbessert ein aktives Bewegungsprogramm auch die Balance, Koordination und Ausdauer.

Mit Yoga den Körper gesund erhalten

Weit mehr als ein gewöhnliches Gymnastikprogramm vermag Yoga allen Anforderungen des Körpers an seinen gesunden Erhalt gerecht zu werden. Es bietet für alle Organsysteme und den aktiven Bewegungsapparat eine Vielzahl von Übungen, die die Organe durchbluten und massieren, ihre Funktionen fördern und sie kräftigen. Yogapositionen tragen dazu bei, dass wir unsere natürliche Beweglichkeit, Kraft und Gelenkigkeit erreichen und halten. Eine regelmäßige Yogapraxis wirkt dem Alterungsprozess und dem Verlust von Muskel- und Knochensubstanz entgegen. Jedes Gelenk und jeder Muskel wird in seiner Bewegungsmöglichkeit und Flexibilität gedehnt und gestärkt. Auch die Stabilität und Beweglichkeit der Wirbelsäule kann durch regelmäßige Yogaübungen wiederhergestellt werden. Sie erziehen den Körper und korrigieren Fehlhaltungen, indem sie die Wirbelsäule strecken und den Brustkorb öffnen. Asanas stärken außerdem das Bindegewebe, die Bänder und Gelenke; sie unterstützen den Stoffwechsel und erhalten die reibungslose Funktion aller Körpersysteme aufrecht. Yoga balanciert die hormonelle Steuerung, die Atmung und das gesamte Nervensystem. Ein balanciertes Nervensystem wiederum sorgt für eine gute Verdauung, störungsfreies Entgiften des Körpers, die richtige Zusammensetzung des Blutes und eine optimale Verteilung von Nährstoffen im Körper. Die Yogaübungen nehmen auf all diese organischen Prozesse einen regulierenden Einfluss und sind auch deswegen für unser umfassendes Wohlbefinden von so großer Bedeutung. Auch das Immunsystem wird durch eine regelmäßige Yogapraxis gestärkt; der Körper gewinnt an Kraft und wird widerstandsfähiger gegenüber Krankheiten. Darüber hinaus ist Yoga auch ein wirkungsvolles Anti-Stress-Programm, denn die Asanas verbessern das mentale Wohlbefinden, beruhigen und erfrischen die Nerven und das Gehirn und entspannen den Körper. (Genauere Informationen zu den anatomischen und physiologischen Wirkungsweisen der einzelnen Yoga-Übungsgruppen finden Sie zu Beginn jedes Abschnitts im Übungsteil.)

Die Zukunft selbst in die Hand nehmen

Zahlreiche Studien belegen, dass der Alterungsprozess signifikant aufgehalten oder sogar umgekehrt werden kann, wenn wir unsere Erwartungen an das Älterwerden verändern und den Mut finden, aktiv etwas für unsere Gesundheit zu tun. Wer sich bewusst für seine körperliche und geistige Fitness und Beweglichkeit engagiert, schafft eine gute Basis, um den Herbst und Winter seines Lebens in Würde und Unabhängigkeit zu erleben. Jung oder alt zu sein ist nicht eine Frage des tatsächlichen Alters, sondern unserer Energie und der individuell empfundenen Lebensqualität.

Im 21. Jahrhundert wird es zunehmend selbstverständlicher werden, die Verantwortung für die eigene Gesundheit zu übernehmen und präventiv zu handeln. Altersforscher haben in den letzten Jahrzehnten nachgewiesen, dass der Verlust von Muskel- und Knochensubstanz durch lebenslange körperliche Aktivität dramatisch aufgehalten werden kann. Fortgeschrittenes Alter ist nicht ein statischer, irreversibler biologischer Zustand des unwiderruflichen Abbaus, sondern ein dynamisches Stadium, das die meisten Menschen noch zum Besseren wenden können, selbst wenn sie ihren Körper lange Zeit vernachlässigt haben. Deshalb: Nehmen Sie Ihre Zukunft selbst in die Hand und sorgen Sie dafür, dass Sie in Ihrer zweiten Lebenshälfte möglichst fit sind und das Leben genießen können! Mit Yoga können Sie auch noch mit 60 oder 70 Jahren beginnen, es gibt dafür keine Altersbegrenzung. Wie Sie einen leichten Einstieg finden, zeigen wir Ihnen im Übungsteil dieses Buches.

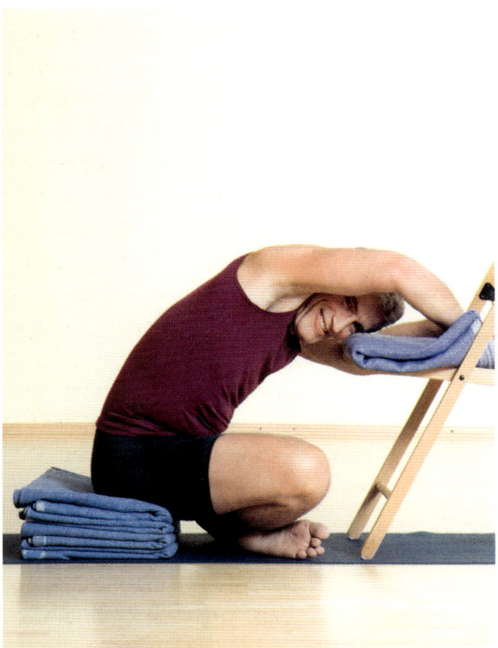

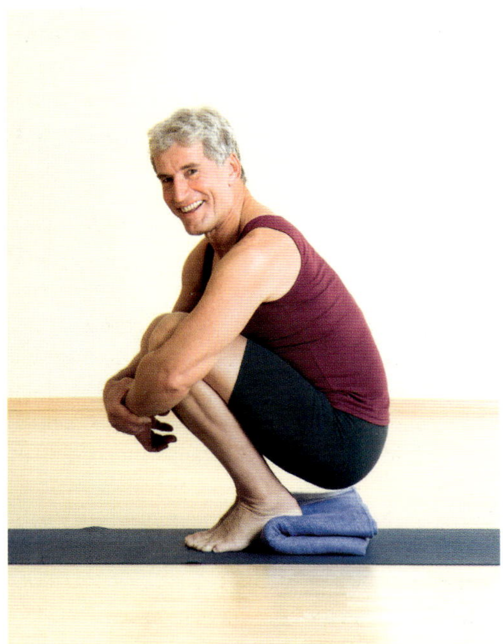

Bewusster leben mit Yoga

Wer Yoga übt, profitiert nicht nur von den vielfältigen körperlichen Wirkungen. Yoga fördert auch die Entwicklung unseres Bewusstseins und schult und unterstützt uns in der Kunst der gesunden Lebensführung. Diese umfasst verschiedene Aspekte: Zunächst hilft Yoga uns, durch Bewegung und Entspannung die Basis zu schaffen, die unser Organismus braucht, um gesund zu bleiben. Zu dieser Basis gehört neben ausreichendem körperlichen Training und Phasen der Erholung, mit denen wir für Ausgleich in einem oftmals von komplexen Anforderungen und Termindruck geprägten Alltag sorgen, auch eine ausgewogene Ernährung.

Darüber hinaus lehrt Yoga uns, Achtsamkeit im Alltag zu kultivieren. Durch eine regelmäßige Yogapraxis lernen wir, den gegenwärtigen Augenblick bewusster zu erleben und unser tägliches Leben mit mehr Gewahrsein zu genießen. In einer Zeit, in der wir alle immer intensivere Herausforderungen zu bewältigen haben, hilft Yoga uns innezuhalten, geistige Klarheit zu finden und uns mit der Stille in uns zu verbinden.

Diese Fähigkeit, uns zu zentrieren, ist eine ganz

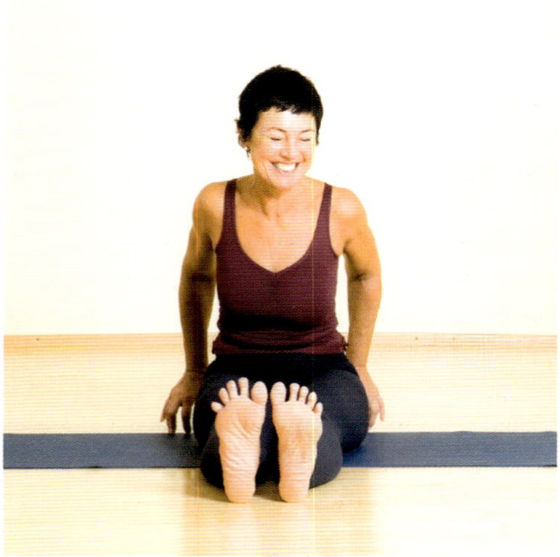

wesentliche Voraussetzung, um dem Alltagsstress gelassener zu begegnen. Mit Yoga können wir Stress abbauen und uns vor den negativen Folgen von Stress schützen.

Außerdem trägt die Praxis von Yoga dazu bei, dass wir eine glücksfördernde Einstellung entwickeln. Glück ist erlernbar und hängt in großem Maß von unserer Haltung ab – geistig und körperlich –, die wir im Alltag einnehmen. Yoga kann uns tiefer in Kontakt

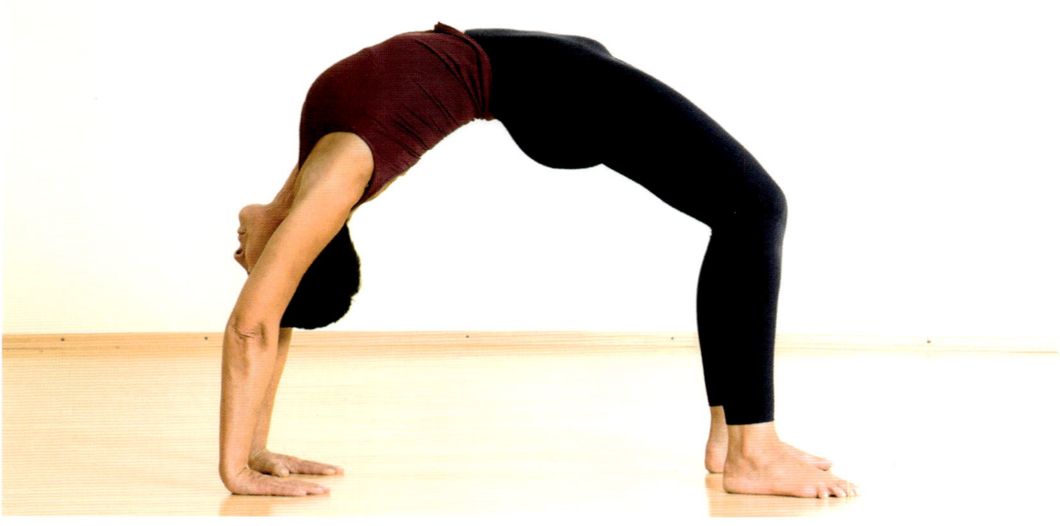

mit uns selbst und mit unserer Lebensabsicht bringen. Diese ist oft vergraben unter den Erwartungen, die Eltern, Schule und Gesellschaft an uns gestellt haben oder stellen, unter materiellen Zwängen und häufig auch unter dem, was wir uns zutrauen oder auch nicht. Wenn wir herausfinden, warum wir hier sind, und den Mut haben, danach zu leben, können wir wirkliches Glück und Erfüllung erleben.

Ein wesentlicher Schlüssel zum Lebensglück ist die Sinnfindung. Sinn finden wir nicht nur in unserem Tun, sondern auch darin, dass wir positive soziale Beziehungen pflegen oder dass wir auch in schwierigen Lebenssituationen einen Sinn erkennen können. Sinnstiftend ist zudem die Beschäftigung mit spirituellen Themen, die uns inspirieren. Wenn wir neben Arbeit und Beruf sowie Familie und Partnerschaft auch unserem Körper und unserer Gesundheit Zeit widmen und darüber hinaus in unserem Leben Raum für persönliche Interessen haben, vielleicht einem Hobby nachgehen, sorgen wir für eine gute Balance im Alltag.

Des Weiteren hilft Yoga uns, positive Emotionen zu entwickeln. Gefühle von Zufriedenheit, Dankbarkeit, Optimismus, Selbstvertrauen, Liebe und Freude stärken unser Immunsystem und verzögern den Alterungsprozess. Sie sind zudem eines der besten Mittel gegen Stress.

Viele Menschen leiden unter ihrem anstrengenden Lebensstil, der von einer Vielzahl zu bewältigender Aufgaben, von Schnelligkeit, Effizienz und hoher Informationsdichte geprägt ist. Moderne Kommunikationstechnologien wie Handys, Smartphones und Computer tragen dazu bei, dass aufgrund der ständigen Erreichbarkeit die Grenzen zwischen Arbeitszeit und Freizeit zunehmend verschwimmen. Hinzu kommen eigene Ansprüche und Einstellungen, die Gefühle von Überforderung und Stress entstehen lassen. Gesundheitliche Stressfolgen – von Schlafstörungen über das sogenannte Burn-out-Syndrom bis hin zum Herzinfarkt – nehmen rasant zu. Die WHO prognostiziert den westlichen Industrienationen für die kommenden Jahre eine dramatische Zunahme an Angststörungen und depressiven Erkrankungen. Da Stress heute nicht nur in der Arbeitswelt ein verbreitetes Phänomen ist und den Alltag immer stärker bestimmt, möchten wir Ihnen hier einige Impulse vermitteln, wie Sie bewusst gegensteuern, Kraftquellen nutzen sowie glücklicher und entspannter leben können.

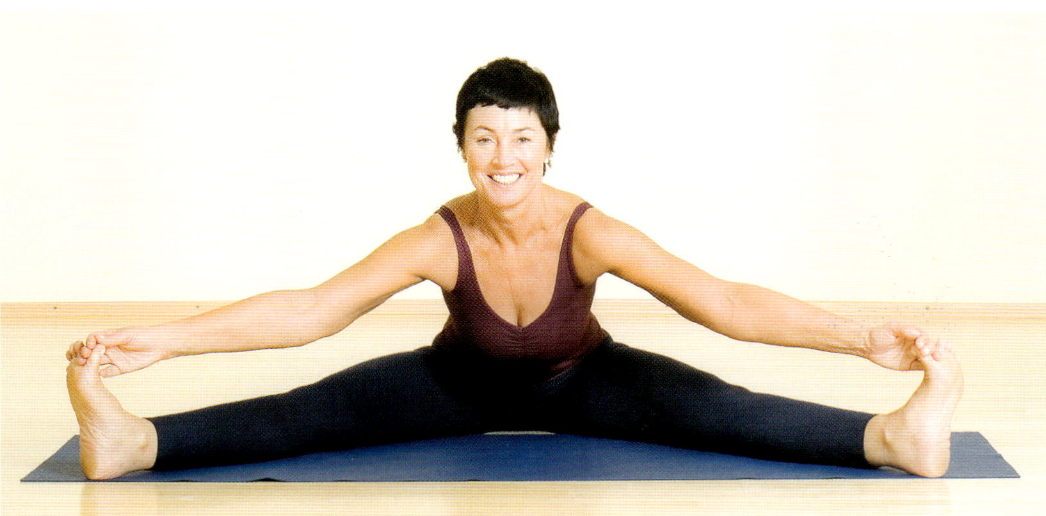

Wie Stress entsteht

Wir alle erleben in unserem Alltag Belastungen, und diese werden individuell sehr unterschiedlich erfahren und verarbeitet. Wenn uns die Anforderungen, mit denen wir uns konfrontiert sehen, als zu groß erscheinen, bewerten wir sie als Bedrohung, weil wir glauben, nicht die Mittel und Ressourcen zu ihrer Bewältigung zu haben. Stress ist Experten zufolge eine Angstreaktion auf eine subjektiv als bedrohlich wahrgenommene Situation. Das kann eine Krisensituation wie der Verlust des Arbeitsplatzes, eine Trennung oder Krankheit sein, aber auch ein zwischenmenschlicher Konflikt oder Arbeits- und Termindruck. Ob eine Anforderung als stressauslösend erlebt wird, hängt primär von unserer individuellen Bewertung ab. Aufgrund von Vorerfahrungen, die wir in ähnlichen Situationen gemacht haben, und unseren individuellen Einstellungen und Überzeugungen bewerten wir ein Ereignis als bedrohlich oder als zu bewältigen und reagieren bei Wahrnehmung einer Gefahr mit der typischen Stressreaktion. Diese wird vom Gehirn gesteuert, das Noradrenalin freisetzt. Das autonome

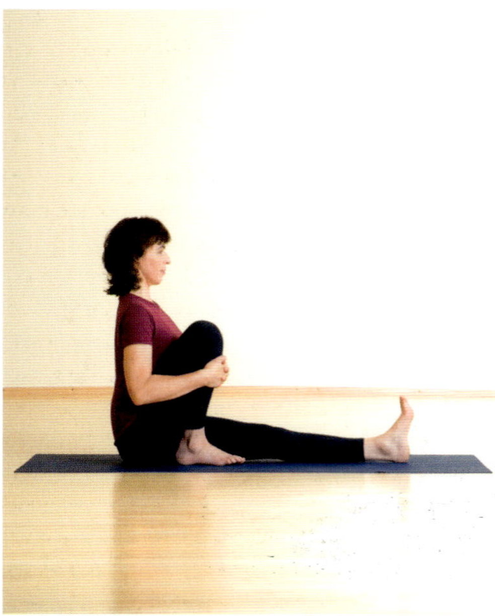

Nervensystem (Sympathikus) wird stimuliert, das unter anderem durch Ausschüttung von Stresshormonen dafür sorgt, dass sich unser Körper auf höchste Aktivität und Reaktionsbereitschaft einstellt. Diesen Mechanismus haben wir von unseren Vorfahren übernommen. Evolutionsbedingt wird Bewegungsenergie für einen möglichen Kampf oder die Flucht bereitgestellt. Fachleute bezeichnen die Stressreaktion im Körper daher auch als Kampf-oder-Flucht-Reaktion: Adrenalin, Noradrenalin und Cortisol werden ausgeschüttet, die Lungenfunktion erhöht, damit mehr Sauerstoff aufgenommen wird; Herz- und Atemfrequenz steigen, die Adern verengen sich, damit das Blut schneller fließt und dadurch der Sauerstoff auch schneller transportiert wird – beispielsweise zu den Muskelzellen, die sich anspannen und auf die Auseinandersetzung vorbereiten. Unsere Pupillen erweitern sich, damit das periphere Sehen verbessert wird, und unser Gehör schärft sich. Der gesamte Organismus wird kurzzeitig in höchste Alarmbereitschaft versetzt. Das Blut strömt aus den Extremitäten und konzentriert sich in Rumpf und Kopf, unsere Hände und Füße werden kalt und feucht. Jetzt können wir mit höchster Effizienz, Kraft und Geschwindigkeit handeln, das heißt entweder den Kampf aufnehmen oder fliehen. Ist die Gefahrensituation vorbei und wähnen wir uns in Sicherheit, nimmt der Parasympathikus – der Zweig des autonomen Nervensystems, der für die Entspannungsreaktion zuständig ist – seine Arbeit auf: Puls- und Atemfrequenz senken sich, die Blutgefäße weiten sich wieder, wir können uns ausruhen und entspannen. Entscheidend für das Verständnis des autonomen Nervensystems ist, dass entweder der Sympathikus oder der Parasympathikus aktiviert ist – beide können nicht gleichzeitig arbeiten.

Chronischer Stress als Ursache von Krankheiten

Es gilt als gesicherte wissenschaftliche Erkenntnis, dass kurz anhaltender Stress in einer akuten Notfallsituation eine sinnvolle Anpassung des menschlichen Organismus an Gefahr darstellt. Problematisch wird

Stress allerdings, wenn der Alarmzustand über eine längere Zeit anhält, weil belastende Situationen immer wieder auftreten oder die Anforderungen immer weiter zunehmen und wir mit der Anpassung nicht mehr »nachkommen«. Vor allem chronischer Stress gefährdet unsere Gesundheit.

Bei Dauerstress wird die Produktion von Stresshormonen nicht gestoppt, sondern findet kontinuierlich weiter statt. Darauf ist der Körper nicht eingestellt, und es kann zu vielfältigen Fehlfunktionen und zu ernsthaften körperlichen Erkrankungen kommen. Wir haben heute in der Regel nicht mehr die Möglichkeit, die mobilisierten Energien wie unsere Vorfahren in der Steinzeit durch Flucht oder Angriff über die direkte Bewegung abzubauen. Bei überwiegend sitzender Tätigkeit bewegen wir uns zu wenig und nehmen uns meist nicht genug Zeit für Entspannung. Bei Dauerstress braucht der Mensch aber Erholung und Zäsuren, um Langzeitschäden zu vermeiden. Vor allem regelmäßige Bewegung hilft, die durch Stressreaktionen aufgestaute Energie zu verausgaben. Aktive Menschen können Stresshormone schneller abbauen und sich deshalb in kürzerer Zeit entspannen.

Das noch relativ junge Forschungsgebiet der Psychoneuroimmunologie beschäftigt sich mit den Wechselwirkungen des Nervensystems, des Hormonsystems und des Immunsystems. Ein Forschungsschwerpunkt sind die Ursachen und Auswirkungen von Stress auf den menschlichen Organismus. Es wurde nachgewiesen, dass anhaltender Bluthochdruck, arteriosklerotische Herz- und Kreislauferkrankungen sowie vor allem ein geschwächtes Immunsystem die Folgen von dauerhaft erhöhten Adrenalin-, Noradrenalin- und Cortisolspiegeln sind.

Die allgemeine Schwächung der natürlichen Abwehrkräfte durch Stress begünstigt insbesondere Erkältungskrankheiten und Virusinfektionen. Der hohe stressinduzierte Cortisolspiegel verlangsamt auch den normalen Heilungsprozess. Darüber hinaus wird der Verlauf von chronischen Krankheiten (z. B. Multipler Sklerose, Hautkrankheiten, Diabetes, Herzkrankheiten, bestimmten Tumorerkrankungen

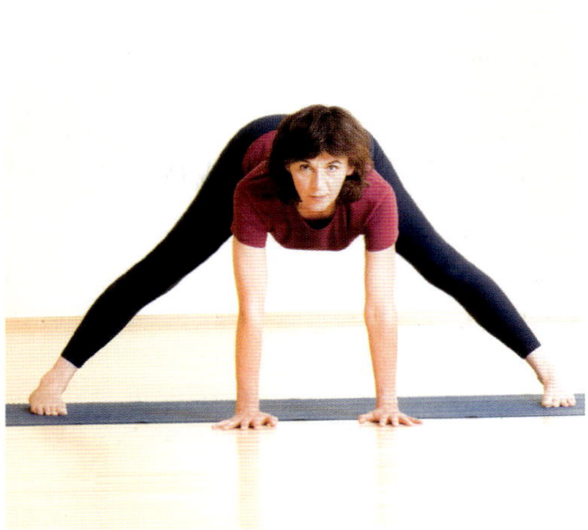

wie Brustkrebs) durch ständigen Stress ungünstig beeinflusst. Wie wissenschaftliche Untersuchungen gezeigt haben, verkürzen häufige Stresserlebnisse auch die Lebenserwartung. Ebenfalls als medizinisch gesichert gilt, dass lang andauernder Stress negative Folgen für die Funktionstüchtigkeit, Struktur und Alterung des Gehirns hat.

Mit Yoga Stress abbauen

Auch wenn wir bei chronischen Belastungen die körperlichen Symptome und Verspannungen oft nicht mehr mit den Ursachen in Verbindung bringen, eröffnet uns Yoga einen Weg, Stress über Bewegung abzubauen. Die fordernden muskulären Anstrengungen der Yogahaltungen helfen uns, die Muskulatur von Anspannungen zu befreien. Ebenso unterstützend wirken aber auch entspannende Übungen, die uns ermöglichen, zur Ruhe zu kommen und loszulassen. Durch das präzise Ausführen der Asanas entwickeln wir Achtsamkeit und Präsenz. Auch die Konzentration auf die Atmung wirkt sich positiv aus.

In wissenschaftlichen Studien konnte die Wirksamkeit von Yoga bei Stress, Angst, Depression, Herz-Kreislauf-Erkrankungen und Bluthochdruck nachgewiesen werden. Bei den Teilnehmern von Studien war nach drei Monaten Yogapraxis das Stressempfinden deutlich zurückgegangen, die

Ängste hatten sich gelegt und die Lebensqualität war stark angestiegen. Chronische Rücken- und Nackenschmerzen gingen im Durchschnitt um 70 Prozent zurück.

Yoga und körperliches Training im Allgemeinen hilft nicht nur, Stress abzubauen, und stärkt das Immunsystem. Körperliche Bewegung wirkt auch stimmungsaufhellend und belebend auf die Psyche. Darüber hinaus stimuliert sie die Entstehung neuer Nervenzellen im Gehirn. Das Gehirn hat ein Reservoir an neuronalen Stammzellen, die sich zu Nervenzellen ausdifferenzieren können. Freiwillige körperliche Bewegung stimuliert die Bildung neuer Gehirnzellen. Die wissenschaftliche Forschung hat nachgewiesen, dass Bewegung den Geist jung hält und das Gehirn schneller und effizienter arbeiten lässt.

Yoga zielt immer auf eine Balance im Körper ab und reguliert die Tätigkeit der verschiedenen Steuerungssysteme. Durch eine regelmäßige Yogapraxis können wir uns langsam aus dem Kreislauf von chronischem Stress befreien. Wir gewinnen mehr Ruhe und Gelassenheit und können als bedrohlich empfundene Situationen wieder neu bewerten und uns neu entscheiden, wie wir damit umgehen wollen.

Eigene Einstellungen und Bewertungen hinterfragen

Häufig mitentscheidend dafür, ob überhaupt und wie heftig Stressreaktionen auftreten, sind individuelle Einstellungen und Bewertungen, mit denen wir an potenziell belastende Situationen herangehen. Solche persönlichen Stressverstärker können zum Beispiel unrealistische bzw. zu hohe Erwartungen an uns selbst und an andere Menschen sein, Perfektionismus, »Einzelkämpfer«-Mentalität, das Bedürfnis, es allen recht zu machen, die Missachtung eigener Grenzen oder das Sich-selbst-unter-(Zeit-)Druck-Setzen.

Von stressbedingten Erkrankungen und Burn-out, einem massiven Erschöpfungszustand mit vielfältigen Überlappungen zu depressiven Krankheitsbildern und psychosomatischen Störungen, sind Experten zufolge vor allem Menschen betroffen, die hohe Erwartungen an sich selbst und die eigene Leistung haben, die besonders engagiert sind, im Beruf Höchstleistungen erbringen und für die Arbeit oft die oberste Priorität im Leben hat. Als hilfreich erweist sich, nicht mehr anzustreben, alles perfekt zu schaffen und immer für andere da zu sein. Eine neue Haltung, die Burn-out vorbeugt, könnte sein: »Ich werde nicht allem gerecht *und* ich fühle mich gut dabei. Ich bin ein Mensch mit begrenzten Ressourcen, und das ist gut so. Ich kann an diesem Tag nur xy schaffen, und das ist völlig in Ordnung.«

Bei perfektionistischen Einstellungen kann es hilfreich sein, die eigenen Leistungsantreiber zu hinterfragen: »Aha, es muss also alles perfekt sein? Ich muss perfekt sein? Sonst passiert was?« Eine neue, stressvermindernde Haltung könnte zum Beispiel sein: »70 % meines eigenen Anspruchs sind genug.«

Es ist heute medizinisch nachweisbar, dass es weitgehend von unserer inneren Einstellung und Lebensweise abhängt, ob wir gesund oder krank werden. Geist und Körper stehen in ständigem Dialog. Was wir denken und fühlen, wird auch körperlich wirksam. Die Embodiment-Forschung, die die Wechselwirkung von Körper und Psyche untersucht, hat herausgefunden, dass die Körperhaltung die Selbstwahrnehmung einer Person beeinflussen kann und auch Auswirkungen auf das Verhalten hat. Wenn wir andere, neue Körperhaltungen einnehmen, hat dies Rückwirkungen auf unser Gehirn; wir fangen an, neu und anders zu denken, und können mit der Zeit auch eine neue innere Haltung oder Einstellung entwickeln, da Körper und Gehirn bzw. Geist eng miteinander verbunden sind. Bei Stress und Druck neigen wir dazu, unser psychisches Erleben durch eine entsprechend enge Haltung zu verkörpern: Wir ziehen unwillkürlich die Schultern hoch, verspannen die Rücken- und Nackenmuskeln, verkrümmen uns, ziehen die Brustmuskulatur aus einem Schutzreflex heraus zusammen und atmen nur noch flach. Willentlich kann jeder Mensch die Körperkoordination verändern: Indem er zum Beispiel bewusst eine aufrechte Haltung einnimmt, das Brustbein hebt,

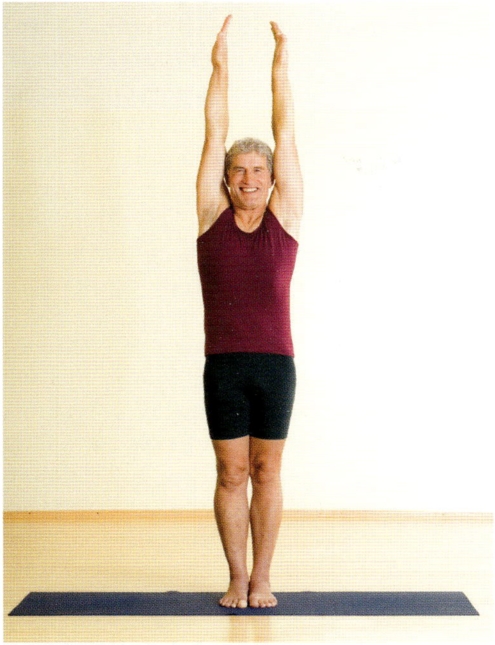

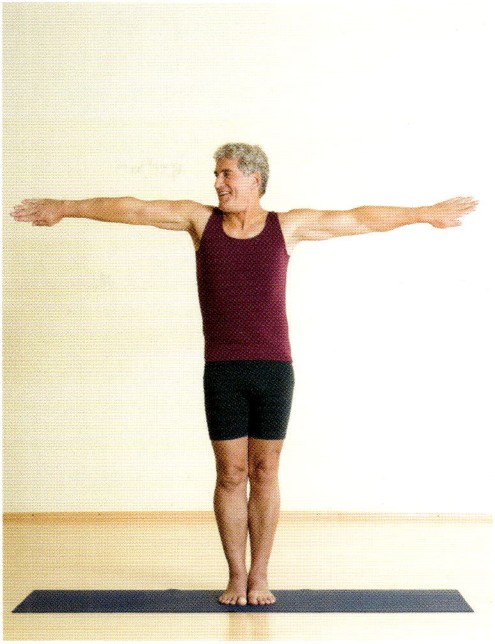

tief atmet, lächelt, mit den Händen Raum greift, sich physisch abgrenzt ... Dadurch wird das gesamte hormonelle und emotionale Erlebnisnetzwerk im Gehirn aktiviert. Wenn wir wirklich aufrecht stehen und erhobenen Hauptes durchs Leben gehen, spüren wir sofort, in welcher positiven Weise sich diese körperliche Haltung auf unser Lebensgefühl auswirkt. Schon nur so zu tun, als ob es uns gut ginge, ist eine Hilfe für das Gehirn: Erforscht ist, dass wir uns deutlich fröhlicher fühlen, wenn wir zehn Minuten lang die Mundwinkel hochziehen, um zu lächeln, auch wenn uns zunächst nicht danach zumute ist.

Wir haben also jederzeit die Möglichkeit, uns über den Körper »neu zu erschaffen«. Yoga kann uns dabei unterstützen, indem wir neue, ungewohnte Haltungen in den Asanas einüben. Diese wirken über entsprechende Rückmeldeschleifen in unserem Geist-Körper-System auf unsere Psyche und verstärken Bahnungen im Gehirn. Neue neuronale Netzwerke können entstehen.

Darüber hinaus können wir täglich wählen, mit welcher Einstellung wir den Tag beginnen und unseren täglichen Aufgaben begegnen wollen. Um Stress zu reduzieren, sollten wir nicht nur an den äußeren Belastungen ansetzen und sie verändern, so weit wie möglich verringern oder ganz abbauen, sondern auch persönliche Haltungen und Bewertungen so verändern, dass eine stressreduzierende Sichtweise möglich wird. Darüber hinaus empfiehlt es sich, durch Bewegung und Entspannung körperliche und psychische Stressreaktionen abzubauen und langfristig die eigene Belastbarkeit zu erhalten.

Achtsamkeit im Alltag kultivieren

Achtsamkeit ist die Fähigkeit des Menschen, die Erfahrungen, die er von Moment zu Moment macht, bewusst wahrzunehmen. Sie ist das offene und nicht wertende Gewahrsein all dessen, was gerade da ist bzw. geschieht, sei es angenehm oder unangenehm. Durch Achtsamkeit gewinnen wir eine gesunde Distanz zu den eigenen Gedanken und Gefühlen.

Achtsamkeit befähigt uns, gelassener mit potenziell stressauslösenden Situationen umzugehen und unser Leben auch angesichts schwieriger Situationen harmonisch zu gestalten. Wenn wir achtsam und gegenwärtig sind, können wir echte Lebensfreude empfinden: die Freude, einfach zu sein.

Innere Ruhe, Zufriedenheit, Gelassenheit und einen achtsamen Umgang mit den täglichen Anforderungen kann jeder Mensch lernen und trainieren – das ist wissenschaftlich belegt.

Yoga lehrt uns, den gegenwärtigen Moment bewusster zu erleben, und fördert unsere Fähigkeit zur Konzentration. Statt uns in Gedanken mit Zukünftigem oder Vergangenem zu beschäftigen, holt uns das präzise Ausführen der Yogapositionen in die Gegenwart. Wir sind mit unserer Aufmerksamkeit ganz bei der Bewegung, die unser Körper gerade ausführt, und spüren die Anspannung und Dehnung unserer Muskeln. Wir beobachten, wie wir noch weiter in eine bestimmte Position hineingehen und sie noch präziser ausführen können; auch, welche Grenzen uns unser Körper in diesem Moment aufzeigt. Wenn wir unsere Aufmerksamkeit auf den gegenwärtigen Augenblick richten, stellen sich Klarheit und Wachheit ein. Der Strom des Denkens verlangsamt sich, und wir entspannen auch auf mentaler Ebene. Ein weiterer wesentlicher Aspekt des Yoga ist es, als achtsamer Beobachter des eigenen inneren Zustands präsent zu sein. Durch regelmäßiges Üben von Yoga-Stellungen erleben wir uns in einem erweiterten, vertieften Sinne, der über unsere bloße Alltagsidentität und -erfahrung hinausgeht.

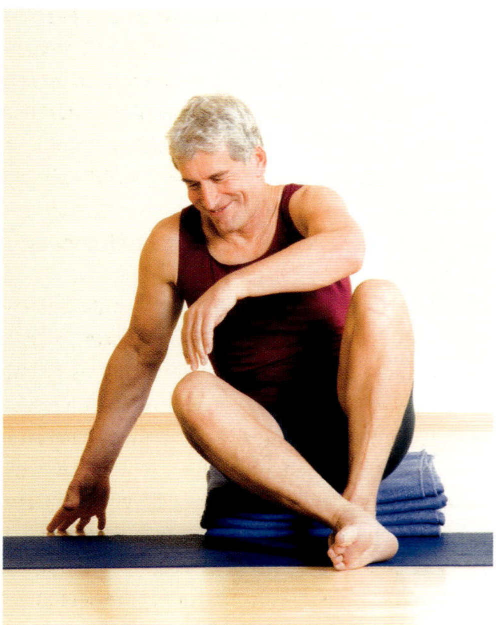

Auch durch regelmäßiges Meditieren können wir unsere Fähigkeit schulen, mit den Belastungen des Alltags gelassener umzugehen und unser Leben mit mehr Achtsamkeit zu genießen. Meditation erzeugt einen Zustand der Bewusstheit und entwickelt unsere Fähigkeit zur Aufmerksamkeit. Auch bewirkt Meditieren, dass wir eine wohlwollendere Haltung uns selbst gegenüber einnehmen. Eine seit Jahrtausenden bewährte Methode, um mental zur Ruhe zu kommen und sich im Alltag zu zentrieren, ist die Konzentration auf den eigenen Atem. Sich seiner Atmung bewusst zu sein schafft Raum und zieht Aufmerksamkeit vom Denken ab bzw. von automatisch ablaufenden Gedankensequenzen, die sich im Kopf abspielen. Den Körper oder den Atem wahrzunehmen hilft, präsent zu sein – nicht in Gedanken und Vorstellungen gefangen zu sein, sondern mit der Aufmerksamkeit ganz bei dem, was gerade ist. Eine weitere grundlegende Meditationsübung besteht darin, die eigenen Gedanken ohne Bewertung anzusehen und sie dann loszulassen. Indem wir unsere Gedanken beobachten und lernen, uns selbst beim Denken zuzuschauen, gewinnen wir Abstand – wir sind nicht mehr mit unseren Gedanken identifiziert. Neue Erkenntnisse werden möglich.

In wissenschaftlichen Studien konnte nachgewiesen werden, dass sich die Praxis der Meditation positiv auf das menschliche Gehirn auswirkt. Meditieren verändert das Gehirn in einer Weise, die mit einer Verschiebung hin zu positiveren Emotionen und einer effektiveren Verarbeitung schwieriger Gefühle unter Stress einhergeht. Durch Achtsamkeitsübungen und Meditation können wir unsere Gefühle und damit

unser Wohlbefinden in günstiger Weise beeinflussen. Erforscht ist außerdem, dass regelmäßiges Meditieren uns ermöglicht, unser Gehirnpotenzial besser zu nutzen.
(*Eine Sequenz von angeleiteten Yoga-Asanas und zwei Achtsamkeitsmeditationen finden Sie auf der beigefügten Audio-CD.*)

Sich gut fühlen – positive Emotionen entstehen lassen

Positive Emotionen stärken das Immunsystem und die Selbstheilungskräfte, verzögern den Alterungsprozess und sind eines der besten Mittel gegen Stress – das haben Wissenschaftler herausgefunden. Zudem machen sie uns produktiver, belastbarer und kreativer. Wir denken und entscheiden besser, wenn wir uns gut fühlen – wenn wir also nicht angespannt, verärgert oder erschöpft sind. Experten sind der Meinung, dass Gefühle der weithin unterschätzte Schlüssel zur Bewältigung der modernen Herausforderungen sind: Durch positive Emotionen wie Vertrauen, Zuversicht, Dankbarkeit, Wertschätzung und Gelassenheit können wir uns gegen die alltäglichen Belastungen und die wachsende Informationsflut wappnen und Stresshormone schneller abbauen. Positive Gefühle müssen und können wir aktiv erzeugen, beispielsweise indem wir herausfinden, welche Aktivitäten uns gut tun und Freude machen. Und dann möglichst viele solcher »Glücklichmacher« in unseren Alltag integrieren. Oder indem wir unsere Aufmerksamkeit auf das richten, was gut läuft. Beachtung bringt Verstärkung. Oftmals fokussieren wir unsere Aufmerksamkeit auf Fehler oder Mängel und achten nur auf das, was noch nicht zu unserer Zufriedenheit ist. Darüber übersehen wir die vielen positiven Begebenheiten und Ereignisse des Tages. Wir können uns jeden Abend bewusst überlegen, was alles gut, schön und erfreulich war an diesem Tag. Und es aufschreiben oder dem Partner/der Partnerin oder den Kindern erzählen. Daraus lässt sich auch ein schönes allabendliches (Familien-)Ritual gestalten. Gute Gefühle entstehen darüber hinaus, wenn wir

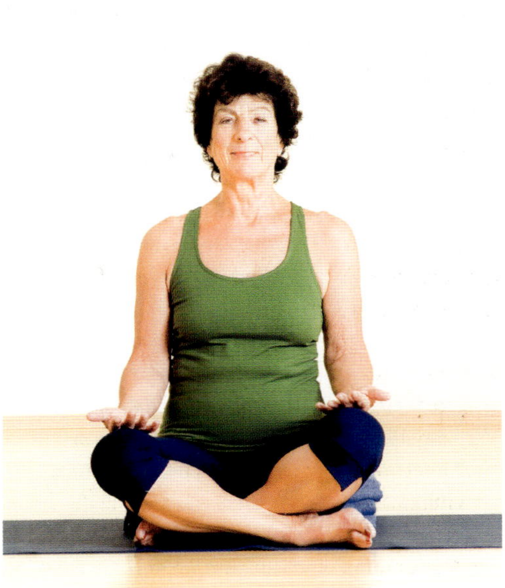

eine positive Grundhaltung im Leben einnehmen. In einer Situation etwas Positives zu sehen und diese als Herausforderung anzunehmen, lässt das Stressniveau stark sinken. Welche Einstellung wir zur auslösenden Situation einnehmen können, beeinflusst entscheidend unser Stresserleben. Wenn wir schwierige Situationen aus einem anderen Blickwinkel betrachten, können wir vielleicht erkennen, welchen möglichen Gewinn die Situation für uns bereithält. Wir können uns zum Beispiel fragen: Was kann ich daraus lernen? Was ist das Positive daran? Wie werde ich diese Situation in einem Jahr betrachten?
Auch Dankbarkeit zu empfinden, lässt gute Gefühle entstehen. Wir können nicht gleichzeitig dankbar und unglücklich sein. Es gibt viel Positives im Alltag zu entdecken und viele gute Gründe, dankbar zu sein. Nichts ist selbstverständlich – weder ein Dach über dem Kopf zu haben noch frei von Kopf- oder Zahnschmerzen zu sein, Freunde zu haben oder eine Arbeit. Gefühle der Dankbarkeit setzen wie andere positive Emotionen im Körper Endorphine frei und unterstützen so Heilungsprozesse. Sie verleihen uns Kraft und werden dadurch zu einem Motor für unser

Wohlbefinden und für wichtige Veränderungen in unserem Leben.
Wir können uns außerdem bewusst machen, dass das, was wir denken, in großem Maße die Emotionen erzeugt, die wir empfinden. Denken und Fühlen sind eng miteinander verbunden. Haben wir positive Gedanken, fühlen wir uns gut. Und gehen entsprechend freundlich mit unseren Mitmenschen um und erzeugen positive Resonanz. Fühlen wir uns dagegen als Opfer widriger Umstände und beklagen uns häufig, können wir eine Spirale der Negativität in Gang setzen. Besonders liebevolle, zuversichtliche und beruhigende Gedanken sind sehr geeignet, unser Leben und unser Empfinden positiv zu beeinflussen. Auslöser für Stress sind meist nicht die Situationen, die wir erleben, sondern die Gedanken, die wir darüber denken. Wir können anstelle der alten, stresserzeugenden Gedanken und Überzeugungen neue, positive Gedanken und Einstellungen ausprobieren. Yoga unterstützt uns, zu einer inneren Haltung zu finden, die den Unterschied zwischen einem beschwerten Leben und einem Leben in Leichtigkeit macht.

Persönliche Beziehungen pflegen – ein wichtiger Glücksfaktor und Stresspuffer

Eine der wichtigsten Erkenntnisse der Stressforschung ist gegenwärtig, dass die Qualität der sozialen Beziehungen im Zusammenhang mit Stress eine entscheidende Rolle spielt. Überall dort, wo zwischenmenschliche Beziehungen quantitativ und qualitativ abnehmen, nehmen Gesundheitsstörungen zu. Gleichzeitig haben die Forscher erkannt, dass soziale Unterstützung, positive persönliche Beziehungen, Anerkennung und Wertschätzung einen entscheidenden Schutz vor übersteigerten Stressreaktionen und ihren potenziell gesundheitsgefährdenden Folgen darstellen. Möglichkeiten, sich in der Partnerschaft, in der Familie oder im Freundes- und Kollegenkreis durch Gespräche zu entlasten und aufzutanken, stärken uns und erzeugen gute Gefühle. Ein starkes Netzwerk und harmonische zwischenmenschliche Beziehungen bieten Rückhalt und Unterstützung auch in schwierigen Lebenssituationen.
Auch Akzeptanz reduziert Stress. Sich selbst, andere Menschen – Partner, Kinder, Eltern, Chefs, Kollegen, Mitarbeiter, Nachbarn ... – und Situationen so anzunehmen, wie sie sind, ohne sie verändern zu wollen, wirkt zutiefst entspannend.

Sinn als Kraftquelle entdecken

Im Leben Sinn zu finden und das eigene Handeln nach Werten auszurichten, die man als sinnvoll erachtet, ist eine gute Stressprophylaxe und setzt beträchtliche Energien frei. Wir können uns leichter auf Aufgaben konzentrieren, die wir als sinnvoll erleben und die uns motivieren uns anzustrengen, als auf Tätigkeiten, die uns nicht begeistern und die wir nicht als sinnstiftend empfinden. Wir können unserer Arbeit oder unserem Tun Sinn und Bedeutung verleihen, indem wir uns bewusst machen, was wir durch sie für andere bewirken. Darüber hinaus macht es Sinn, wenn wir unsere Zeit und Energie auf die Tätigkeiten und Bereiche des Lebens konzentrieren, die uns am wichtigsten sind – seien es Freunde, Familie, Hobby, persönliche Interessen, Gesundheit oder der Beruf.
Für den Wiener Neurologen und Psychiater Viktor Frankl (1905–1997), den Begründer der Logotherapie, ist die zentrale persönliche Ressource, auf die der Einzelne bei der Bewältigung auch schwerster Anforderungen zurückgreifen kann, das grundlegende Bedürfnis und die Fähigkeit des Menschen, dem eigenen Leben auch in existenziell bedrohlichen Lebenssituationen einen Sinn abzuringen. Als Insasse eines Konzentrationslagers während des Zweiten Weltkriegs konnte Frankl beobachten und erfahren, unter welchen Voraussetzungen Menschen in Extremsituationen ihren Lebenswillen bewahren und eine hohe Widerstandskraft gegenüber psychischen und physischen Erkrankungen entwickeln. Er kam zu dem Schluss, dass es immer eine letzte menschliche Freiheit gibt, »sich zu den gegebenen Verhältnissen so oder so einzustellen«, also gegenüber dem, was wir erleben, eine bewusste Haltung einzunehmen. Sinnerfüllung kann ein Mensch nach Frankl auf

drei Wegen finden: durch schöpferisches Tun und Arbeit, durch emotional bedeutsame Erfahrungen in der Begegnung mit Menschen und der Natur sowie in der Konfrontation mit unausweichlichem Leiden und mit Schicksalsschlägen, die für ihn zum Leben dazugehören. Wir können Sinn immer in den noch zu verwirklichenden positiven Möglichkeiten unserer menschlichen Existenz finden.

Für eine gute Balance im Alltag sorgen

Die Kunst ist, im Alltag eine gesunde Balance zwischen Aktivität und Ruhe, zwischen Anspannung und Entspannung zu erreichen. Und darüber hinaus keinen der wesentlichen Lebensbereiche zu vernachlässigen: Beruf/Finanzen, Partnerschaft/Familie/Freunde/soziale Kontakte, Körper/Gesundheit und persönliche Interessen/Sinn/Seele. Statt einseitig leistungsorientiert zu leben oder nach dem Abschied aus dem aktiven Berufsleben in eine Krise abzugleiten, die von depressiven Stimmungen und Gefühlen der Lähmung und Handlungsunfähigkeit begleitet wird, können Sie die zweite Lebenshälfte nutzen, um Ihren Alltag selbstbestimmt und ausgewogen zu gestalten und auch Ihren persönlichen Interessen mehr Raum zu geben. Dies kann zum Beispiel auch bedeuten, dass Sie sich im sogenannten Ruhestand weiter mit Ihren Erfahrungen dort einbringen, wo sie anderen Nutzen stiften.

Möglicherweise haben wir gar kein Zeitproblem, sondern stressen uns selbst mit dem Gefühl, keine Zeit zu haben, weil wir zu vieles als wichtig erachten. Stattdessen könnten wir uns auf das fokussieren, was wir als wirklich wichtig für unser Leben erkannt haben. Der Weg aus Hektik, Gefühlen der Überforderung und Stress führt außer über eine neue innere Haltung auch über die Entschleunigung, also das bewusste und langsamere Ausführen der alltäglichen Tätigkeiten. Statt zu einem Termin zu hetzen, können Sie so früh aufbrechen, dass noch Zeit für einen kleinen Spaziergang ist. »Fast Food« kann in »Slow Food« umgewandelt werden, bei dem nicht nur die Qualität des Essens stimmt, sondern das nach Möglichkeit auch liebevoll zubereitet wurde. Eine der Herausforderungen unserer Zeit scheint darin zu bestehen, mehr Mut zur Muße zu entwickeln. Denn wir können auf Dauer nur dann gesund bleiben und unser Leben genießen, wenn Zeiten der Muße und Zeiten konzentrierter Arbeit abwechseln. Deshalb gilt es, eine

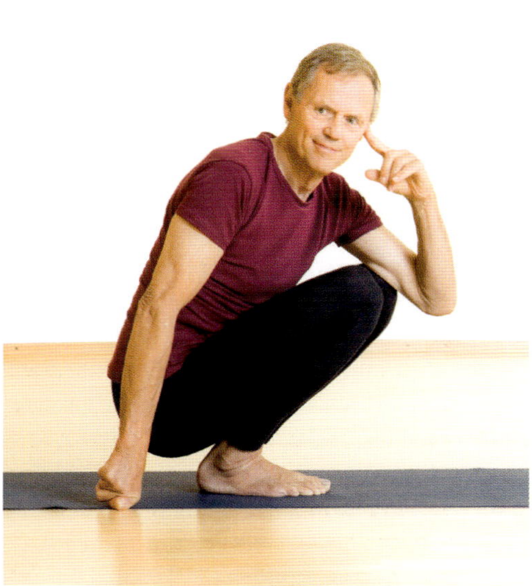

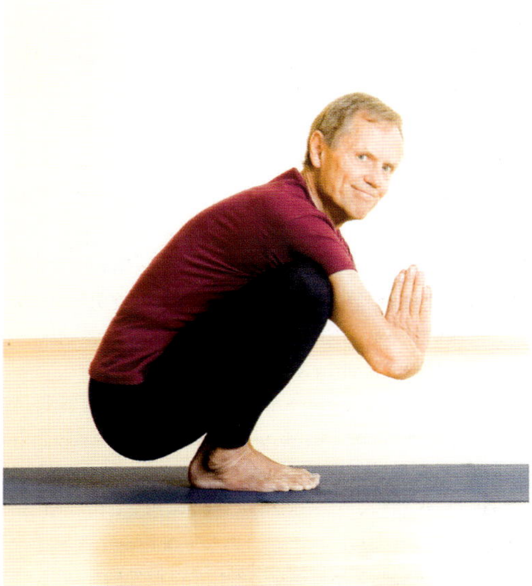

ausgewogene Balance zwischen Schaffensfreude und Innehalten zu finden, die sich auf alle Lebensbereiche gleichermaßen bezieht.
Sie selbst haben es in der Hand, Ihr Leben nach Ihren Wünschen und Bedürfnissen zu gestalten. Dazu gehört auch der Umgang mit der täglichen Informationsflut und Reizüberflutung. Sie können selbst entscheiden, ob Sie wirklich ständig – auch in Ihrer Freizeit – erreichbar sein wollen und ob Sie keine Nachrichtensendung verpassen dürfen.

Durch eine ausgewogene Ernährung gesund bleiben

Eine weitere wichtige Säule unserer Gesundheit, die uns hilft, in der Balance zu bleiben, ist eine gesunde und nährstoffreiche Ernährung, denn sie liefert dem Körper die Bausteine, die er benötigt, um gesund zu bleiben. Wissenschaftler des Deutschen Instituts für Ernährungsforschung haben durch Studien belegt, dass Menschen mit einem gesunden Lebensstil – das heißt, die nicht rauchen, sich viel bewegen, gesund essen (viel Obst, Gemüse, Vollkornprodukte und wenig Fleisch) und kein Übergewicht haben – ein um durchschnittlich 78 Prozent geringeres Risiko haben, eine chronische Krankheit zu entwickeln, als jene mit ungesunder Lebensweise.
Empfohlen wird eine ausgewogene und vollwertige Ernährung, durch die der Körper mit allen wichtigen Nähr- und Vitalstoffen versorgt wird. Wählen Sie möglichst frische und unbehandelte Nahrungsmittel. Nicht zu empfehlen sind Konservennahrung, Tiefkühlkost, Fast Food sowie Nahrungsmittel, die in der Mikrowelle erhitzt wurden. Reduzieren Sie säurebildende Nahrungsmittel wie Fleisch, Wurst, Käse, Eier, Milch, Weißbrot, Kuchen, Fabrikzucker, Auszugsmehl, Kaffee, Alkohol sowie gesättigte Fette und gehärtete Öle. Trinken Sie ausreichend qualitativ gutes Wasser. Auch Kräuter- oder Früchtetees sind Ihrem Wohlbefinden dienlich.
Achten Sie auf drei regelmäßige Mahlzeiten am Tag und ernähren Sie sich typgerecht. Falsche Ernährung verursacht falsche Verdauung, die wiederum Stoffwechselschlacken entstehen lässt. Daraus resultieren eine geringe Energie und ein erhöhtes Krankheitsrisiko. Ayurveda, die alte Heilkunst und Lehre von einem langen und gesunden Leben, bietet umfassende Ernährungsempfehlungen, die Ihrem individuellen Konstitutionstyp entsprechen.

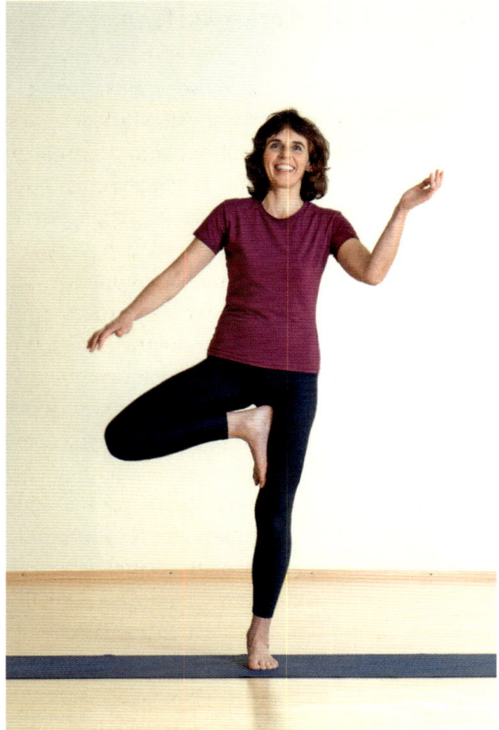

Essen Sie in Ruhe. Beim Essen zu lesen, zu telefonieren, fernzusehen oder während der Arbeit hastig am Schreibtisch das Mittagessen zu verschlingen, ist alles andere als empfehlenswert – die Verdauungskraft wird geschwächt. Unsere Geisteshaltung beim Essen und die Atmosphäre, die uns umgibt, sind wichtige Aspekte, denn wie wir essen, so verdauen wir.
Durch ausreichende Bewegung, regelmäßige Entspannung und eine gesunde Ernährung schaffen Sie die Rahmenbedingungen, die Ihr Körper braucht, um in der Balance zu bleiben.

Glücksforschung: Strategien für mehr Lebensglück

Die Glücksforschung, eine wissenschaftliche Forschungsrichtung, die untersucht, wie Menschen ein glücklicheres Leben führen können, ergänzt die Ergebnisse der Stressforschung und ist teilweise zu ähnlichen Erkenntnissen gelangt. Die Wissenschaftler haben herausgefunden, dass wir 40 Prozent unseres Glücksempfindens durch unser Verhalten beeinflussen können. 50 Prozent sind nach aktuellen Erkenntnissen genetisch bedingt, und weitere 10 Prozent hängen von unseren Lebensumständen ab. Immerhin 40 Prozent unseres Lebensglücks können wir also durch das gestalten, was wir tagtäglich tun.

Die Psychologin Sonja Lyubomirsky, die als Professorin an der University of California in Riverside forscht, hat den Stand der Forschung über Handlungen, die das Glücksempfinden steigern können, in zwölf Punkten zusammengefasst. Ihre Glücksregeln sind:

1. Dankbarkeit leben und ausdrücken. – Dankbare Menschen sind glücklicher, haben mehr Energie und häufiger positive Emotionen; außerdem leiden sie weniger häufig unter Depressionen, Nervosität, Einsamkeit, Neid und Neurosen.

2. Optimismus kultivieren. – Optimisten können auch unter Stress ein hohes Niveau an Wohlbefinden und geistiger Gesundheit erhalten.

3. Nicht grübeln, keine Vergleiche mit anderen Menschen anstellen. – Die wissenschaftlichen Beweise für die negativen Auswirkungen von zu häufigem und oft zwanghaftem Denken und Analysieren sind überwältigend. Wirklich glückliche Menschen sind den Forschern zufolge in der Lage, ihre Energien und ihre Aufmerksamkeit von negativen Gedanken abzulenken.

4. Hilfsbereit sein. – Gute Taten nutzen nicht nur dem Empfänger, sondern auch dem Geber. Wir fühlen uns glücklicher, wenn wir großzügig sind und Gutes tun.

5. Soziale Beziehungen hegen und pflegen. – Glückliche Menschen verbringen viel Zeit mit Familie und Freunden und pflegen und genießen diese Beziehungen. Je glücklicher jemand ist, desto größer ist die Wahrscheinlichkeit, dass er oder sie einen großen Freundeskreis hat, mit einem Partner in einer erfüllenden, dauerhaften Beziehung lebt und sich eines großen Netzes an Unterstützern erfreut.

6. Stress und Schwierigkeiten bewältigen. – Unser Verhalten und unsere Gedanken haben großen Einfluss darauf, wie glücklich wir uns fühlen, unabhängig davon, welche Belastungen und Herausforderungen das Leben für uns bereithält. Wir können Krisen und Problemen lösungsorientiert und lernfreudig begegnen und dabei auf soziale Unterstützung – durch Freunde, Partner, Kollegen, Mentoren, Berater oder Therapeuten – zurückgreifen.

7. Vergeben statt zu jammern oder auf Rache zu sinnen. – Menschen, die vergeben, sind glücklicher, gesünder, umgänglicher und gelassener. Sie sind weniger hasserfüllt, depressiv, ängstlich, zornig und neurotisch. Vergebung bedeutet nicht, die Beziehung mit der Person, die uns verletzt oder Schaden zugefügt hat, wiederherzustellen und die verletzende Tat zu entschuldigen oder zu billigen. Vergebung ist etwas, das wir für uns selbst tun, nicht für den Menschen, der uns geschadet hat.

8. Flow-Erfahrungen schaffen. – Nachhaltiges Glück empfinden wir durch Aktivitäten, bei denen wir gar nicht bemerken, wie die Zeit vergeht. Ein solches Tun ist durch vollständige Konzentration bis hin zu einer Art Selbstvergessenheit geprägt – wir gehen völlig in der Tätigkeit auf. Wenn wir viel Flow erfahren, leben wir ein glücklicheres Leben.

9. Die positiven Erfahrungen des Lebens genießen. – Oftmals verschieben wir unser Glück auf morgen, statt das Hier und Jetzt wertzuschätzen. Wenn wir achtsam sind und die vielen kleinen und guten Dinge des Lebens in der Gegenwart bewusst wahrnehmen, können wir lernen, aktiv zu genießen, Tag für Tag.

10. Eigene Ziele verfolgen und Lebensträume verwirklichen. – Wer keine Ziele und keine Lebensträume hat, ist orientierungslos, unmotiviert und ohne Lebenssinn. Wenn wir engagiert an der Verwirklichung unserer Träume arbeiten, fühlen wir, dass unser Leben

Bedeutung und Richtung hat. Jeder Schritt auf dem Weg zu unserem Ziel steigert unser Glücksempfinden.

11. Sich mit Religion und Spiritualität beschäftigen. – Wissenschaftliche Untersuchungen bestätigen, dass Menschen, die eine Beziehung zu Gott oder einer höheren Kraft in ihrem Leben haben und Erfahrungen von Selbsttranszendenz machen, glücklicher und gesünder sind und besser mit Stress und traumatischen Erfahrungen umgehen können als nichtspirituelle Menschen. Das Heilige oder Spirituelle können wir auf den verschiedensten Wegen finden, ob in der Meditation, im Gebet oder indem wir unserem Alltag eine spirituelle Dimension geben.

12. Gut für den Körper sorgen durch Meditation und körperliche Aktivität. – Inzwischen belegt eine Vielzahl von Studien die zahlreichen positiven Auswirkungen der Meditation auf unser Glücksempfinden, auf positive Emotionen, körperliche Gesundheit, Belastbarkeit und andere Eigenschaften wie Intelligenz, Kreativität und Selbstverwirklichung. Körperliche Betätigung reduziert wissenschaftlichen Untersuchungen zufolge Angstgefühle und Stress, verringert die Wahrscheinlichkeit tödlicher Herz- und Krebserkrankungen, senkt Bluthochdruck und mindert das Risiko von Diabetes sowie von Alterserscheinungen wie Knochenabbau und Bandscheibenverschleiß; sie stärkt die Immunabwehr sowie Knochen, Muskeln und Gelenke und schützt vor dem Verlust geistiger Fähigkeiten im Alter. Experimenten zufolge ist körperliche Aktivität möglicherweise der wirkungsvollste Glücksbringer überhaupt.

Um Glück zu erleben und in unser Leben zu ziehen, ist es hilfreich, eine glücksanziehende Einstellung zu entwickeln. Denn unser Verhalten resultiert aus unseren Einstellungen, und diese entstehen aufgrund unserer Erfahrungen. Wie die Gehirnforschung herausgefunden hat, sind es unsere inneren Haltungen, die

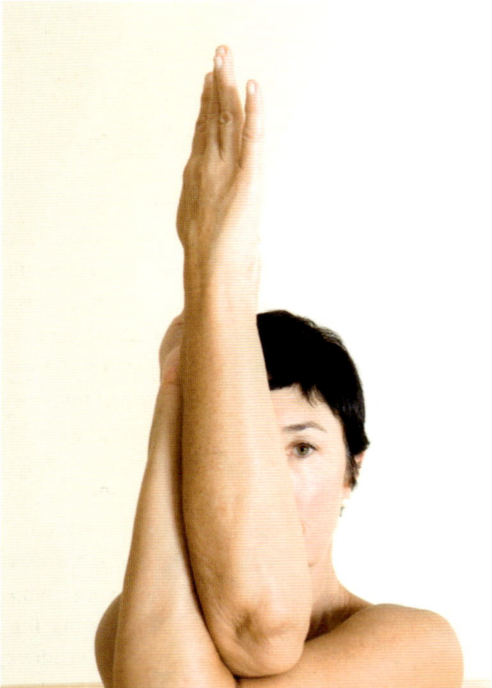

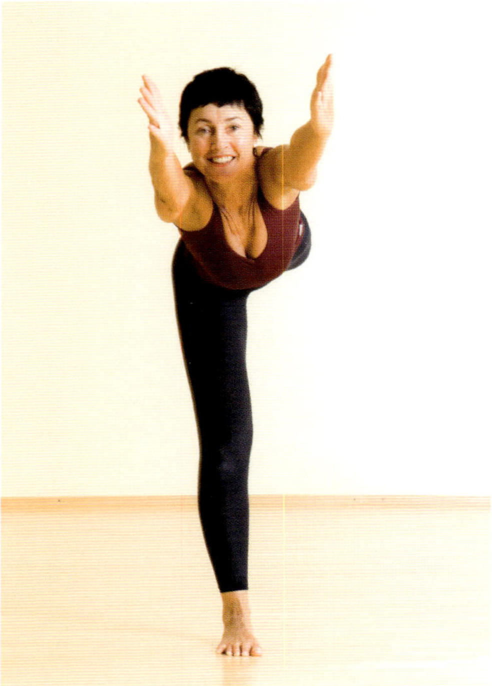

darüber bestimmen, wie wir handeln – auch darüber, wie wir uns in Bezug auf unsere Gesundheit verhalten. Erworbene Haltungen oder innere Einstellungen lassen sich nur durch neue Erfahrungen verändern. Jede Erfahrung, die wir machen, führt dazu, dass wir im Gehirn eine Netzwerkstruktur schaffen, die sich zu etwas verdichtet, das die Neurobiologen Haltung nennen. Diese inneren Einstellungen steuern das gesamte Denken, bestimmen unsere Gefühle und unser Verhalten. Und mit jedem Gefühl und jedem Gedanken beeinflussen wir, was auf zellulärer Ebene in unserem Körper geschieht. Wenn jemand eine ungünstige Haltung entwickelt hat, kann er diese ändern, indem er eine neue Erfahrung macht und dadurch eine neue Haltung entwickelt. Durch neue Erfahrungen, neue Sicht- und Handlungsweisen können wir unser Gehirn neu verdrahten. Wir können die Bedingungen für Wachstum und Entwicklung schaffen, indem wir uns für neue, positive Erfahrungen öffnen.

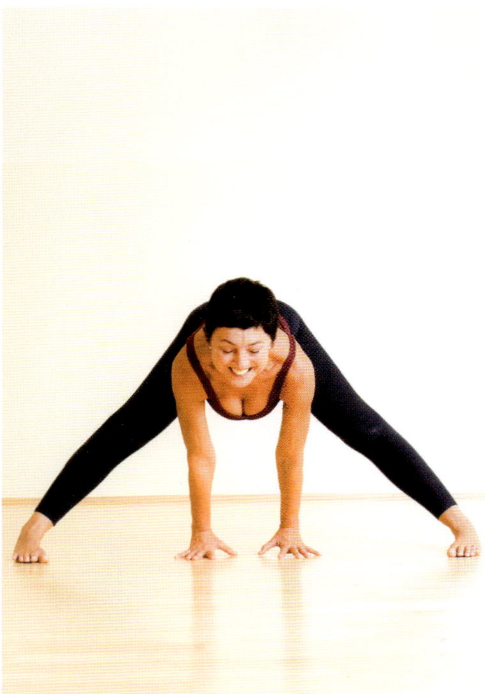

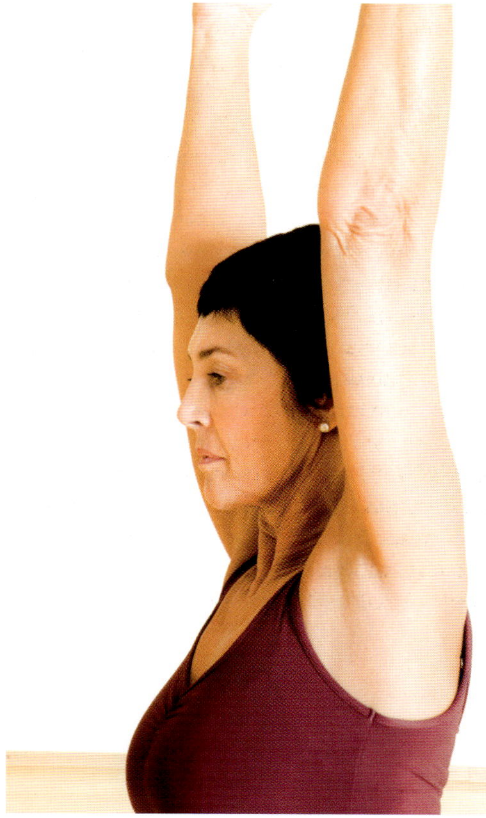

Neue Gewohnheiten etablieren

Wir hoffen, dass wir Ihnen mit diesem Buch nicht nur Wissen vermitteln, sondern dass sich Ihnen beim Lesen dieser Zeilen auch etwas von unserer Begeisterung für Yoga und für eine gesunde Lebensweise mitteilt und dass wir Sie motivieren können, zu handeln und Neues auszuprobieren. Denn nur zu wissen, was Ihnen gut täte, reicht leider nicht aus. Wenn Sie dauerhaft glücklicher und stressfreier leben wollen, müssen Sie eine Gewohnheit daraus machen. Es sind Ihre täglichen Gewohnheiten, die die Qualität Ihres Lebens ausmachen, und nicht einmalige Handlungen. Um neue Gewohnheiten zu etablieren und mehr Lebensqualität zu erfahren, müssen Sie ins Tun kommen, den Stein ins Rollen bringen. Mit einer entsprechenden Lebensweise können Sie die Rahmenbedingungen dafür schaffen, dass Sie gesund älter werden oder dass sich zum Beispiel Heilungsprozesse ereignen. Wir möchten Sie mit diesen Anregungen und den im Übungsteil vorgestellten Yoga-Asanas sowie der beigefügten Audio-CD unterstützen, mit Yoga eine neue, gesundheitsfördernde Gewohnheit in Ihr Leben zu holen.

Wissenschaftler haben nachgewiesen, dass unsere alltäglichen Gewohnheiten sich auf unser Gehirn und unser Leben auswirken. Unser Gehirn entwickelt sich so, wie wir es nutzen. Wer sein Gehirn beispielsweise hauptsächlich dazu benutzt, eine intensive Beziehung mit dem Computer zu pflegen, entwickelt ein Gehirn, das gut Computer bedienen kann.

Die moderne Gehirnforschung hat zudem herausgefunden, dass der menschliche Geist ein enormes Potenzial zur Transformation hat. Mit dem Begriff *Neuroplastizität* bezeichnen Hirnforscher die lebenslange Fähigkeit des Gehirns, sich zu verändern. Das Gehirn strukturiert sich aufgrund der Erfahrungen, die wir machen. 50 bis 67 Jahre alte Teilnehmer einer Studie, die das Jonglieren lernen sollten, hatten nach drei Monaten den Hippocampus – die Hirnregion, die für das Lernen zuständig ist – frappierend vergrößert. Voraussetzung für das Lernen ist, dass wir neue Erfahrungen mit Lust und Begeisterung angehen. Jedes Mal, wenn wir etwas mit Begeisterung tun, werden im Gehirn neuroplastische Botenstoffe freigesetzt, die Nervenzellen dazu veranlassen, neue Kontakte auszubilden und bereits bestehende zu verfestigen.

Durch Yoga und Meditation können wir uns neuen Erfahrungen öffnen und unser Denken und unsere Gefühle verändern. Yoga kann unter verschiedenen Aspekten betrachtet werden. Diese ganzheitliche Methode ist auch ein Weg, die neuronalen Vernetzungen und Verschaltungen in unserem Gehirn zu verändern.

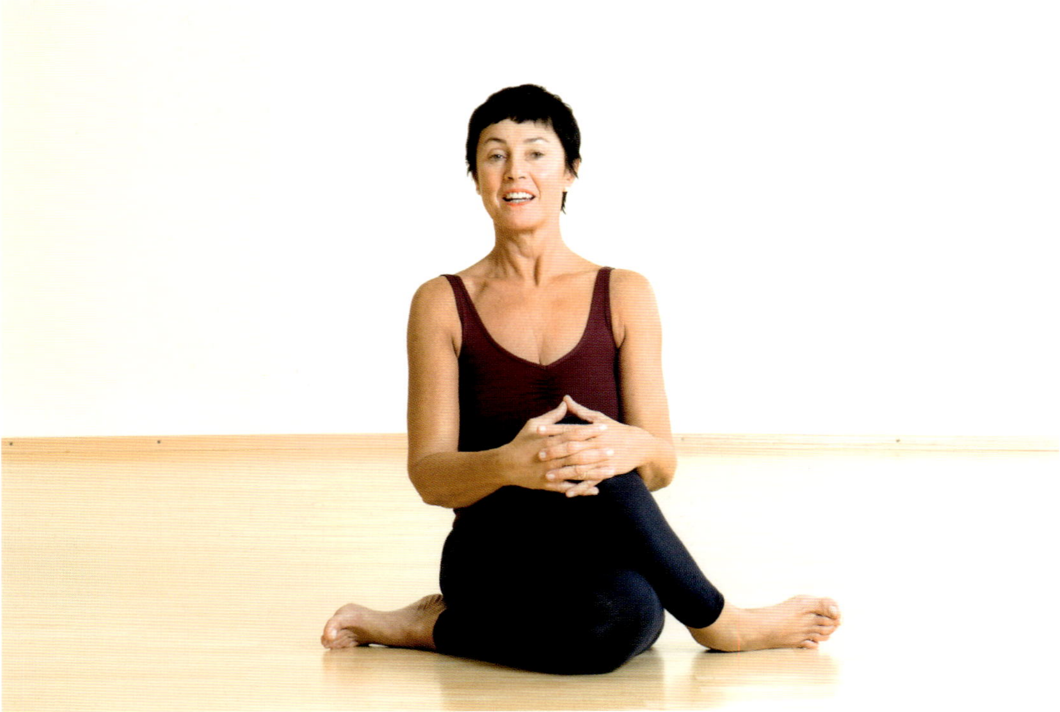

Yoga als praktischer Lebensweg

Machen Sie sich bewusst: Gesund zu leben macht Spaß und erhöht Ihre Lebensqualität! Sie sind leistungsfähiger, zufriedener, ausgeglichener, fröhlicher und fitter und können Ihr Leben mehr genießen, wenn Sie sich ausreichend bewegen, ausgewogen ernähren, sich von Süchten und Suchtmitteln verabschieden und regelmäßig für Erholung und Entspannung sorgen.

Yoga kann in vielfacher Weise dazu beitragen, dass Sie stimmig und glücklicher leben – Yoga bringt mehr Gewahrsein in Ihren Alltag und fördert Ihre Bewusstseinstiefe. Menschen im reifen Lebensalter bietet Yoga einen bewussten, intelligenten und nicht-mechanischen Zugang zu Körper, Geist und Seele; es stärkt und balanciert alle Systeme des Körpers, fördert die Konzentration und geistige Klarheit und führt zu mehr Lebensfreude, innerem Frieden und Wohlbefinden. Dadurch entwickeln wir die Fähigkeit, unser Leben bewusster zu (er-)leben und selbst zu gestalten, anstatt uns von den Forderungen unserer Umwelt oder von nicht reflektierten Prägungen bestimmen zu lassen. Yoga kann unsere Entwicklung und Selbstwerdung unterstützen, solange wir leben. Und damit leisten wir individuell einen Beitrag zum Ganzen. Jeder Einzelne, der sich weiterentwickelt, trägt zur Weiterentwicklung der Gesellschaft und zu mehr Bewusstheit auf diesem Planeten bei – und damit auch zur Lösung der gegenwärtigen globalen Probleme, denen die Menschheit gegenübersteht.

Yoga ist ein praktischer Lebensweg, der für alle offen steht – ob alt oder jung, krank oder gesund. Lassen Sie sich von diesem Buch inspirieren, die ersten Schritte auf diesem Weg zu tun, und entdecken Sie selbst, was Yoga für Sie bewirken kann.

»YOGA IST EIN GESCHENK FÜR ÄLTERE MENSCHEN,
WENN DIE KRAFT DES KÖRPERS, SICH ZU ERHOLEN
UND DER WIDERSTAND GEGENÜBER KRANKHEITEN
NACHLASSEN.
YOGA GENERIERT ENERGIE UND VERSCHWENDET SIE NICHT.
MIT YOGA KANN MAN NACH VORNE SCHAUEN
ZU EINER BEFRIEDIGENDEN UND GESUNDEN ZUKUNFT,
ANSTATT EINER JUGENDLICHEN VERGANGENHEIT NACHZUTRAUERN.«

B.K.S. IYENGAR

2 YOGAPRAXIS

Vorbereitung

Dieses Buch zeigt Ihnen den Weg, einige bewährte Yogahaltungen zu erlernen. Die hier vorgestellten Positionen kann jeder ausführen – unabhängig von Alter, Kondition oder Fitness. Beachten Sie jedoch, dass die meisten der vorgestellten Asanas Endstellungen sind, die Sie als Anfänger nicht sofort »perfekt« schaffen müssen. Im nun folgenden Übungsteil finden Sie zu jeder Position die Beschreibung der klassischen Haltung und daneben Modifikationen, die die Haltung leichter machen, ohne dass die Essenz verloren geht. Wichtig ist, dass Sie sich nicht überfordern und über die Schmerzgrenze hinausgehen. Achten Sie auf Ihren Körper und gehen Sie nur so weit, wie es Ihnen im Augenblick möglich ist. Versuchen Sie aber andererseits auch, Ihre derzeitigen Grenzen im Laufe der Zeit vorsichtig zu erweitern. Leichte Dehnungsschmerzen gehören dazu, lassen Sie sich davon nicht abhalten. Wenn Sie bereits körperliche Beschwerden oder bestimmte Beeinträchtigungen haben, sollten Sie im Zweifel vor dem Beginn mit Yoga einen Arzt konsultieren. Lassen Sie bei medizinischen Problemen stets Ihre Intuition und auch Vorsicht walten, was Ihre Yogapraxis betrifft, und holen Sie fachlichen Rat ein. Es gibt im Yoga therapeutische Möglichkeiten, auf Krankheiten heilend einzuwirken; dies sollte aber unter der Aufsicht und Anleitung erfahrener Yogalehrer geschehen.

Im nun folgenden Praxisteil haben wir die einzelnen Yogahaltungen nach Gruppen zusammengestellt (Yogahaltungen im Stehen, im Sitzen usw.). Wenn Sie mit dem Yoga beginnen, lesen Sie zunächst die einführende Seite zu einer Haltungsart, auf der auch einige anatomische Details erklärt werden. Dann machen Sie sich mit den Teilschritten einer Position vertraut, bevor Sie in die Haltung gehen. Nach einiger Zeit werden Sie die Haltungen schon besser kennen und sich auf weitere Details konzentrieren können. Beachten Sie auch die Hinweise auf die speziellen Wirkungen der Asanas und den Tipp zu jeder Position.

Wenn Ihnen die klassische Haltung zu schwierig erscheint, dann beginnen Sie mit der leichteren Variante der Position, bei der Sie auch Hilfsmittel einsetzen können. Konzentrieren Sie sich zunächst nur auf die in den Schritt-für-Schritt-Anleitungen beschriebenen Bewegungen. Zu Anfang Ihrer Yogapraxis sollte Ihr Hauptaugenmerk darauf gerichtet sein, die grundlegende Haltung zu erfassen und Stabilität in der Position zu erreichen. Nach einiger Zeit werden Sie die Positionen schon besser kennen und Ihre Aufmerksamkeit über die grundlegende Haltung hinaus auf Details wie den bewussten Einsatz einzelner Muskeln und Bewegungen von Knochen und Gelenken richten können. Sie werden mit der Zeit feststellen, dass Sie beginnen, die Asanas mit einem meditativen Geist auszuführen, und diese Achtsamkeit lässt Sie automatisch erfassen, wie die Organe, Muskeln, Bänder und Gelenke Ihres Körpers während Ihrer Yogapraxis zusammenspielen. Später, in einem fortgeschrittenen Stadium Ihrer Yogapraxis, werden Körper und Geist zusammenkommen, das heißt, sie verbinden sich beim Ausführen der Asanas zu einer Art Körperintelligenz, die Sie subtile Bewegungsanforderungen der Positionen automatisch erfassen lässt.

Am Ende des Buches finden Sie verschiedene Übungssequenzen für Ihre tägliche Yogapraxis. Nach

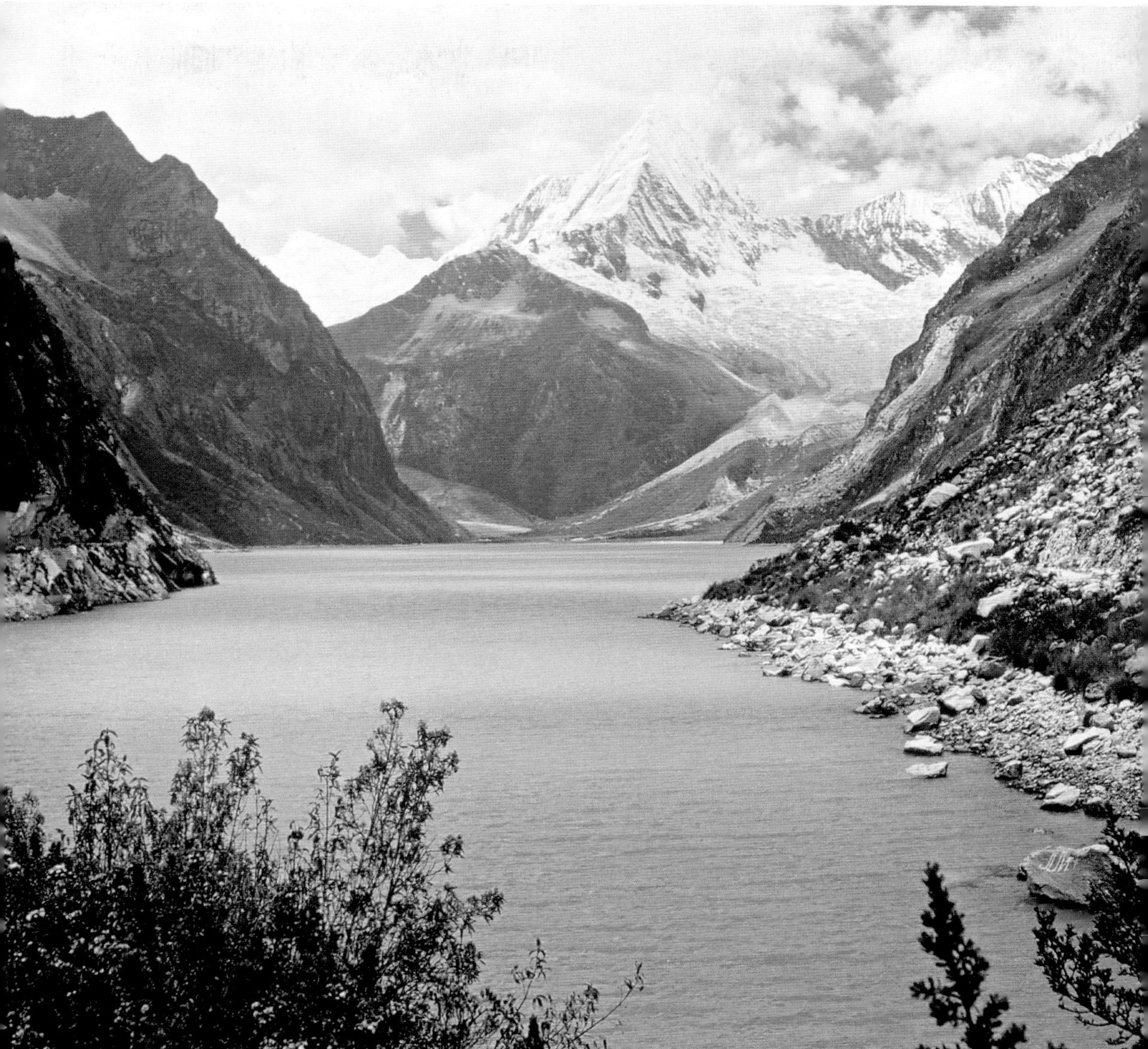

»WORTE KÖNNEN DEN WERT
DES YOGA NICHT VERMITTELN.
ER MUSS ERFAHREN WERDEN.«

B.K.S. IYENGAR

unserer Erfahrung ist es leichter, zunächst nach Anweisung vorzugehen, um zweckmäßige Reihenfolgen zu erlernen und zu verinnerlichen. Später, wenn Sie mit den Yogapositionen bereits vertraut sind, ist es sinnvoll, sich mehr von der eigenen Befindlichkeit leiten zu lassen und die geeigneten Übungen selbst zusammenzustellen. Wir empfehlen ein Minimum an Übungszeit von 15 Minuten pro Tag, das Sie allmählich auf eine halbe Stunde verlängern können. Üben Sie pro Woche lieber kurz und häufiger als einmal lang. Je mehr Zeit Sie sich nehmen, desto schneller erzielen Sie Fortschritte. Eine gute Zeit für Yoga ist morgens vor dem Frühstück oder abends vor dem Abendessen. Essen Sie zwei Stunden vor dem Ausführen der Asanas keine schwere Mahlzeit mehr.

Das brauchen Sie für Ihre Yogapraxis

Für Ihre Yogapraxis zu Hause brauchen Sie eine rutschfeste Matte, drei feste Decken, einen Holz- oder Korkklotz, einen Gurt sowie optional ein Augensäckchen. (Für einige Varianten der in diesem Buch vorgestellten Positionen benötigen Sie zwei Klötze als Hilfsmittel. Um zu beginnen und sich zunächst mit den Haltungen vertraut zu machen, reicht aber *ein* Klotz als »Basisausstattung« aus.) Diese Hilfsmittel können Sie zum Teil aus Ihrem Haushalt zusammensuchen oder sich für geeignetes Material an die Versandadresse im Anhang des Buches wenden. Investieren Sie einmal und Sie werden lange Freude daran haben.

Tragen Sie bequeme und lockere Kleidung, die Sie nicht einengt und üben Sie barfuß. Als Übungsplatz sollten Sie einen ruhigen, ungestörten Teil Ihrer Wohnung wählen, möglichst mit einer freien Wandfläche. Sie können sich vor Beginn Ihrer Yogapraxis für eine Minute sammeln, indem Sie sich bequem, aufrecht und entspannt in den Schneidersitz setzen. Schließen Sie die Augen und lassen Sie Ihren Körper und Geist zur Ruhe kommen. Danach beginnen Sie mit den Asanas. Führen Sie die Übungen langsam und in Ruhe aus und halten Sie Ihre Aufmerksamkeit auf die verschiedenen Körperteile gleichzeitig gerichtet. Folgen Sie den Anleitungen Schritt für Schritt und achten Sie darauf, dass Sie die beschriebenen Haltungen möglichst genau und korrekt ausführen. Beenden Sie Ihren Übungszyklus stets mit einer Entspannungshaltung, zum Beispiel *Savasana* (S. 124).

Yoga als Erholungsinsel im Alltag

Finden Sie eine ungestörte Zeit zum Üben, in der Sie an nichts anderes denken müssen. Idealerweise versuchen Sie, diese Zeit regelmäßig einzuhalten, denn der Körper ist bekanntermaßen ein Gewohnheitstier. Schon bald wird er positiv auf die Yogapraxis reagieren und nach mehr verlangen – dann haben Sie schon viel gewonnen. Yoga hat auch mit Disziplin zu tun, mit dem Willen, die eigenen Grenzen tiefer auszuloten und behutsam zu verschieben, auch wenn das vielleicht nicht immer angenehm ist. Darüber hinaus bewirkt Yoga, dass Sie sich selbst begegnen,

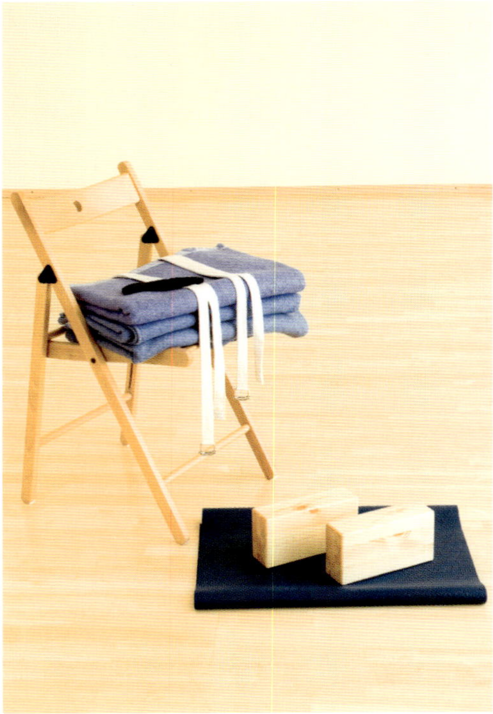

und das können Sie als eine Abenteuer und (Selbst-) Entdeckungsreise betrachten. Lassen Sie sich durch das Erlebnis von Lebendigkeit, Energie und Freude zu weiterer Erkundung motivieren. Machen Sie Ihre Yogazeit zu einer kreativen Erholungsinsel in Ihrem Alltag und zu einem festen Bestandteil Ihres Lebens. Etablieren Sie dabei Ihr eigenes Tempo.

Versuchen Sie niemals, etwas zu erzwingen, und nehmen Sie Abschied von Ehrgeiz, Perfektionismus und dem Gefühl, alles sofort erreichen zu müssen. Entwickeln Sie neue positive Einstellungen, die es erlauben, einfach nur zu sein und keine Erwartungen erfüllen zu müssen – auch nicht Ihre eigenen. Bleiben Sie mit Ihrer Aufmerksamkeit im Augenblick und beobachten Sie, was jetzt gerade ist, ohne es zu bewerten.

Halten Sie während der Übungen die Augen geöffnet, soweit nicht anders beschrieben. Yoga ermöglicht uns nicht nur die Wahrnehmung unserer Innenwelt, sondern unterstützt uns auch in unserer Fähigkeit, den Herausforderungen des Lebens mit offenen Augen zu begegnen.

Den Atem entspannt fließen lassen

Noch ein Wort zum Atmen. Lassen Sie den Atem bei allen Positionen einfach normal mitfließen und richten Sie sich ansonsten mit dem Ein- oder Ausatmen nach den Hinweisen im Übungstext. Atmen Sie nach Möglichkeit nur durch die Nase und halten Sie den Atem nicht an. Konzentrieren Sie sich mehr auf die korrekte Ausführung der Haltung als auf die Atmung. Stimmt die Haltung, fließt auch der Atem richtig.

Beginnen Sie Ihre Yogazeit mit wachem Geist und Neugier auf das, was Sie heute erwartet. Die Fähigkeit zur Selbstbeobachtung und -wahrnehmung hat einen hohen Stellenwert im Yoga. Routine kann schnell zu Langeweile führen, wenn Sie innerlich nicht bei der Sache sind. Sind Sie müde und erschöpft, wählen Sie lieber regenerative Übungen, als sich durch ein anstrengendes Programm zu quälen.

Und nun fangen Sie an – und geben Sie sich ein bisschen Zeit, um in die Yogapraxis hineinzuwachsen. Yoga bietet eine Erlebniswelt von großer Tiefe, die sich aber nicht sofort erschließt, sondern langsam ergründet werden will.

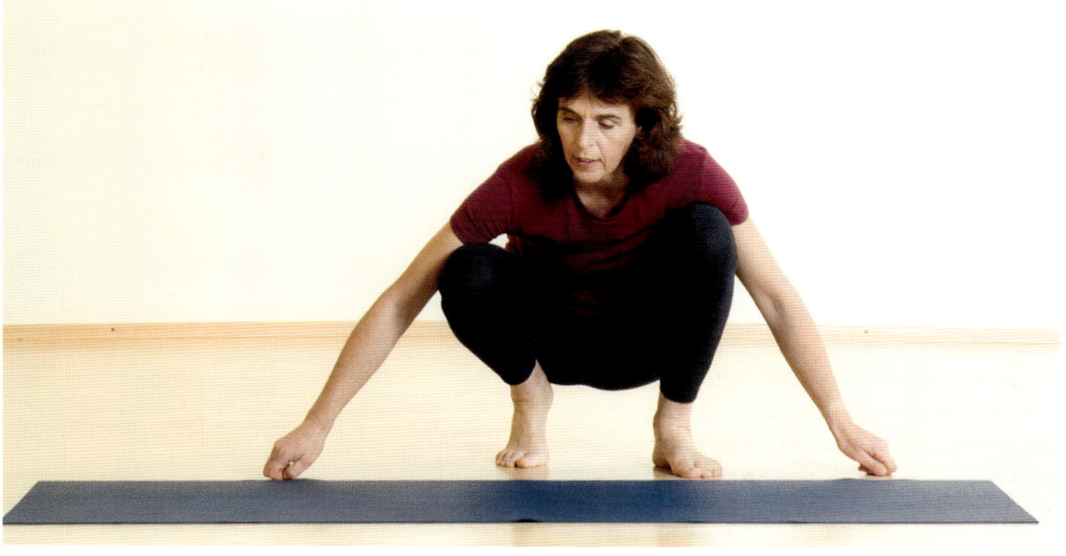

Die Asanas

Asanas sind Körperhaltungen, die sich in ihrer Vielfalt zu einem Übungssystem verbinden, das den Körper kräftigt, die Organfunktion optimiert und geistig wach hält. Sie wirken anregend, energiespendend, beruhigend, kräftigend und konzentrationsfördernd. Im Prozess des Übens lernen Sie, mit bewusster Achtsamkeit eine Endhaltung zu finden, in der sich der Körper vollkommen wohlfühlt.
Wie das Wort Haltungen schon erkennen lässt, sind die Bewegungen des Yoga eher statisch als dynamisch erdacht, selbst wenn heute in einigen Stilrichtungen des Yoga die Dynamik und der Fluss in der Ausübung im Vordergrund stehen. Um eine Haltung zu erlernen und zu durchdringen, ist ein langsames, bewusstes Vorgehen jedoch essenziell. Der Yoga-Praktizierende nimmt eine Haltung ein und verweilt einen Moment. Jetzt ist Zeit, den Körper zu spüren und ihn in die optimale Balance und ausgewogene Aktivität zu bringen. Das dient einerseits dazu, neue Bewegungsmöglichkeiten zu entdecken und umzusetzen. Andererseits stärkt die Konzentration auf die Ausführung der Haltung unseren Geist und unsere Fähigkeit, im Moment präsent zu sein.

Sämtliche Abläufe und Regelsysteme im Körper werden primär vom zentralen Nervensystem gesteuert, das im Gehirn und in der Wirbelsäule seinen Sitz hat. Um dessen optimale Funktion zu gewährleisten, stellen die Yogahaltungen die Wirbelsäule und ihre Kräftigung, Mobilisierung und ausreichende Durchblutung in den Mittelpunkt. Ziel ist es, die natürliche Krümmung der Wirbelsäule zu bewahren und die Bandscheiben, die als »Stoßdämpfer« zwischen den Wirbeln fungieren, elastisch zu halten und ausgewogen zu belasten. Das ist wichtig, denn zwischen den Wirbelkörpern treten Nerven und Energiebahnen aus (hier beginnt das periphere Nervensystem), die zu den Organen und Muskeln führen und die Funktionsfähigkeit des Körpers sicherstellen.

1

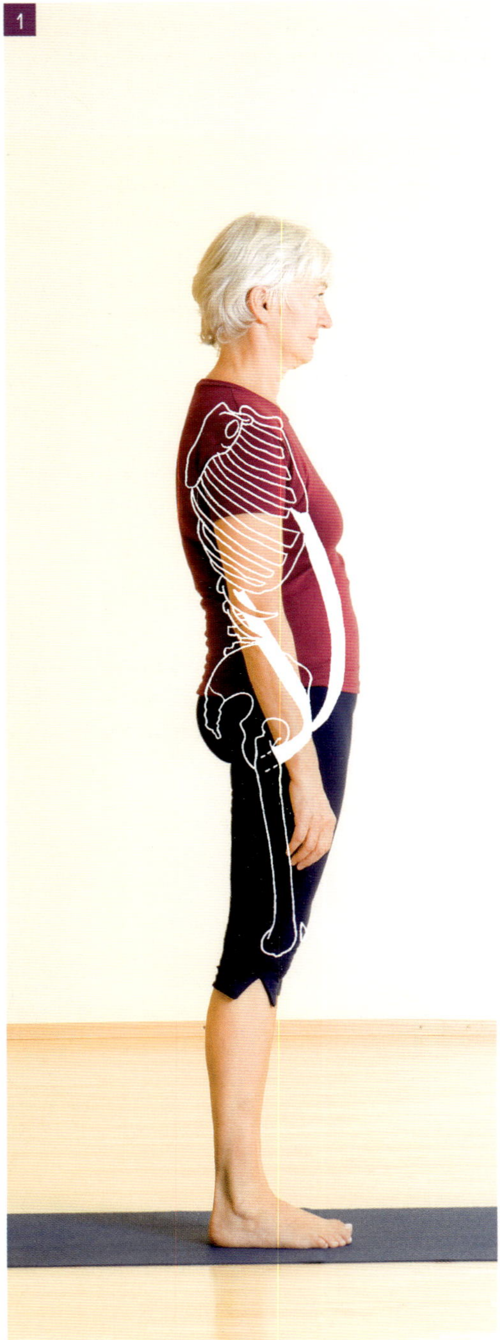

Bild 1 zeigt die eher schlaffe und zusammengesackte Körperhaltung, die der moderne Mensch oft mit zunehmendem Alter einnimmt. Diese Haltung führt zu nachlassender Muskelspannung, eingefallenem Brustkorb und zusammengedrückten Bauchorganen. Die Wirbelsäule wird vor allem in den Bereichen von Lenden- und Halswirbelsäule überbelastet, wodurch sich der Druck auf die Bandscheiben einseitig verstärkt. Diese werden nicht mehr optimal genährt, und ihre Elastizität nimmt ab. In der Folge werden sie spröde, und es kann zu Abflachungen und Rissen kommen, die schließlich den gallertartigen Kern nach außen treten lassen (Bandscheibenvorfall).

Wie *Bild 2* zeigt, liegt ein wichtiger Schlüssel zur aufrechten Haltung in der Aufrichtung des Beckens, so dass sich die Wirbelsäule strecken und wieder in ihre natürliche Form stellen kann. Dadurch hebt sich der Brustkorb, die Schultern drehen zurück, und der Kopf wird von der Halswirbelsäule aufrecht getragen. Um diese Aufrichtung jedoch auch dauerhaft halten zu können, brauchen wir mehr Muskelkraft, und eben diese können wir durch das Praktizieren der Yoga-Asanas aufbauen.

Yoga ist ein Übungsfeld, eine Schulung unseres Körpers und Wahrnehmungsvermögens. Wir brauchen dafür Disziplin, Aufgeschlossenheit für neue Erfahrungen und Konzentration ebenso wie Neugier und Freude an Bewegung und Entwicklung. Und auch eine Portion Ausdauer und Durchhaltevermögen, besonders am Anfang. Aber dann werden wir für unsere Beharrlichkeit belohnt.

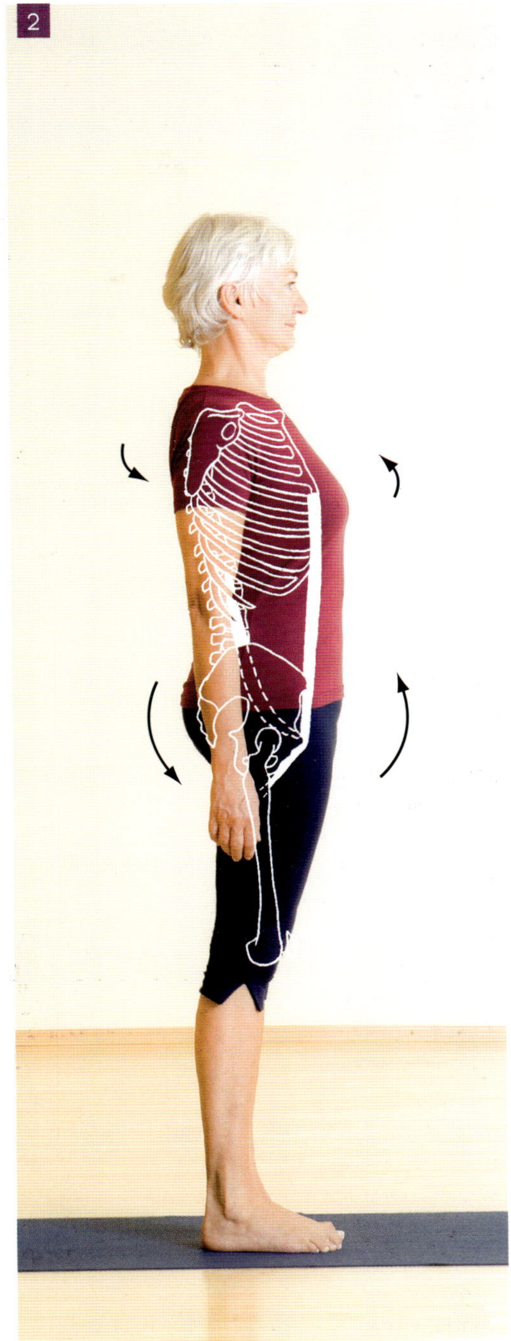

YOGAHALTUNGEN IM STEHEN

Die Art und Weise, wie wir auf dem Boden stehen, beeinflusst die Beweglichkeit unserer Wirbelsäule, unseren energetischen Zustand und die Klarheit unserer Gedanken. Die Standpositionen im Yoga lehren uns korrektes Stehen. Sie machen die Gelenke der Beine und Hüften beweglicher und kräftigen deren Muskulatur. Diese Spannkraft wird von der Muskulatur des Rückens aufgegriffen und auf die Wirbelsäule übertragen. Die Aufrichtung des Rumpfes verbessert sich, und die Schultern gewinnen an Mobilität. Das Herz-Kreislauf-System erfährt Unterstützung, die Durchblutung der Beine wird verbessert und damit auch der venöse Rückfluss und Transport der Lymphflüssigkeit.

Die fortgeschrittenen Lebensjahre bringen Veränderungen mit sich. Der Körper wird schwächer und verliert an Spannung. Fehlhaltungen der vergangenen Jahrzehnte zeigen jetzt deutlichere Auswirkungen, Veränderungen an den Gelenken können zum Problem werden. Je weniger wir uns bewegen, desto stärker ist dieser Verschleiß, weil er vor allem dadurch bewirkt wird, dass die Muskeln und Gelenke zu wenig benutzt werden. Infolgedessen greifen sie nicht mehr optimal ineinander und werden nur noch unzureichend genährt.

Bei den Standpositionen im Yoga spielt vor allem die Verbindung der Füße mit dem Boden und die Anspannung der Beine eine zentrale Rolle. Je kraftvoller und gleichmäßiger die Muskulatur der Beine arbeitet, desto besser funktionieren Knie- und Hüftgelenke, weil sie in die richtige Ausrichtung gezogen werden. Dadurch werden arthrotische Entwicklungen der Gelenke verhindert oder aufgehalten.

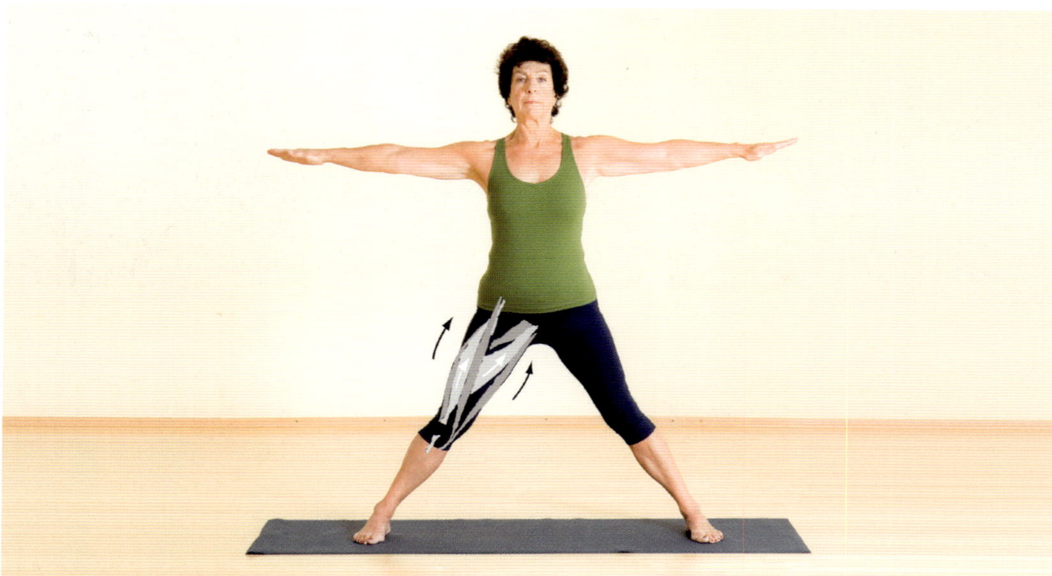

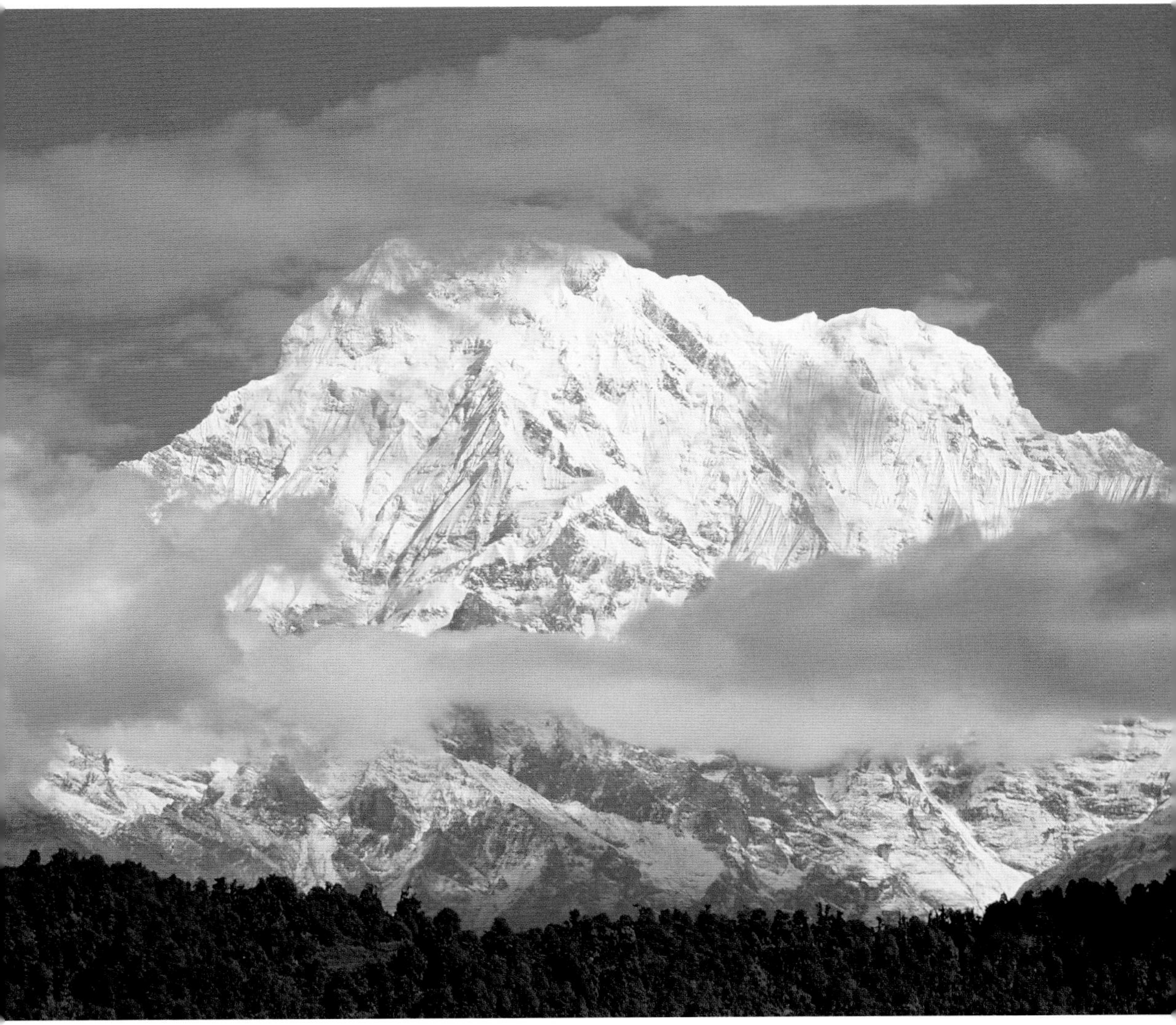

»WENN STABILITÄT ZUR GEWOHNHEIT WIRD,
FOLGEN REIFE UND KLARHEIT.«

B.K.S. IYENGAR

TADASANA

[tɑːˈdɑːsana]
tada: Berg

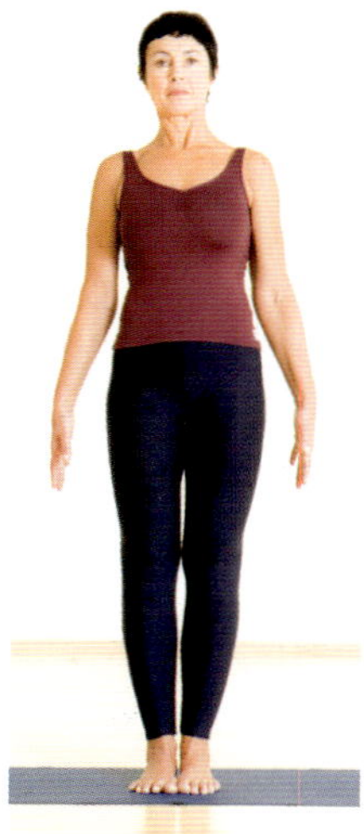

1 Stellen Sie sich aufrecht hin, die Füße zusammen, und schauen Sie nach vorn. Die großen Zehen und inneren Fersen sollten sich berühren, und das Gewicht ruht gleichmäßig über dem Fußgewölbe der beiden Füße. Die Zehen spreizen und die Fußsohle strecken, das Fußgewölbe anheben. Gleichzeitig mit den Füßen auf den Boden drücken, die Beine strecken und die Kniescheiben nach oben ziehen. Stellen Sie die Beine senkrecht, indem Sie die Oberschenkel nach hinten bewegen.

TIPP

Stellen Sie sich ein Lot durch Ihren Körper vor, das vom Scheitel durch die Schultergelenke, die Hüftgelenke, die Knie und die Fußgelenke fällt. Finden Sie dabei Ihre innere Achse und ein Gefühl der Zentrierung.

---

2 Heben Sie die Hüften und den Brustkorb und richten Sie die Wirbelsäule auf. Die Arme seitlich nach unten strecken, die Handflächen zeigen nach innen. Drehen Sie die Schultern nach hinten und ziehen Sie die Schulterblätter nach innen an die Rippen heran. Den Nacken aufrichten und den Kopf entspannt gerade stellen. Halten Sie diese Stellung für 20–30 Sekunden mit ruhigem Atem.

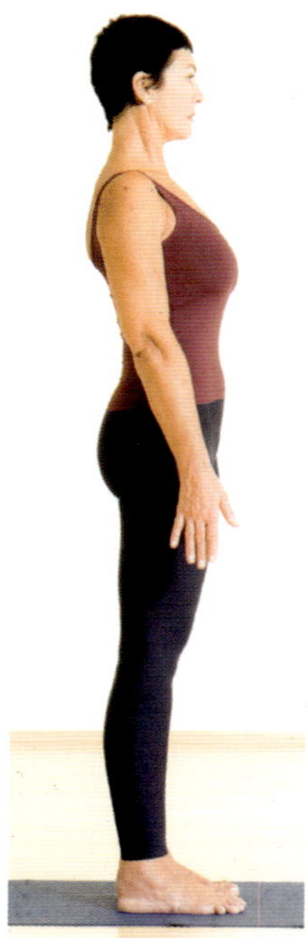

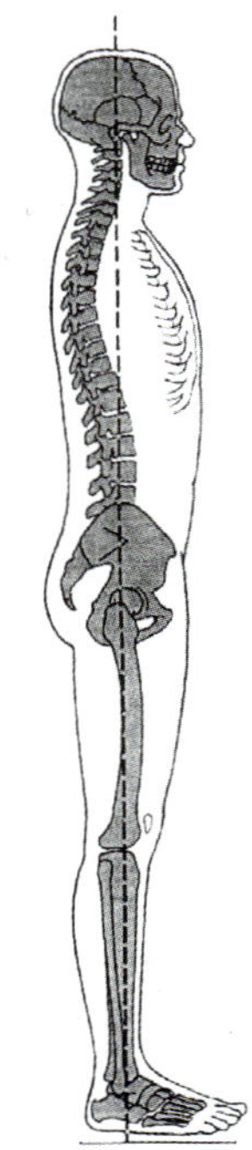

TIPP

Tadasana lehrt die Grundhaltung des richtigen Stehens. Erinnern Sie sich auch im Alltag immer wieder an Details dieser Haltung und prägen dem Körper die neuen Parameter beispielsweise beim Warten auf den Bus oder in der Schlange ein. Das Körpergedächtnis lernt schneller, als Sie denken.

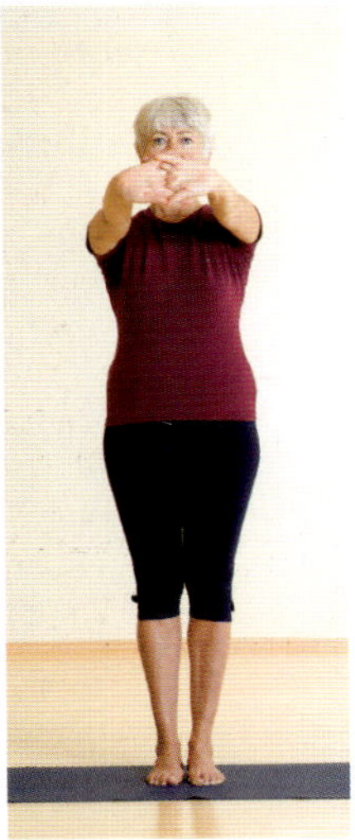

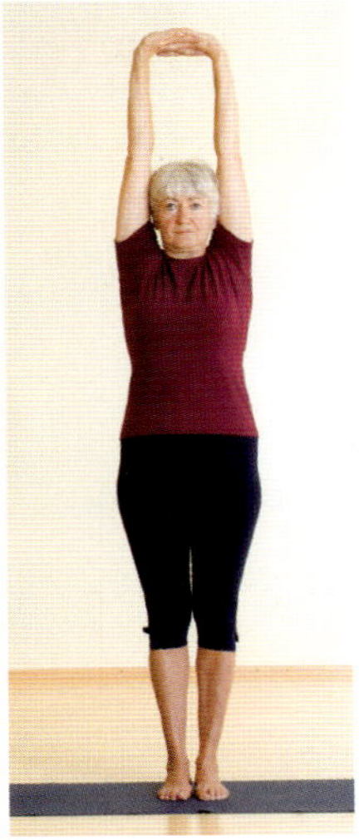

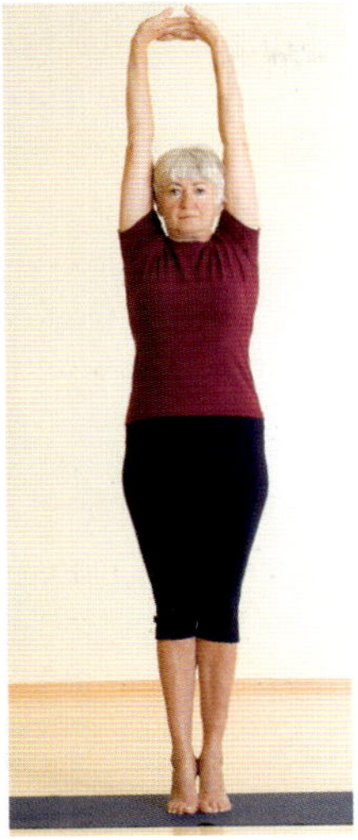

Variation:

Stehen Sie in Tadasana und falten Sie die Hände vor dem Körper. Nun die Arme in Schulterhöhe heben und die Handflächen nach vorne strecken. Achten Sie darauf, dass die Ellenbogen gerade sind.

Mit dem Ausatmen die Arme über dem Kopf ausstrecken, die Oberarme dicht am Kopf halten. Die Handflächen zeigen nach oben. Der übrige Körper bleibt in Tadasana, insbesondere den unteren Brustkorb nicht nach vorne drücken. 10–20 Sekunden halten und dann die Arme wieder nach unten nehmen. Finger lösen und erneut verschränken, diesmal den anderen kleinen Finger nach unten nehmen. Erneut die Arme nach oben strecken.

Für mehr Balance können Sie mit den ausgestreckten Armen auch auf die Zehenspitzen hochkommen. Auch hier die Hände einmal in ungewohnter Weise verschränken und die Haltung wiederholen.

Und so wirkt's:

- korrigiert Fehlhaltungen
- verbessert die Körperwahrnehmung im Stehen
- unterstützt eine aufrechte Körperhaltung

URDHVA HASTASANA MIT VARIATIONEN

['ʊrdva haː'staːsana]

urdhva: nach oben; hasta: Hand

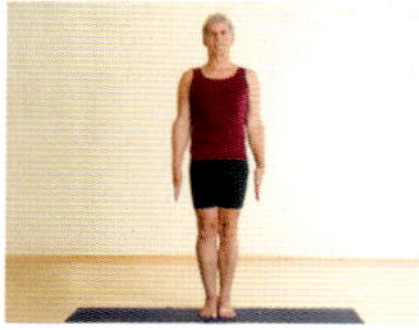

1 In Tadasana (S. 44f.) stehen und das Gewicht gleichmäßig auf beiden Füßen verteilen. Diese Variationen sind ideal gegen Schulter- und Nackenverspannungen.

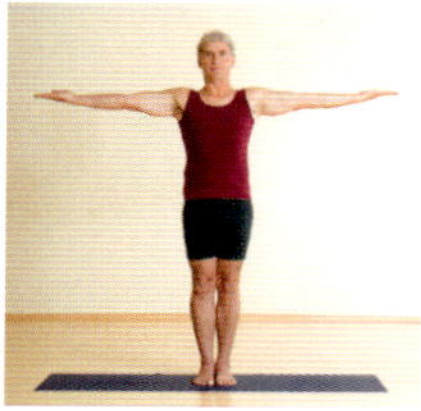

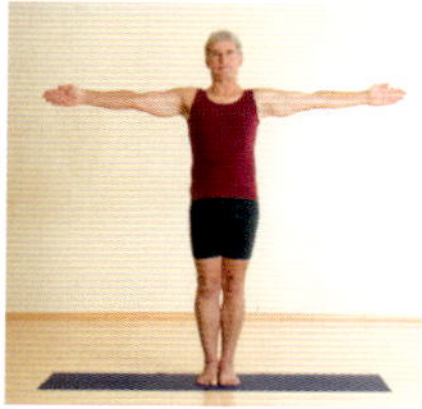

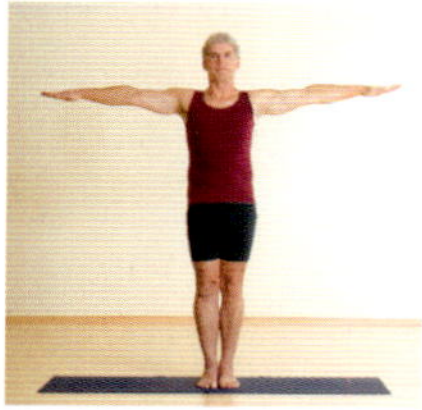

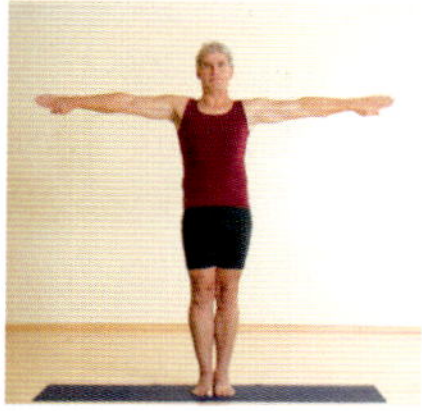

2 Mit dem Ausatmen die Arme seitlich in Schulterhöhe bringen, die Handflächen zeigen zunächst nach unten. Die Schultern zurückdrehen und die Schulterblätter nach innen ziehen. Die Arme über ihre gesamte Länge von den Schulterblättern bis in die Fingerspitzen aktiv strecken und von unten heben. Die Arme für 1–2 Minuten halten, danach kurz in Tadasana entspannen und die nächste Variation (Handflächen nach vorne, nach unten, nach hinten) anschließen.

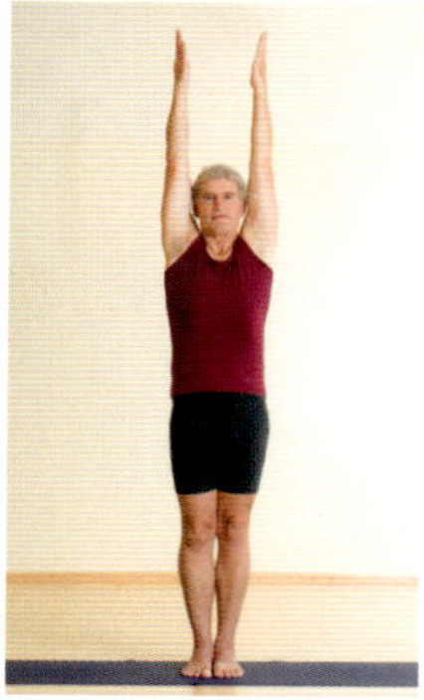

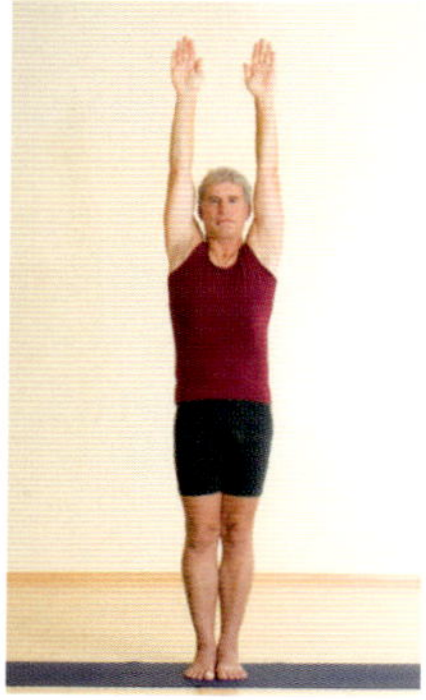

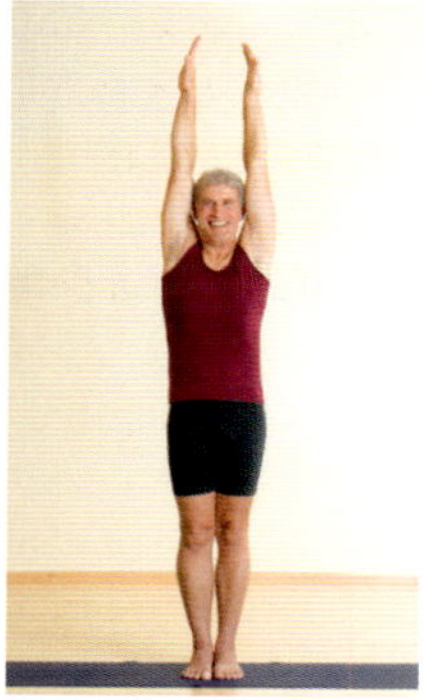

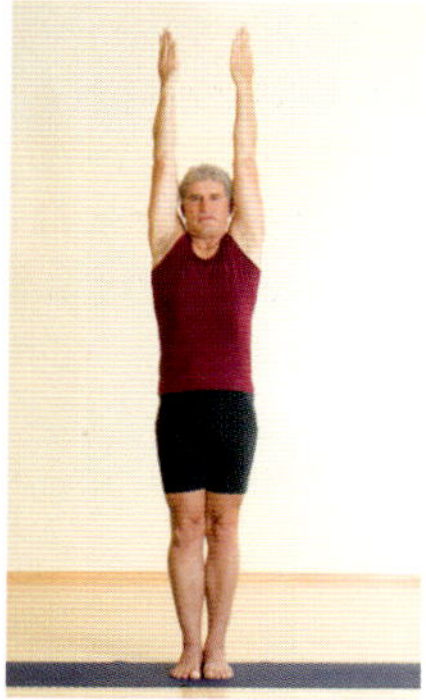

3 Ausatmen und die Arme parallel nach oben strecken, die Handflächen zeigen dabei zunächst nach innen. Die Oberarme nach außen drehen, Brustkorb und Schlüsselbeine vorne weiten und die Arme nach oben strecken. Ellenbogen und Handgelenke gerade strecken und nach vorne schauen. Die Schulterblätter und den Trapezmuskel nach unten ziehen. Etwa 1–2 Minuten in dieser Stellung bleiben, dabei ruhig atmen. Dann die Arme herunternehmen, kurz in Tadasana ausruhen und anschließend die Arme in die nächste Variation (Handflächen nach vorne, nach außen, nach hinten) heben und dort halten.

Und so wirkt's:

- fördert die Beweglichkeit der Schulterblätter
- korrigiert die Ausrichtung der Schultern und Ellenbogen
- hilft bei Nackenverspannungen

VRKSASANA

[vrɪk'ʃaːsana]

vrksa: Baum

1 In Tadasana (S.44 f.) stehen und die Füße aktiv mit dem Boden verbinden, die Kniescheiben hochziehen. Die rechte Hand in der Taille aufstellen. Nun das linke Bein beugen, den Fuß mit der linken Hand fassen und die Fußsohle möglichst weit oben an der Innenseite des rechten Beines platzieren. Der Fuß sollte gegen den Oberschenkel drücken und die Innenseite des rechten Schenkels mit adäquatem Druck dagegenhalten. Das rechte Bein bleibt gestreckt und gerade, während das linke Knie zur Seite dreht.

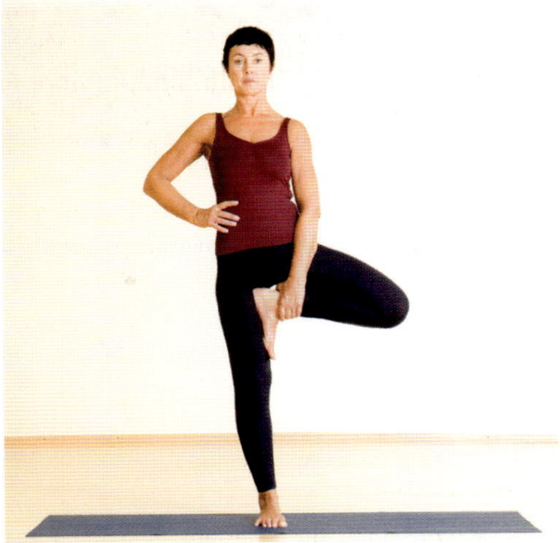

2 Nun die Arme parallel nach oben strecken, die Handflächen zeigen dabei nach innen. Für die Balance den Fußballen des rechten großen Zehs fest zum Boden drücken, das Bein aktiv strecken und den Oberkörper mit geradem Kopf strecken. Ruhig atmen und 10–20 Sekunden in der Haltung bleiben. Dann das Bein herunternehmen, sich kurz auf beiden Beinen zentrieren und danach auf dem linken Bein wiederholen.

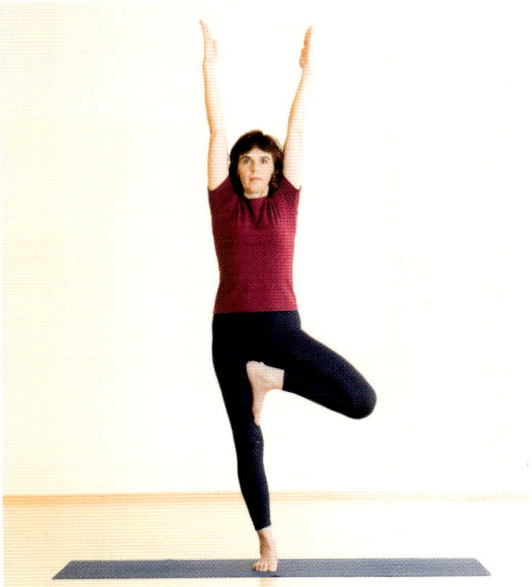

TIPP

Wenn die Balance schwierig ist, stellen Sie sich mit dem Rücken vor die Wand. Oder balancieren Sie in der Hocke auf den Zehen, bevor Sie in die Position gehen (siehe Hüftöffner auf S. 102f.). Das verbessert die Erdung und Aktivität der Füße.

Und so wirkt's:

- fördert die Konzentration
- fördert das innere Gleichgewicht
- kräftigt die Muskulatur der Füße
- verbessert die Durchblutung der Füße

UTTHITA TRIKONASANA

[uːˈtiːta triːkoʊˈnɑːsana]

utthita: gestreckt; trikona: Dreieck

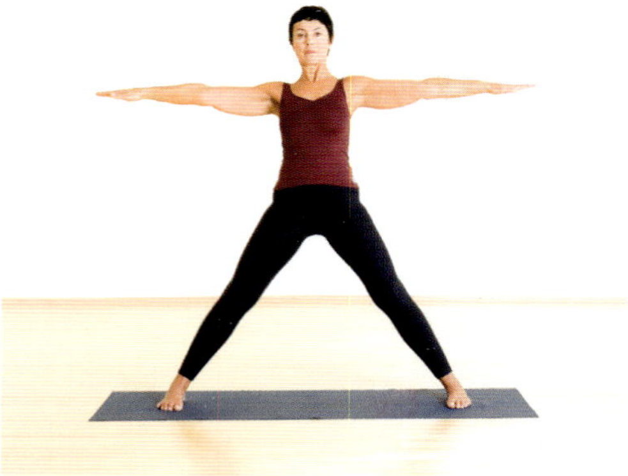

1 In Tadasana (S. 44f.) aufrecht stehen und das Körpergewicht gleichmäßig auf beiden Füßen verteilen. Mit dem Einatmen die Füße etwa 1,20 Meter weit parallel auseinander stellen und die Arme zur Seite strecken. Die Kniescheiben hochziehen, die Oberschenkel zurückdrücken und die Hüfte vom Schambein her anheben. Rumpf und Brustkorb aufrichten, die Schultern zurückdrehen und den Kopf gerade halten.

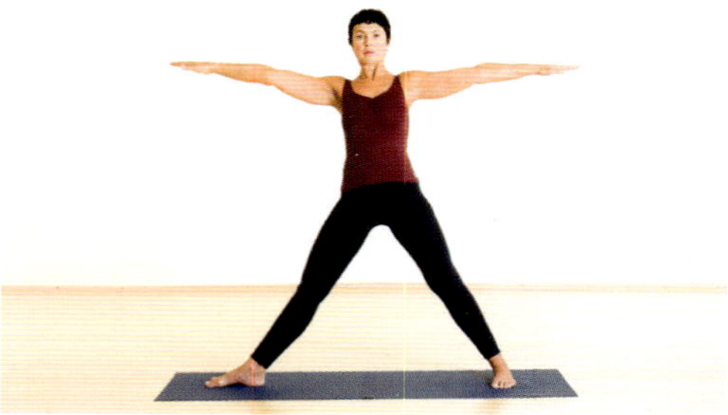

2 Den linken Fuß leicht nach innen drehen, dann den rechten Fuß 90 Grad ausdrehen. Knie und Fuß sollten jeweils in eine Richtung zeigen, die Beine sind gestreckt und aktiv. Die vordere Hüfte angehoben lassen, die hintere Hüfte dreht zurück. Die Arme bis in die Fingerspitzen strecken und das Brustbein anheben.

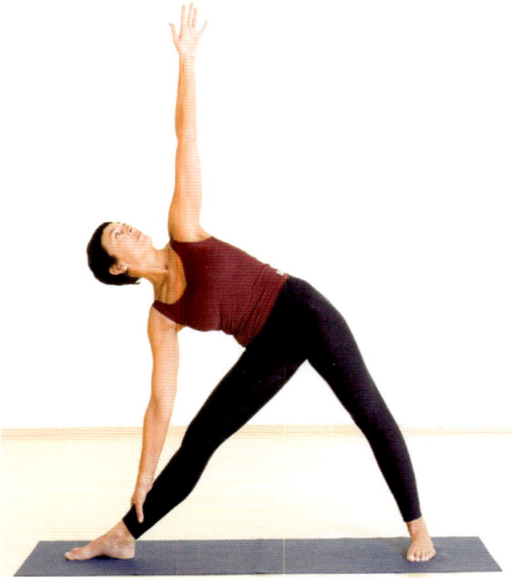

3 Mit dem Ausatmen den Oberkörper zur rechten Seite strecken, seitlich zum rechten Bein beugen und die rechte Hand auf das rechte Schienbein setzen. Den linken Arm in einer Linie mit dem rechten nach oben strecken, die Handfläche zeigt nach vorne. Den Kopf drehen und zum linken Daumen schauen. Beide Beine gestreckt lassen, den Brustkorb beidseitig strecken und wie die Hüfte auch in Richtung Decke drehen. Gleichmäßig weiteratmen und nach 10–20 Sekunden wieder hochkommen. Beide Füße parallel stellen, dann den linken Fuß ausdrehen, den rechten leicht eindrehen und die Position zur linken Seite wiederholen.

So wird's leichter:

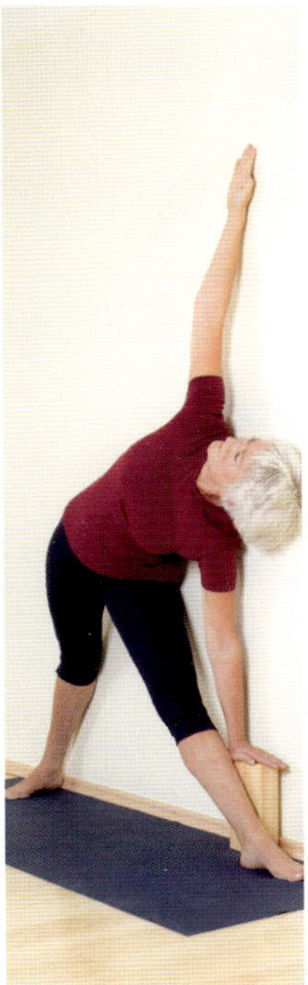

Die Übung vor der Wand machen, dabei mit der hinteren Ferse, dem Gesäß, den Schultern und dem Kopf die Wand berühren. Die vordere Gesäßhälfte nach vorne drücken, die hintere Hüfte heben und zurücknehmen. Auch ein Klotz unter der vorderen Hand ist hilfreich, das Körpergewicht sollte aber trotzdem mehr auf der vorderen Ferse lasten.

Bei **Herzproblemen** legen Sie den oberen Arm auf die Hüfte und schauen nach vorn.

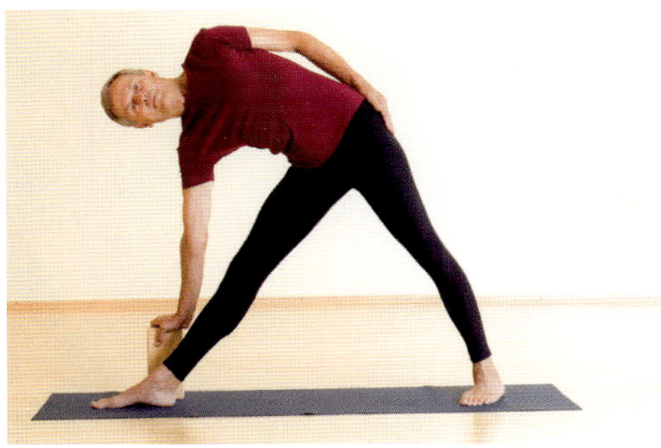

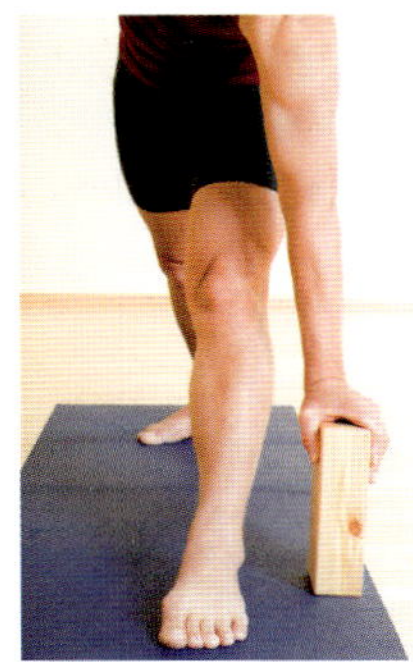

TIPP

Ziehen Sie aktiv die Kniescheibe vorne hoch und richten sie genau nach vorne aus. Nehmen Sie die Hand vorne nicht zu tief auf das Schienbein, sondern lieber auf einen Klotz. Achten Sie auf die korrekte Ausrichtung des Oberkörpers über dem vorderen Bein.

Und so wirkt's:

- kräftigt die Bauchorgane und regt die Verdauung an
- lindert Rückenschmerzen
- mindert Steifheit in Nacken, Schultern und Knien

VIRABHADRASANA II

[viraba'drɑːsana]

virabhadra: ein Krieger aus der indischen Mythologie

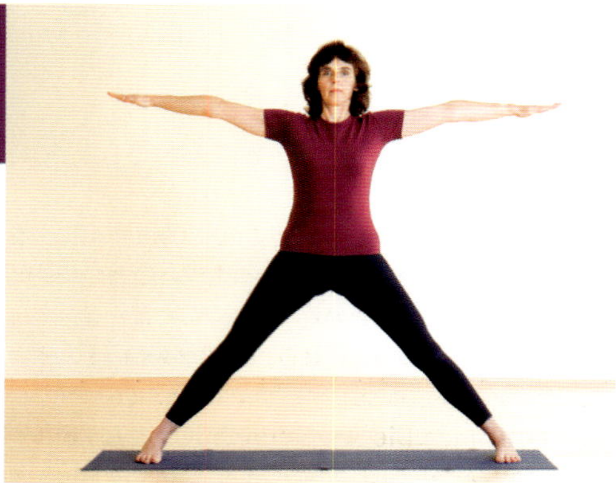

1 In Tadasana (S. 44f.) stehen. Mit dem Einatmen die Füße in eine weite Grätsche stellen und die Arme seitlich auf Schulterhöhe strecken. Die Handflächen zeigen nach unten, die Finger sind gestreckt. Aktivieren Sie alle Muskeln der inneren Beine und ziehen sie zu den inneren Leisten hoch. Die Hüften anheben und senkrecht stellen.

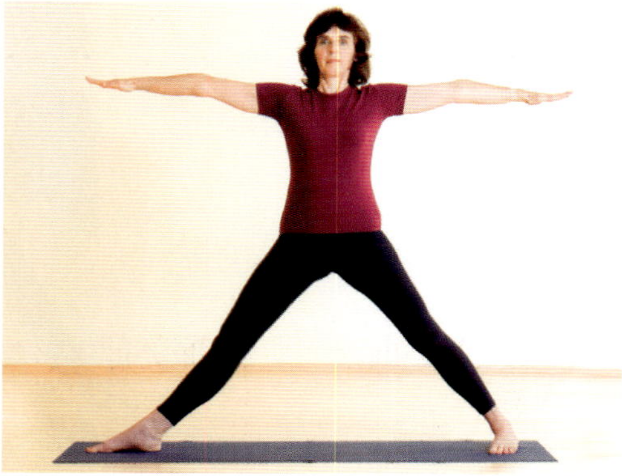

2 Den linken Fuß leicht nach innen drehen, dann das rechte Bein 90 Grad ausdrehen. Das hintere Bein strecken und die Außenkante des linken Fußes fest auf den Boden drücken, die Hüfte gerade und angehoben lassen, den Oberkörper aufrichten und das Brustbein heben.

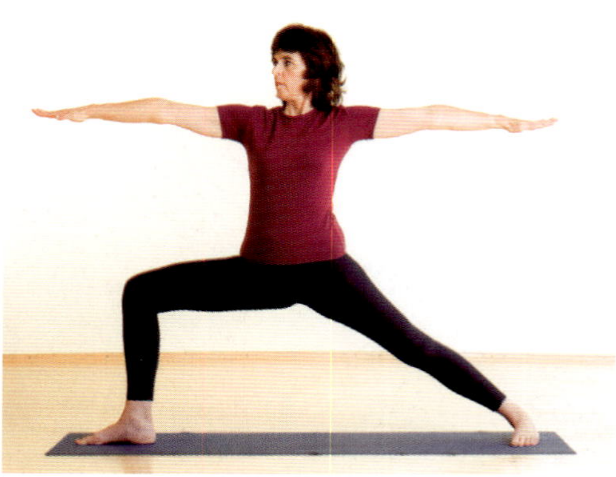

3 Mit dem Ausatmen das vordere Bein zu einem rechten Winkel beugen, das Knie steht in einer Linie mit dem Fußknöchel. Dabei den Oberkörper senkrecht aufgerichtet lassen, den Kopf drehen und zur rechten Hand schauen. Das hintere Bein strecken und den hinteren Arm kräftig zurückziehen. Ruhig atmen und nach 10–20 Sekunden wieder hochkommen. Beide Füße parallel stellen, dann den linken Fuß ausdrehen, den rechten leicht eindrehen und die Position zur linken Seite wiederholen.

So wird's leichter:

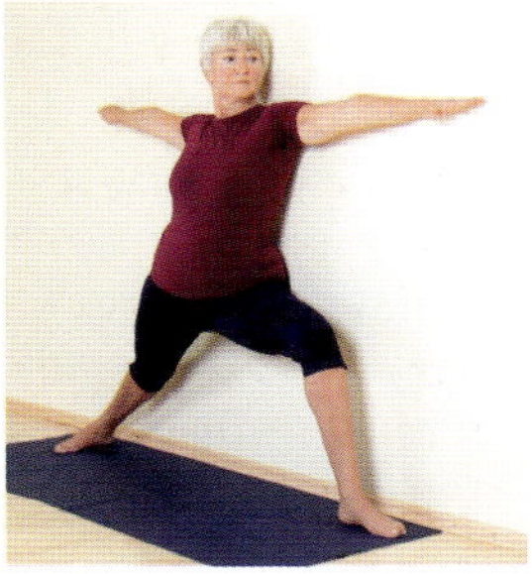

Während der Übung Kontakt zur Wand halten, die hintere Hüfte zurückdrehen und den Oberschenkel zur Wand drücken. Beim vorderen Knie darauf achten, dass es nahe der Wand bleibt. Die vordere Gesäßhälfte nach vorne drücken, die hintere Hüfte heben und zurücknehmen. Die Schultern zurückdrehen und die Schulterblätter an den Brustkorb ziehen.

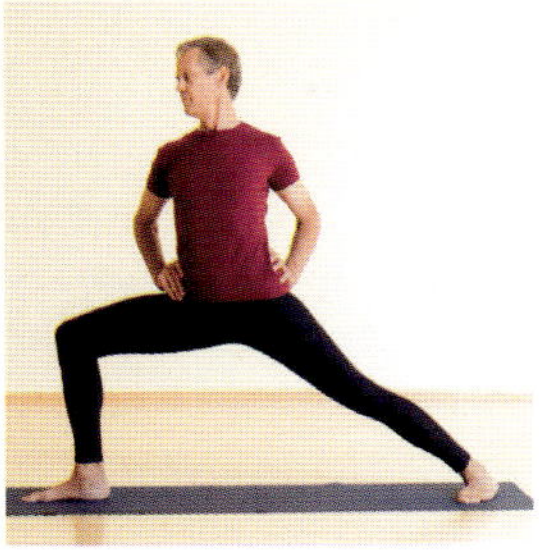

Anfangs kann es hilfreich sein, die Position ohne die ausgestreckten Arme zu praktizieren, um sich ganz auf die Ausrichtung von Hüfte und Beinen zu konzentrieren.

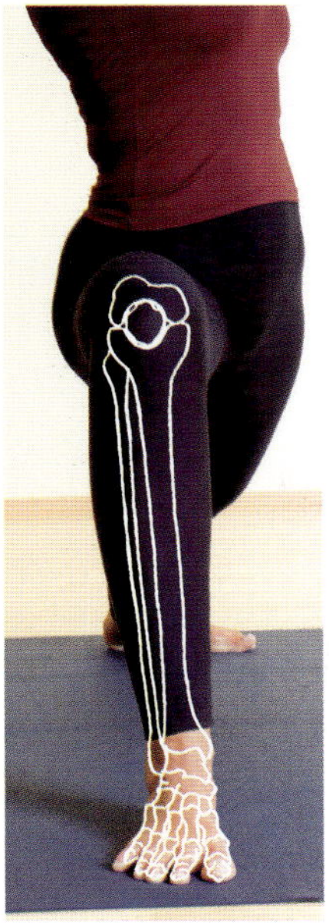

TIPP

Ein typischer Anfängerfehler bei dieser Position ist, dass Knie und Fuß des vorderen Beines nicht in einer Linie stehen. Achten Sie deshalb darauf, dass das vordere Bein in der Beugung einen 90-Grad-Winkel bildet und das Knie nicht nach innen driftet.

Und so wirkt's:

- verbessert die Atmung durch das Weiten des Brustkorbs
- lindert Rückenschmerzen
- fördert Ausdauer und Kraft in den Beinen
- öffnet die Hüften
- die Armarbeit macht Schultern und Nacken freier

UTTHITA PARSVAKONASANA

[uːˈtiːta pɑːrʃvakoʊˈnɑːsana]

utthita: gestreckt; parsva: seitlich; kona: Winkel

1 Stehen Sie in Tadasana (S. 44f.). Mit dem Einatmen die Füße in eine weite Grätsche stellen (1,25–1,40 Meter) und den linken Fuß leicht eindrehen, das rechte Bein 90 Grad ausdrehen. Die Ferse des vorderen Fußes und die Fußwölbung des hinteren Fußes sollten in einer Linie stehen. Den Oberschenkel des vorderen Beines anspannen und ausdrehen, bis die Kniescheibe nach vorn in Richtung des Fußes zeigt. Das Gewicht ruht auf der rechten Ferse, nicht auf den Zehen. Das hintere Bein strecken und Hüfte und Rumpf aufrichten.

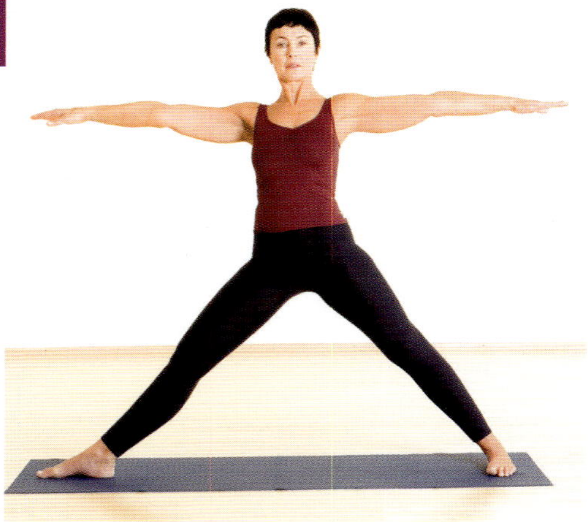

---

2 Nun das rechte Bein 90 Grad beugen, 2- bis 3-mal atmen und dann den Rumpf zur Seite strecken und die rechte Hand außen neben dem rechten Fuß aufstellen. Den Brustkorb dabei nach vorne gerichtet halten und den linken Arm senkrecht nach oben ausstrecken, in einer Linie mit der Schulter. Drücken Sie das rechte Knie fest gegen den rechten Arm. Das hintere Bein strecken und Druck auf die Außenkante des linken Fußes bringen. Das Gewicht des vorderen Fußes auf der Ferse halten.

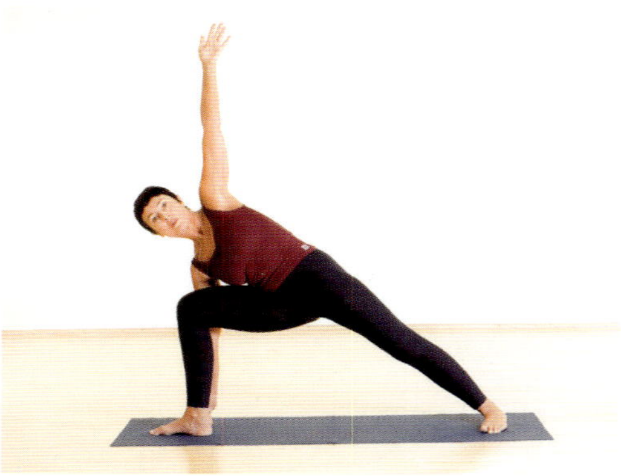

---

3 Die linke Handfläche drehen und den Arm diagonal über den Kopf nehmen, die Handfläche weist nun nach unten. Den Kopf drehen, so dass sich der Oberarm direkt über dem Ohr befindet und der Blick nach oben weist. Strecken Sie sich vom linken Fuß bis in die Fingerspitzen der linken Hand in einer langen Seitwärtsstreckung. Dabei ruhig atmen und nach 10–20 Sekunden wieder hochkommen. Beide Füße parallel stellen, die Fußstellung wechseln und die Position zur linken Seite wiederholen.

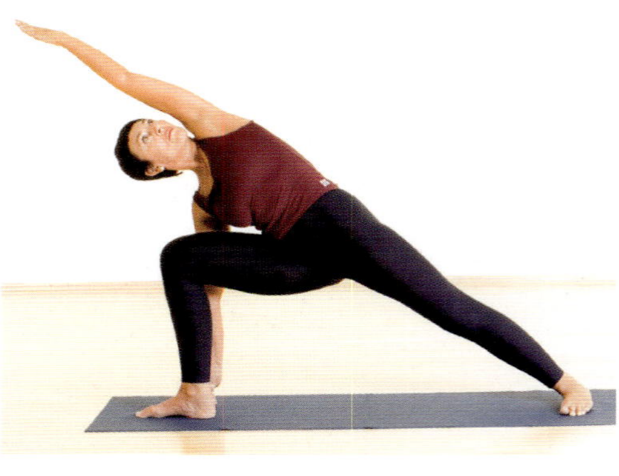

So wird's leichter:

Die Wand lehrt die richtige Ausrichtung des Körpers in den Seitwärtsstellungen. Drehen Sie mit dem hinteren Bein auch die Hüfte und den Brustkorb nach oben und zurück Richtung Wand. Beachten Sie hier, wie der Kopf steht, wenn er die Wand berührt.

Stellen Sie nur die Fingerkuppen auf oder benutzen Sie einen Klotz für die untere Hand – umso besser lässt sich der Oberkörper drehen und die vordere Gesäßhälfte nach vorne drücken. Beide Schultern nach außen von den Ohren wegdrehen, aber die Schulterblätter nach vorne gegen die Rippen ziehen.

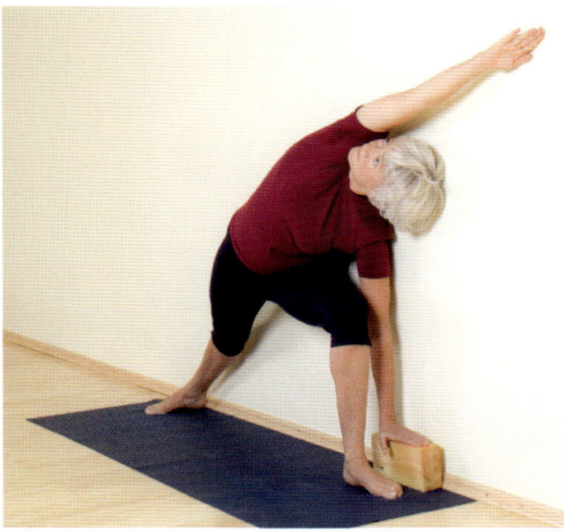

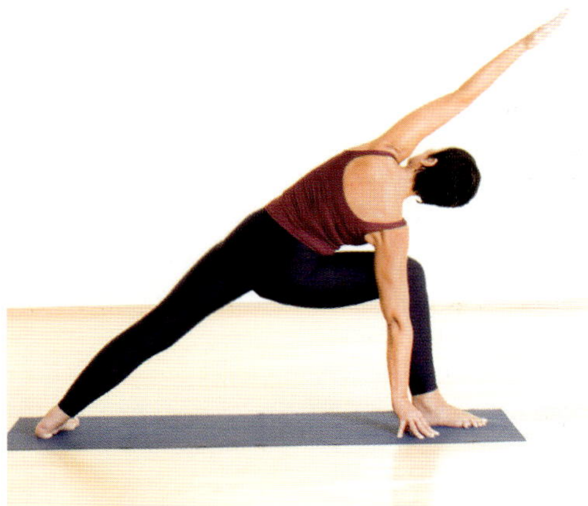

TIPP

Achten Sie auf den korrekten Abstand der Füße. Um das vordere Bein 90 Grad beugen zu können, muss der Schritt weit sein. Wenn das Knie nicht genau im rechten Winkel über dem Knöchel steht, entsteht ein zu großer Druck auf die Kniescheibe.

Und so wirkt's:

- kräftigt die Herzmuskeln
- verbessert das Lungenvolumen
- hilft bei Ischiasbeschwerden und Arthritis
- verbessert die Verdauung

VIRABHADRASANA I

[viraba'dra:sana]

virabhadra: ein Krieger aus der indischen Mythologie

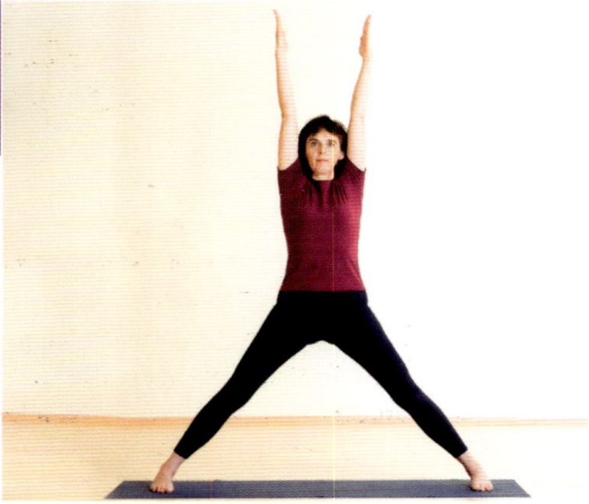

1 Stehen Sie in Tadasana (S. 44f.). Mit dem Einatmen die Füße weit auseinander stellen (etwa 1,25–1,40 Meter). Die Arme zur Seite strecken, die Handflächen nach oben wenden und die Schultern zurückdrehen. Dann die Arme nach oben heben, bis sie parallel mit den Handflächen zueinander stehen. Mit Hilfe der Arme den Oberkörper hochstrecken.

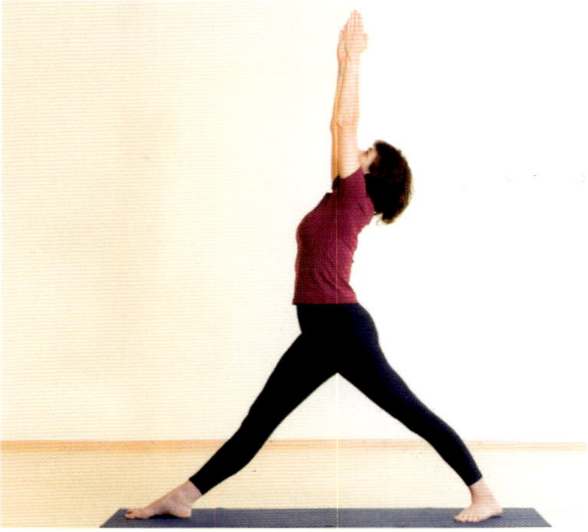

2 Nun den hinteren Fuß etwa 30 Grad eindrehen und den rechten Fuß 90 Grad ausdrehen. Mit dieser Bewegung der Füße auch die Beine und Hüfte drehen, ebenso wie den Rumpf und die Schultern, so dass der ganze Körper nach vorn zeigt. Den Brustkorb anheben, die Arme nach oben strecken.

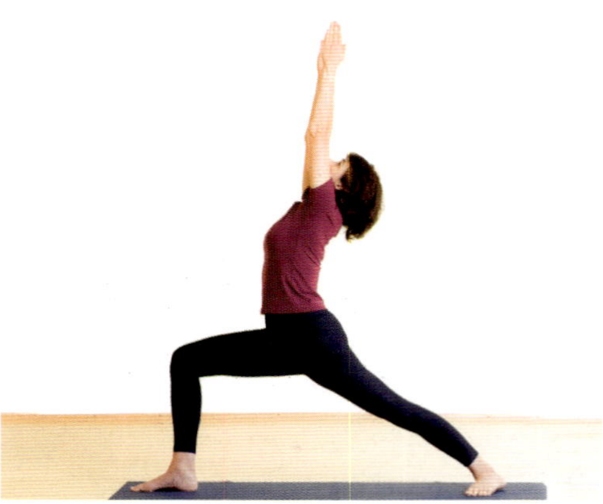

3 Ausatmen und das rechte Bein 90 Grad beugen, das hintere Bein bleibt dabei gestreckt. Das rechte Schienbein steht senkrecht, der Oberschenkel parallel zum Boden. Die Hüften angehoben lassen, den Rumpf lang gestreckt. Den Blick nach oben richten, aber den Hals nicht überdehnen. Dabei ruhig atmen und mit dem Einatmen nach 10–20 Sekunden das vordere Bein strecken und wieder hochkommen. Beide Füße parallel stellen, Fußstellung wechseln und die Position zur linken Seite wiederholen. Wenn die Armstellung Sie anstrengt, nehmen Sie beim Wechsel die Arme kurzzeitig herunter.

So wird's leichter:

Besonders bei Schwäche oder Rückenproblemen kann es hilfreich sein, die Arme an der Wand aufzustellen und so eine Stütze zu haben. So lässt sich auch besser die Stellung der Hüfte korrigieren und sie parallel ausrichten. Das hintere Bein kann nie genug gestreckt werden!

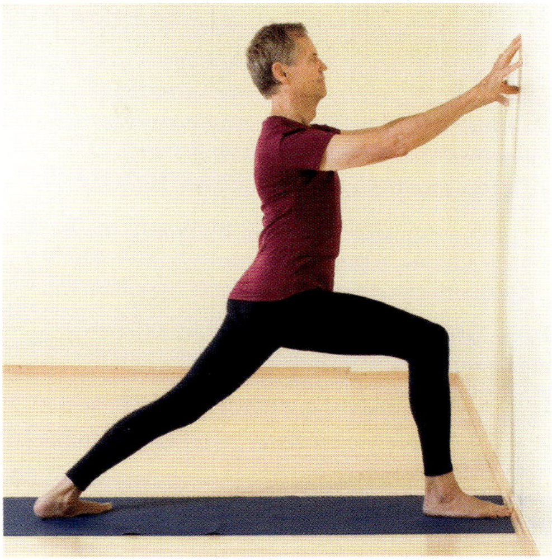

TIPP

Um die hintere Ferse am Boden zu halten, heben Sie den inneren Knöchel an und bringen die Außenkante der Ferse damit zum Boden. Strecken Sie das hintere Bein maximal und öffnen Sie die Kniekehle – auch das hilft, die Ferse zu erden.

Und so wirkt's:

- kräftigt die Beinmuskulatur
- fördert die Mobilität des Rückens
- verbessert die Beweglichkeit von Schultern und Nacken

PARSVOTTANASANA

[paːrʃvoota'naːsana]

parsva: seitlich; uttan: Streckung

1 Stehen Sie in Tadasana (S. 44f.). Bringen Sie die Handflächen hinter dem Rücken zusammen und drehen Sie sie so, dass die Finger nach oben zeigen. Nach Möglichkeit bringen Sie auch die Hand- und Fingerwurzeln zusammen. Schieben Sie die Hände so weit wie möglich am Rücken nach oben. Die Oberarme nach außen drehen, Schultern und Ellenbogen zurück und nach unten nehmen.

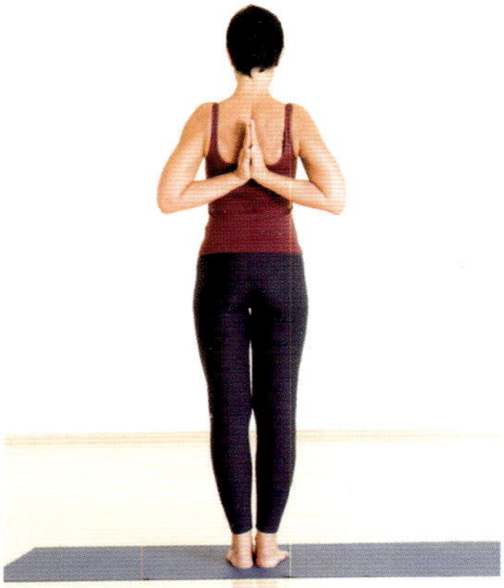

2 Mit dem Einatmen die Beine in die Grätsche nehmen (etwa 0,9–1,10 Meter), das Schambein vorne anheben und damit die Lendenwirbelsäule langziehen. Den Oberkörper aufrichten und das Brustbein heben.

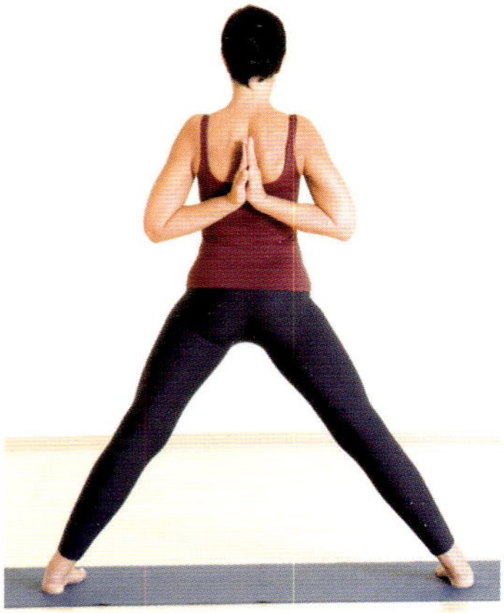

3 Das linke Bein etwa 45 Grad eindrehen, das rechte Bein 90 Grad nach außen drehen. Die Hüften und den Oberkörper mit nach rechts drehen, die Beine bleiben aktiv gestreckt. Mit Hilfe der Kraft der Beine die linke Körperseite nach vorne und die rechte Körperseite zurückdrehen, um den Körper parallel auszurichten. Das Brustbein in Richtung Kinn heben, den Kopf zurücknehmen und nach oben schauen.

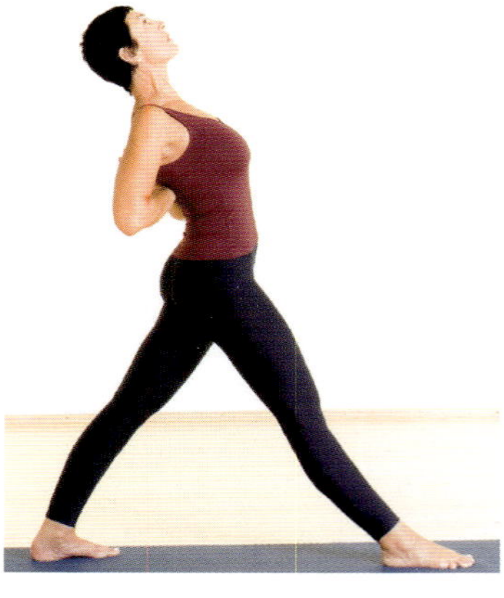

4 Mit dem Ausatmen machen Sie die Wirbelsäule lang und beugen sich aus der Hüfte nach vorn. Bringen Sie den Kopf zum rechten Schienbein, wobei auch der Bauch näher zum Oberschenkel kommen sollte. Das rechte Bein gestreckt lassen und beide Seiten des Oberkörpers gleichmäßig strecken. Ruhig atmen und nach 10–20 Sekunden wieder hochkommen. Beide Füße parallel stellen, die Fußstellung wechseln und die Position zur linken Seite wiederholen.

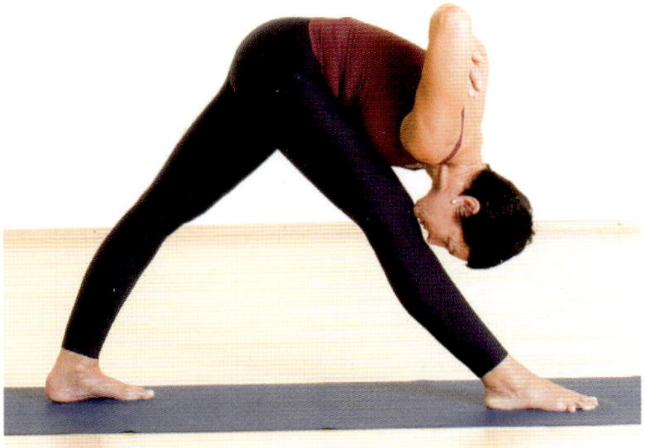

So wird's leichter:

Zunächst ist es leichter, die Hände nicht hinter dem Rücken zu verschränken, sondern entweder wie hier auf zwei Klötze zu stellen oder auf den Boden. Dadurch wird die Position stabiler und die Arbeit an der parallelen Ausrichtung der Hüfte leichter. Der Rücken bleibt langgestreckt und die Hände oder Fingerkuppen drücken auf Klotz oder Boden. Verteilen Sie das Gewicht gleichmäßig auf beiden Füßen.

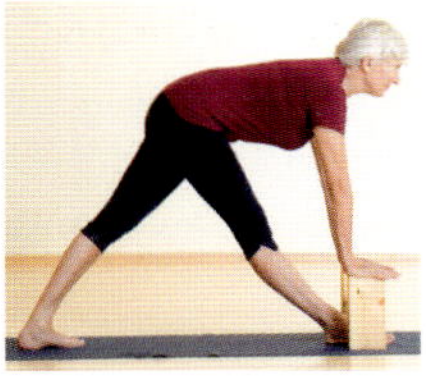

Später können Sie dann auch diese Armstellung ausprobieren und so in die klassische Position gehen.

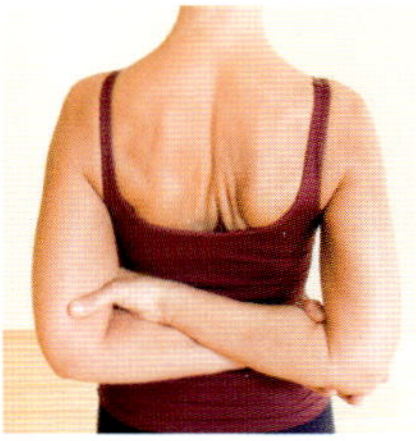

TIPP

Drücken Sie den Ballen vom großen Zeh des vorderen Fußes fest zum Boden – das sorgt für größere Stabilität und mehr Balance.

Und so wirkt's:

- fördert die Beweglichkeit vieler Gelenke
- hilft bei Arthritis in den Handgelenken und Schultern
- beruhigt das Gehirn und die Nerven
- stärkt die Bauchorgane

PRASARITA PADOTTANASANA

[pra:sa'ri:ta pa:doota'na:sana]

prasarita: geweitet, ausgedehnt; pada: Fuß, Bein; uttan : Streckung

1 In Tadasana (S. 44f.) stehen und mit dem Einatmen die Beine in eine weite Grätsche (1,20–1,40 Meter) stellen. Die Füße bleiben parallel und in einer Linie. Die inneren Knöchel nach außen anheben und die Beinmuskeln (insbesondere an den Innenseiten der Oberschenkel) kräftig zu den Leisten ziehen. Nehmen Sie die Hände in die Taille und richten Sie den Oberkörper auf.

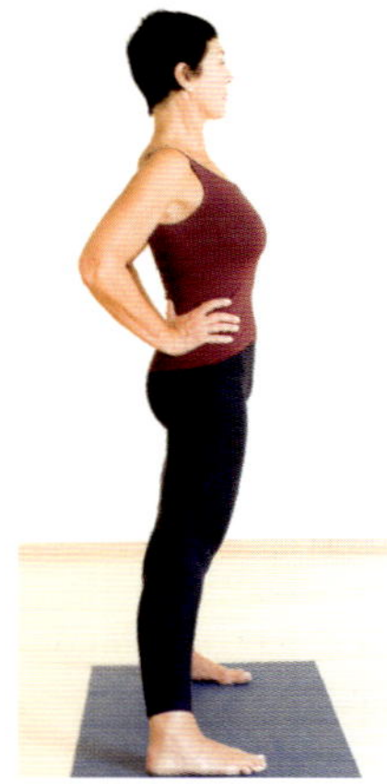

2 Mit dem Ausatmen den Oberkörper von der Hüfte her in die Waagerechte bringen, so dass die Wirbelsäule gestreckt wird. Die Hände zwischen den Füßen auf den Boden drücken, die Arme bleiben dabei gestreckt. Den Kopf heben und nach vorne schauen, dabei das Becken noch mehr nach vorne drehen und die Wirbelsäule konkav machen.

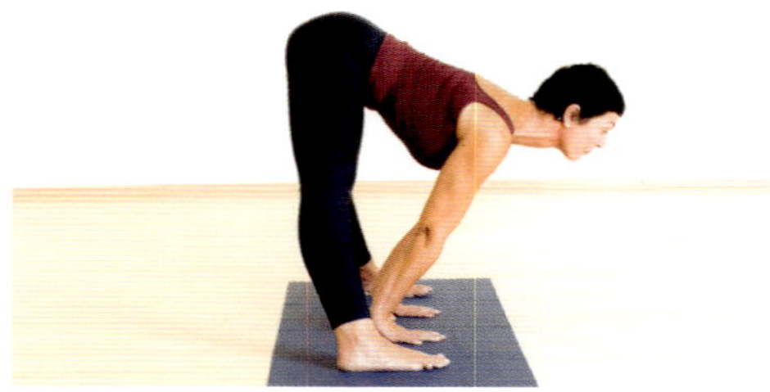

3 Mit dem Ausatmen die Ellenbogen beugen, den Oberkörper langgestreckt nach unten bringen und den Scheitelpunkt auf dem Boden aufsetzen. Die Hände fest in eine Linie mit den Füßen stellen, die Unterarme senkrecht und die Oberarme parallel zum Boden. Die Füße und Oberschenkel weiterhin aktiv strecken und die Schultern nach oben heben. Für einige Atemzüge in der Position bleiben. Dann den Oberkörper wieder parallel zum Boden bringen, die Hände in die Hüften stellen und mit dem Einatmen nach oben kommen. Die Füße wieder zusammenbringen.

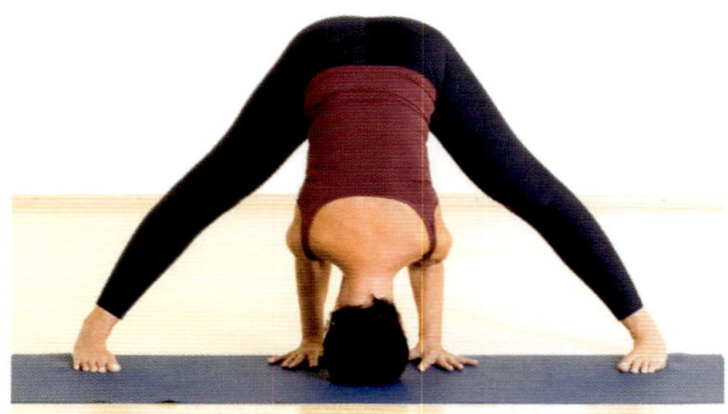

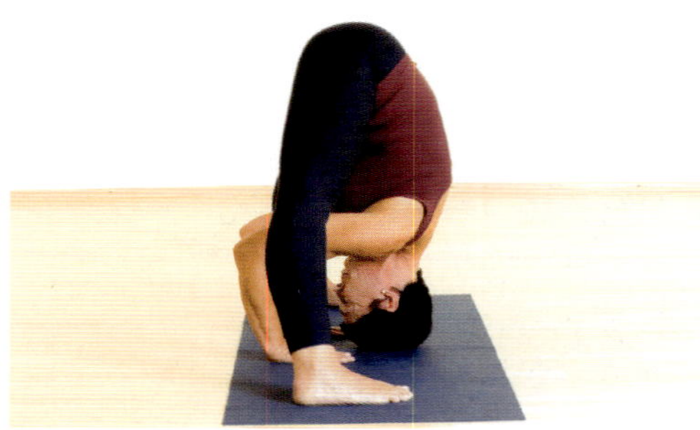

So wird's leichter:

Die Fingerkuppen direkt unter den Schultern aufsetzen, um den Rücken besser strecken zu können. Diese Variante ist auch bei Rückenproblemen leichter.

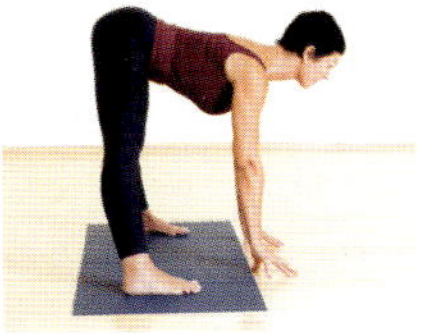

Wenn Sie nicht mit dem Kopf auf den Boden kommen, können Sie sich mit einem Stuhl behelfen (oder auch mit Decken). Verlagern Sie Ihr Gewicht dabei mehr auf die Fersen und entspannen Sie Kopf und Nacken.

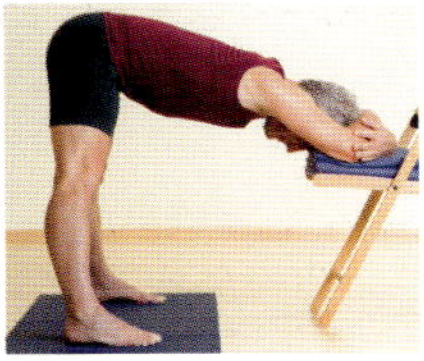

TIPP

Diese Haltung ähnelt in der Stellung des Oberkörpers dem Kopfstand und kann ohne Risiko für die Halswirbelsäule durchgeführt werden. Bleiben Sie ab und zu etwas länger (bis zu 1 Minute) in der Haltung und stützen den Kopf auf einen Klotz oder eine Decke.

Und so wirkt's:

- bringt Gehirn und Nervensystem zur Ruhe
- senkt den Blutdruck
- gibt Herz und Lunge Energie
- hilft gegen Depressionen
- stärkt die Bauchorgane
- kräftigt Knie- und Hüftgelenke

UTTANASANA

[u:ta'nɑ:sana]
uttan: Streckung

1 In Tadasana (S. 44f.) stehen, Füße fest am Boden und die Beine aktiv strecken. Mit dem Einatmen die Arme nach oben ausstrecken, Hände nach innen drehen. Dabei den ganzen Körper lang strecken.

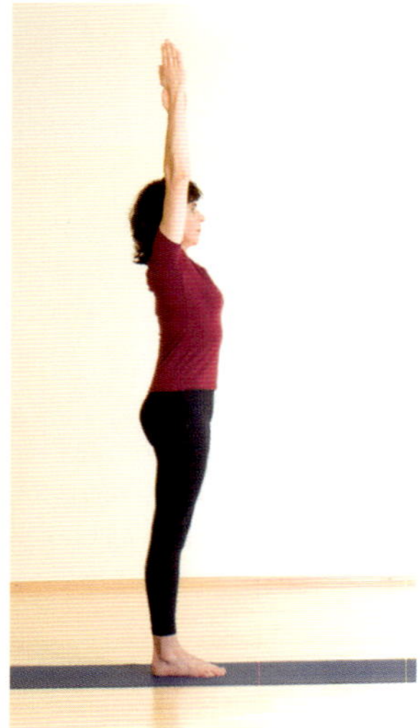

---

2 Mit dem Ausatmen den Oberkörper aus der Taille heraus nach vorne bringen, die Hände unter den Schultern aufsetzen und die Arme gestreckt lassen. Dabei den Brustkorb und den Kopf heben und den Rücken möglichst lang strecken. Die Knie gerade lassen und die Sitzknochen nach außen drehen.

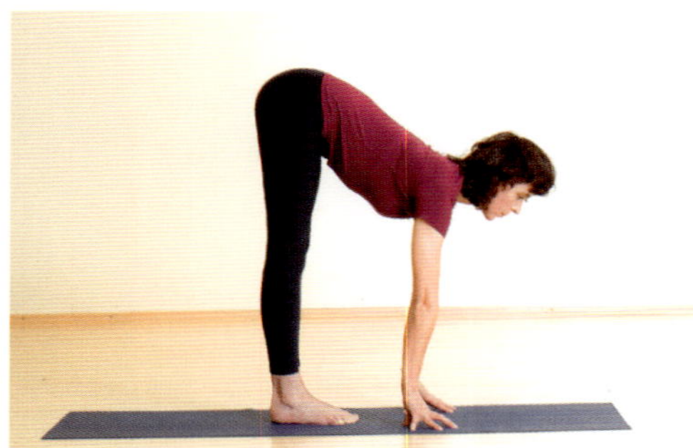

---

3 Mit dem Ausatmen den Kopf mit dem Beugen der Ellenbogen nach unten nehmen und den Oberkörper näher zu den Beinen bringen. Die Taille langgestreckt lassen und nach Möglichkeit den Kopf an die Schienbeine legen. Die Knie gestreckt lassen und den Kopf entspannen. Nach 10–20 Sekunden den Kopf wieder heben, den Rücken lang strecken, die Hände an die Hüften bringen und mit aktiven Beinmuskeln zum Stand hochkommen.

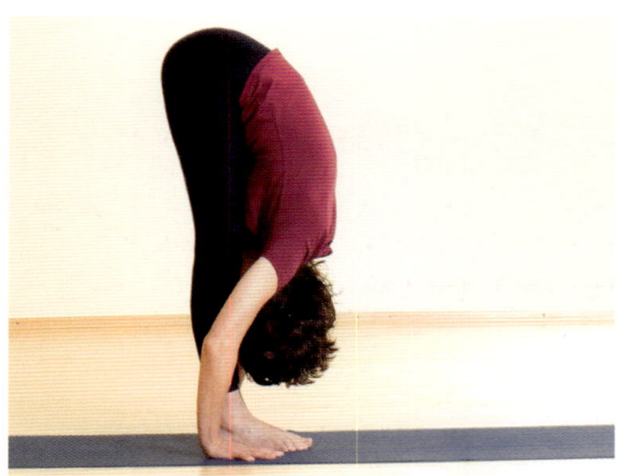

So wird's leichter:

Diese Variationen von Uttanasana sind eine Wohltat für strapazierte Rücken und verspannte Schultern. Die Hände schulterbreit an die Wand entweder in Hüft- oder Schulterhöhe. Dann zurücklaufen, bis die Beine im rechten Winkel zum Boden stehen. Kniescheiben hochziehen und Füße in den Boden arbeiten. Den Rücken und die Arme zwischen Wand und Sitzknochen lang strecken, dabei die Wirbelsäule in ihre natürliche Stellung bringen.

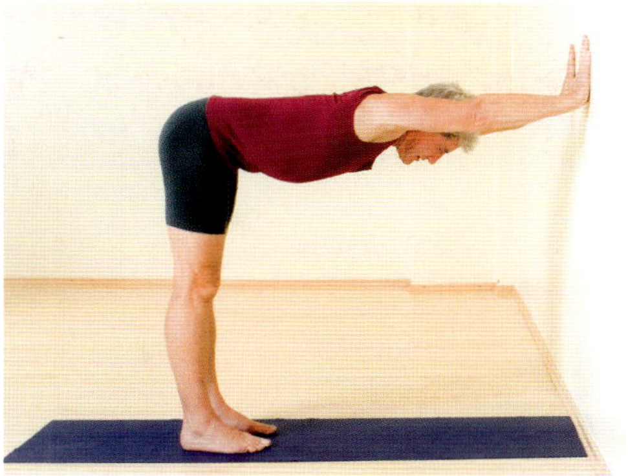

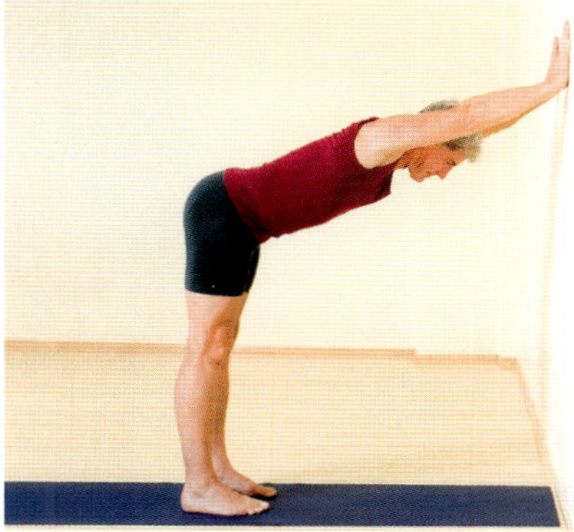

Für den Nacken und die Schultern ist auch diese Variation empfehlenswert: Die Hände hinter dem Rücken falten, die Ellenbogen strecken und in Uttanasana nach vorne gehen. Den Kopf hängen lassen und die Arme aus den Schultern herausziehen und Richtung Boden bewegen.

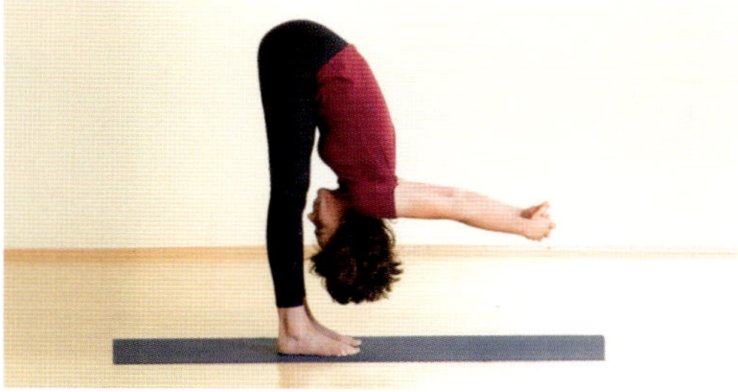

TIPP

Halten Sie die Beine aktiv und entspannen gleichzeitig den Oberkörper und den Kopf. Je mehr die Oberschenkelmuskulatur vorne hochzieht, desto besser kann das Becken nach vorne drehen.

Und so wirkt's:

- wirkt regenerierend auf Körper und Geist
- verlangsamt den Herzschlag und entlastet das Herz
- stärkt das Nervensystem
- stärkt die Bauchorgane

ADHO MUKHA SVANASANA

['ɑːdhoʊ 'muːka ʃva'nɑːsana]

adho: nach unten; mukha: Gesicht; svana: Hund

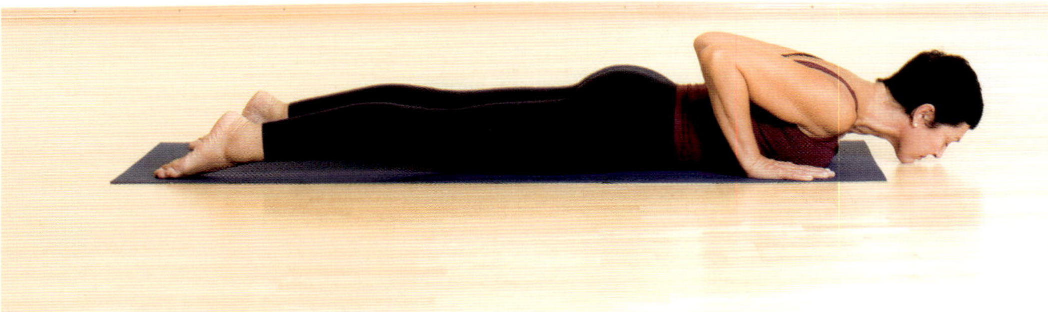

1 Liegen Sie auf dem Bauch, die Füße sind hüftbreit auseinander und die Hände neben dem Brustkorb aufgestellt.

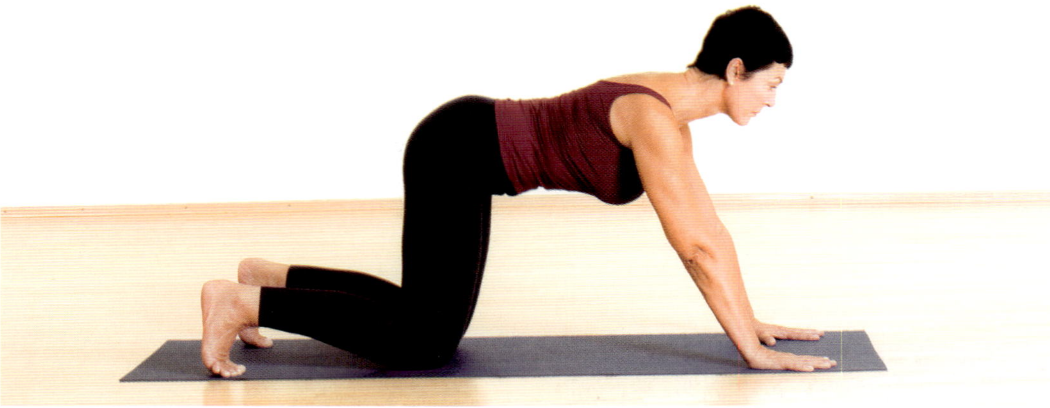

2 Stellen Sie die Zehen auf und heben Sie Kopf und Rumpf in den Vierfüßlerstand. Die Hände und Füße sollten in einer Linie stehen. Spreizen Sie die Finger und richten Sie den Mittelfinger nach vorne aus. Die Arme sind gestreckt, und der Rücken steht in seiner natürlichen Kurve. Dabei ist das Becken leicht nach vorn gebeugt und der untere Rücken etwas konkav.

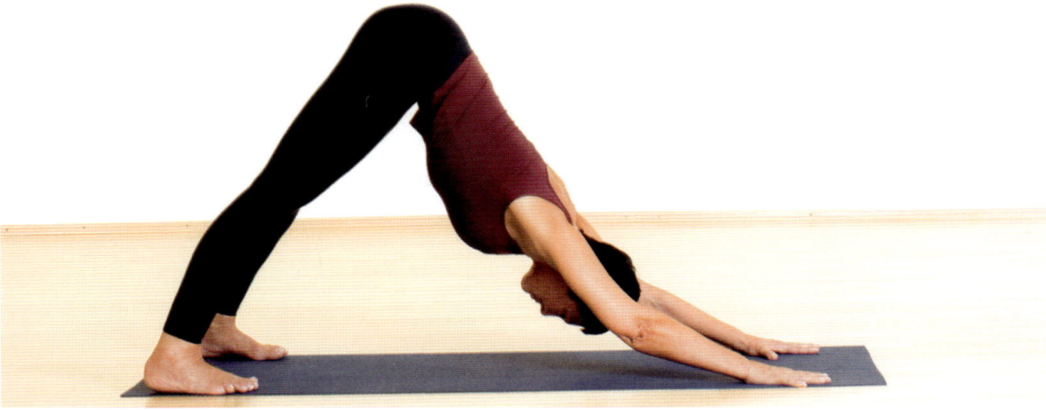

3 Mit dem Ausatmen die Knie vom Boden heben, die Beine strecken und die Hüfte heben. Die Hände in den Boden drücken und die Arme zu den Schultern strecken. Bewegen Sie den Oberkörper in Richtung der Beine, indem Sie sich aus den Schultern herausheben. Heben Sie die Fersen vom Boden, spannen Sie die Oberschenkelmuskulatur an und ziehen Sie die Kniescheiben hoch. Die Füße strecken und zum Boden bringen. Der Kopf steht zwischen den Armen. Bleiben Sie 10–20 Sekunden in der Stellung und kommen Sie dann wieder auf die Knie zurück.

TIPP

Um die Streckung der Wirbelsäule zu optimieren, können Sie die Knie leicht beugen und das Becken noch etwas mehr kippen, so dass die Lendenwirbelsäule konkav wird. Dann die Knie langsam wieder strecken, ohne die Stellung des Beckens zu verändern.

Und so wirkt's:

- erwärmt schnell den ganzen Körper
- kräftigt die Arme und Schultern
- stärkt die Beine und Fußgelenke
- beruhigt das Nervensystem
- verlangsamt den Herzschlag

YOGAHALTUNGEN IM SITZEN

Bei den Sitzhaltungen lassen sich aufrechtes Sitzen und Streckungen nach vorn unterscheiden. Das aufrechte Sitzen fördert hauptsächlich die Beweglichkeit von Hüften, Leisten, Knien und Fußgelenken. Die Wirbelsäule wird stabilisiert, und im Zwerchfell lösen sich Verspannungen. Der Geist wird ruhig, und die Durchblutung des ganzen Körpers wird verbessert.
Beugen wir den Oberkörper nach vorn, hat dies eine entlastende Wirkung für die Organe des Unterleibs und für das Herz. Blutdruck und Pulsschlag sinken. Die Durchblutung des Gehirns reguliert sich, und das sympathische Nervensystem kommt zur Ruhe. Diese stressreduzierende Wirkung ist essenziell für die Funktion des Immunsystems. Ruht der Oberkörper horizontal auf den Beinen, entlastet diese Lage das Herz, weil es nicht mehr gegen die Schwerkraft pumpen muss. Die Verdauungsorgane werden massiert und gedrückt, was ihre Aktivität anregt. Die Funktion von Nieren, Bauchspeicheldrüse und Gallenblase wird verbessert. Die Muskulatur der Wirbelsäule und die Wirbelgelenke werden gestärkt.
Gerade am Anfang sind die Vorwärtsstreckungen für viele mühsam, weil das Becken nicht so weit nach vorne drehen kann, wie es für das optimale Strecken der Wirbelsäule erforderlich wäre. Für die Einschränkung dieser Bewegung sind die Muskeln der hinteren Oberschenkel verantwortlich. Da die Beine im Alltag wenig gestreckt werden, sind diese Muskeln bei vielen Menschen chronisch verkürzt und hindern das Becken am Drehen. Das hat auf Dauer weitreichende Konsequenzen für den Rücken. Kann sich das Becken nicht ausreichend drehen, übernimmt der Rücken die Bewegung der Beugung nach vorn. In der Regel geht das zu Lasten der Lendenwirbelsäule und kann im Extremfall einen Bandscheibenvorfall verursachen (oft ausgelöst durch eine Vorwärtsbeuge in Verbindung mit einer Seitwärtsdrehung). Für einen gesunden schmerzfreien Rücken ist das Dehnen der hinteren Oberschenkelmuskulatur daher unabdingbar, wenngleich anfangs nicht gerade angenehm.

Wenn Sie Probleme mit dem Rücken haben, sollten Sie beim Vorwärtsbeugen vorsichtig sein und sich zunächst nur wenig nach vorne beugen.

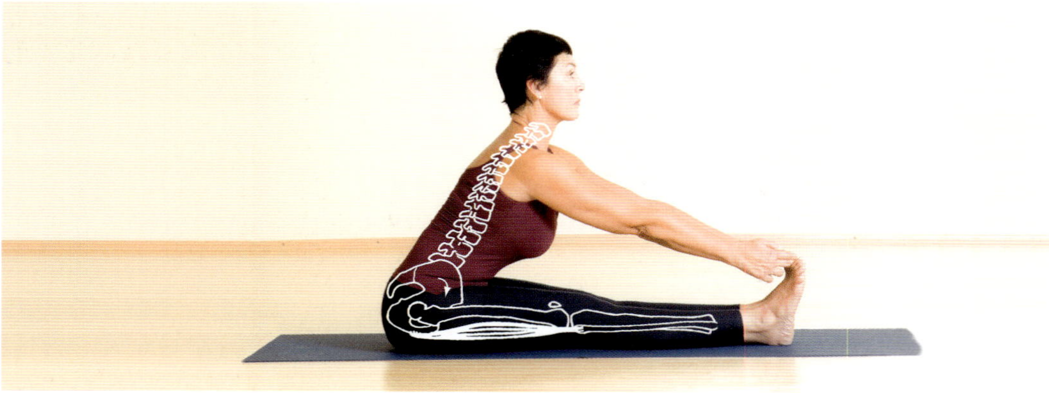

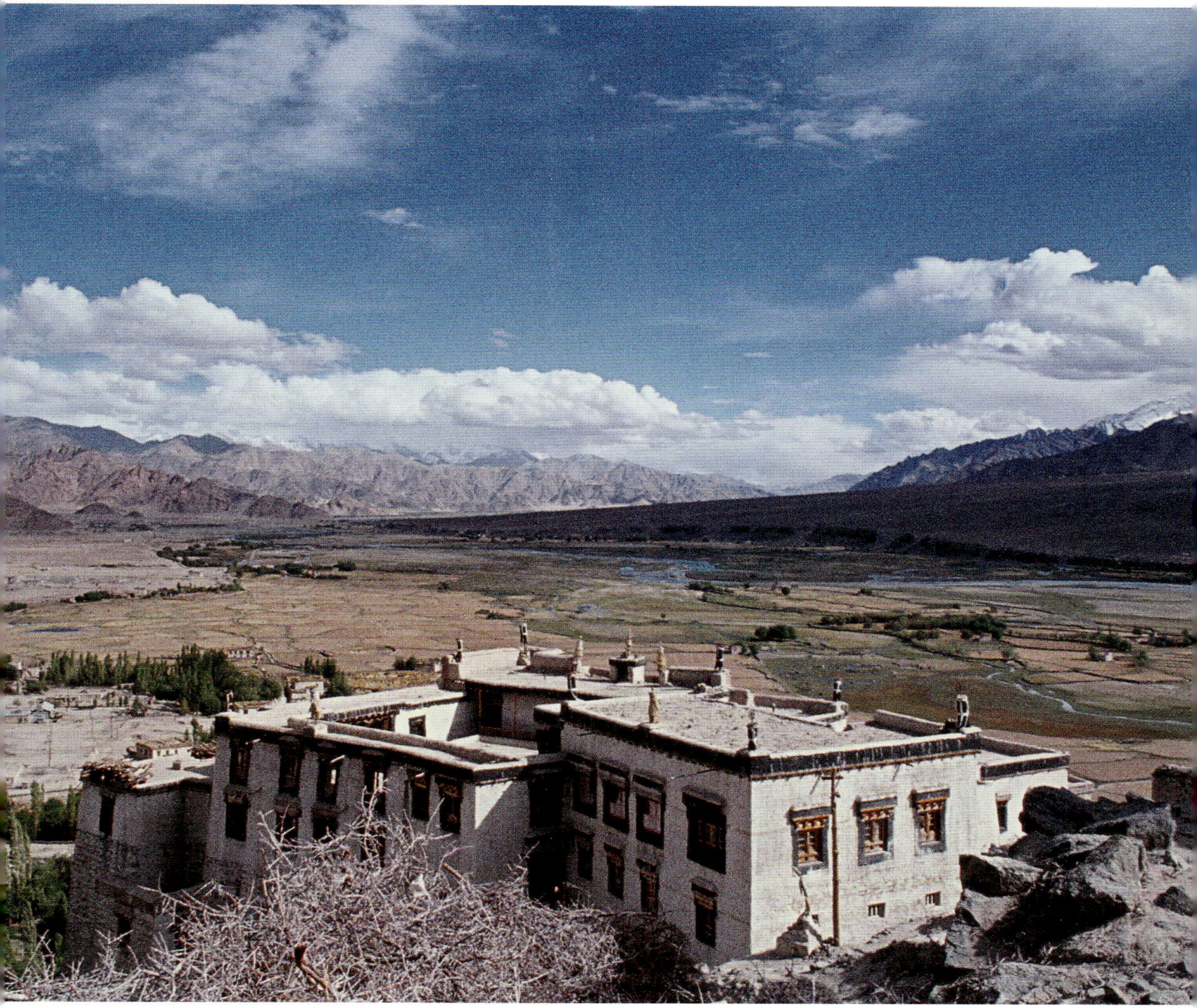

»ES IST DIE AUFGABE DER WIRBELSÄULE, DAS GEHIRN WACH UND IN POSITION ZU HALTEN.«

B.K.S. IYENGAR

VIRASANA

[vi'raːsana]

vira: Held

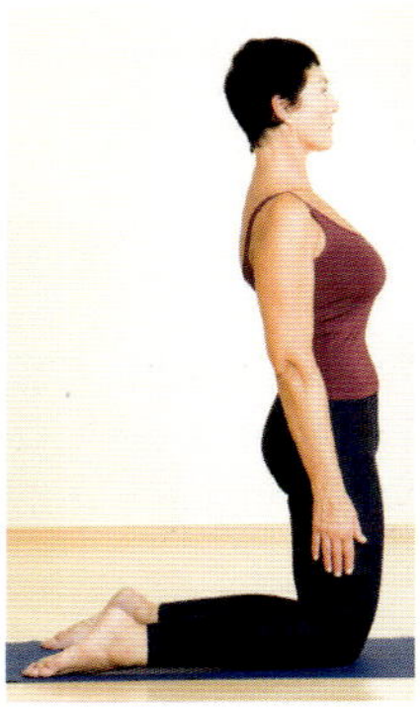

1 Knien Sie auf dem Boden, die Knie zusammen, die Füße hüftbreit auseinander mit den Fußsohlen nach oben.

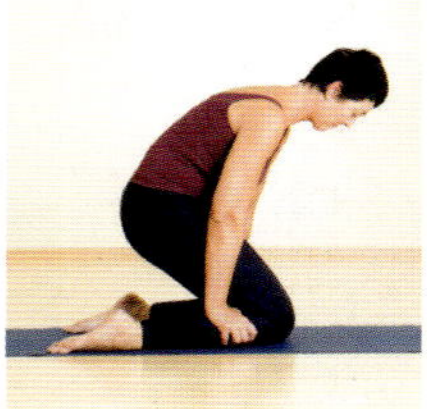

2 Setzen Sie sich zurück und drehen dabei mit den Händen Ihre Waden nach außen. Die Oberschenkel drehen einwärts.

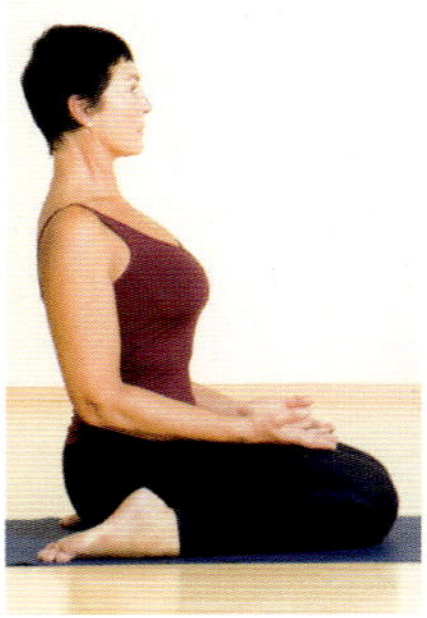

3 Dann setzen Sie sich zwischen die Füße auf den Boden und drücken die beiden Sitzknochen und die Oberschenkel gleichmäßig nach unten. Die Wirbelsäule aufrichten und den Brustkorb anheben. Schultern zurück und die Hände auf die Oberschenkel legen. Richten Sie den Kopf gerade auf und lenken Sie Ihre Aufmerksamkeit nach innen. Wenn möglich, bleiben Sie 2–5 Minuten so sitzen.

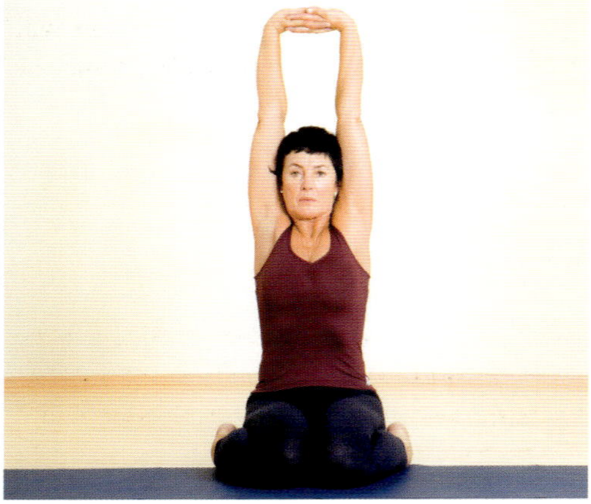

Parvatasana in Virasana

Die Hände falten und auf Schulterhöhe heben, dabei die Handflächen und Handgelenke nach vorne drehen. Die Arme über dem Kopf ausstrecken, die Achselhöhlen öffnen. Den Oberkörper gerade nach oben strecken und die Arme senkrecht stellen. Nach 1 Minute die Verschränkung der Finger wechseln.

So wird's leichter:

Wenn Sie sich nicht ganz auf den Boden setzen können, die Lendenwirbelsäule nicht gerade steht oder die Knie schmerzen, setzen Sie sich auf einen Klotz (oder auch noch höher). Die Variationen für die Arme lösen Verspannungen in Nacken und Schultern.

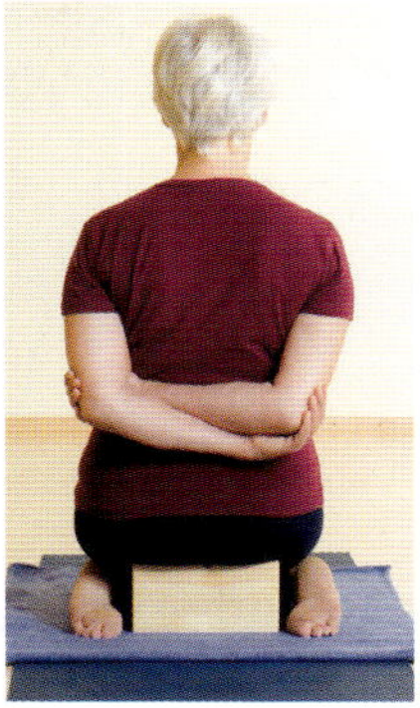

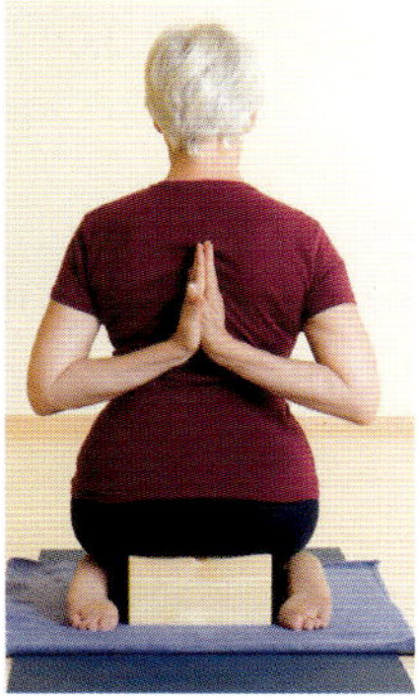

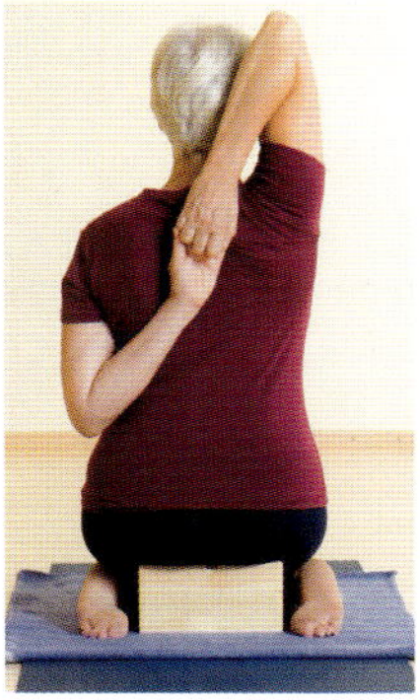

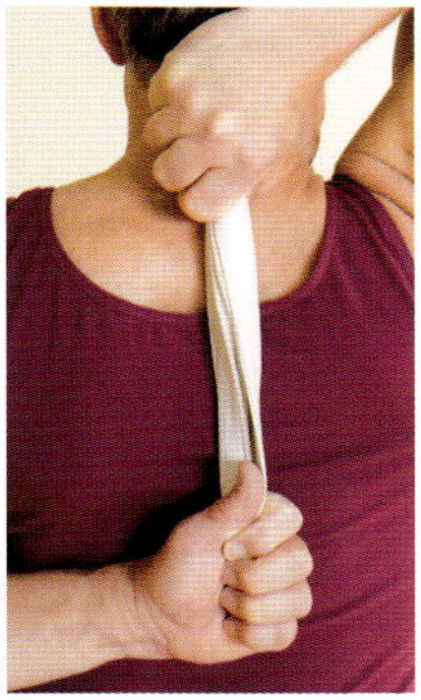

Variation 1: Fassen Sie mit den Händen die beiden Ellenbogen und nehmen Sie die Schultern zurück. Nach 1 Minute die Armstellung wechseln.

Variation 2: Die Hände hinter dem Rücken zusammenbringen und am Rücken hochschieben. Schließen Sie die Handflächen und nehmen Sie Schultern und Ellenbogen zurück. Den Kopf gerade halten.

Variation 3: Nehmen Sie die linke Hand hinter den Rücken und strecken sie zum Kopf nach oben. Helfen Sie mit der rechten Hand nach, indem Sie den linken Ellenbogen nach innen ziehen. Dann strecken Sie den rechten Arm nach oben aus und beugen dann den Unterarm, so dass die rechte Hand die linke Hand am Rücken greifen kann. Bringen Sie den rechten Oberarm zum rechten Ohr, den Kopf dabei gerade halten. Wenn Sie die Hände nicht greifen können, nehmen Sie einen Gurt zu Hilfe. Nach einer Minute die Armstellung wechseln.

TIPP

Achten Sie auf die Stellung der Füße. Sie sollten parallel nach hinten zeigen und einen kleinen Abstand (ca. 1 Zentimeter) zur Hüfte haben. Wenn der Spann wehtut, rollen Sie sich eine Matte und legen sie unter das Fußgelenk.

Und so wirkt's:

- hilft bei Senk- und Plattfüßen und Fersensporn
- bessert Kniebeschwerden und Krampfadern
- löst Verspannungen in Schultern, Nacken und Handgelenken

SWASTIKASANA

[swɑːstiˈkɑːsana]
swastika: glückverheißend, günstig

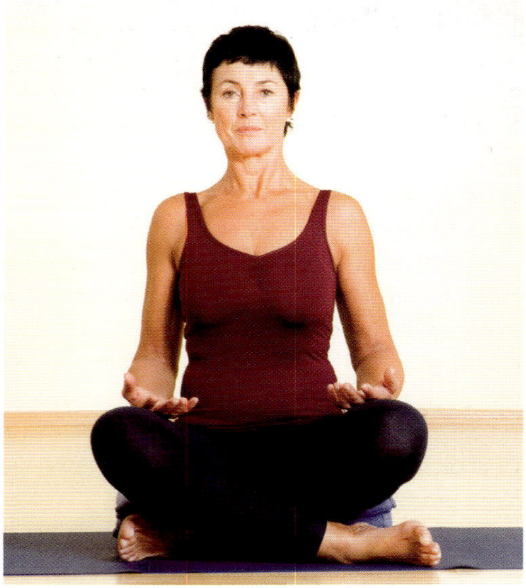

1 Sitzen Sie in Dandasana (S. 70) auf ein bis drei gefalteten Decken. Das linke Bein beugen und den linken Fuß unter den rechten Oberschenkel legen. Das rechte Bein beugen und den rechten Fuß unter den linken Oberschenkel legen. Die Schienbeine sollten sich in der Mittellinie des Körpers kreuzen. Den Oberkörper aufrichten, die Wirbelsäule lang strecken und den Kopf gerade halten. Die Hände ruhen auf den Oberschenkeln. Atmen Sie gleichmäßig, nach 20–30 Sekunden die Beine ausstrecken und die Verschränkung wechseln.

Zögern Sie nicht, auf mehreren Decken zu sitzen, weil es so erheblich leichter ist, den Rücken gerade zu halten und länger zu sitzen. Besonders wenn Sie länger still sitzen wollen, ist diese erhöhte Sitzweise zu empfehlen.

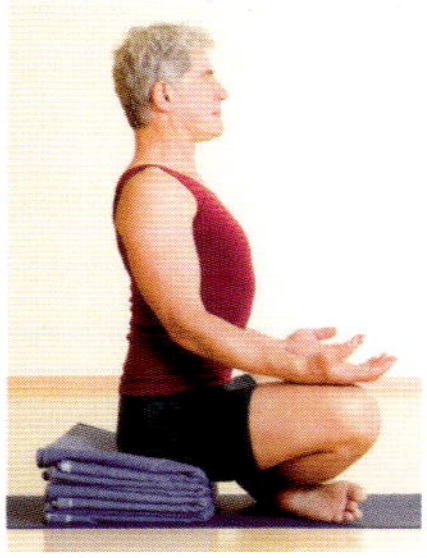

Diese **Variation** ist gut zum Abschalten und Entspannen. Das Gehirn und die Nerven werden beruhigt, das Herz kann sich entspannen, der Blutdruck reguliert sich. Depressionen und Schlaflosigkeit können so gemildert werden. Praktizieren Sie auch andere Positionen wie Janu Sirsasana (S. 72), Pascimottanasana (S. 71) und Upavista Konasana (S. 74) auf diese Weise und bleiben Sie 1–2 Minuten in jeder Stellung.

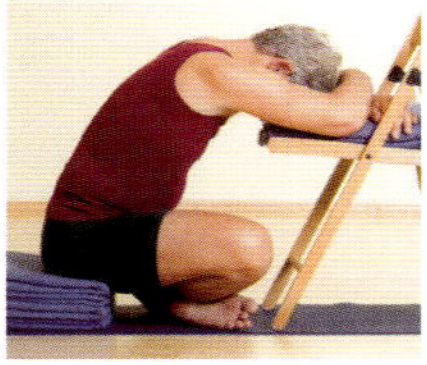

Und so wirkt's:

- öffnet Hüftgelenke und Leisten
- entspannt Füße und Beine
- fördert die Durchblutung der Knie

BADDHA KONASANA

['ba:da koʊ'na:sana]
baddha: festgehalten, gebunden; kona: Winkel

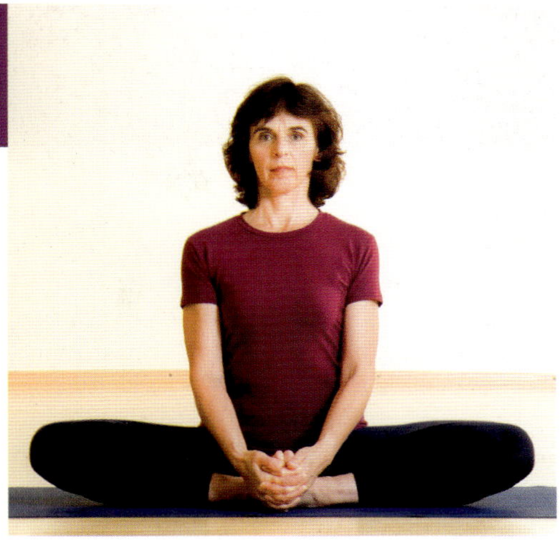

Sitzen Sie in Dandasana (S. 70). Die Beine nacheinander beugen und die Füße zum Schambein ziehen. Die Fußsohlen gegeneinander legen und so nahe wie möglich zum Schritt ziehen. Die Knie zu den Seiten und nach unten bewegen. Falten Sie die Hände um die Zehen und richten Sie die Wirbelsäule auf. Den Brustkorb heben und die Schultern zurückdrehen. Atmen Sie ruhig und gleichmäßig, halten Sie die Position nach Möglichkeit 2–5 Minuten. Dann die Beine wieder ausstrecken.

So wird's leichter:

Wenn es Ihnen schwerfällt, den Rücken gerade zu halten, setzen Sie sich auf einige Decken hoch. Sie können sich auch an die Wand setzen, was die Haltung für den Rücken weniger anstrengend macht. Sitzen Sie dann dicht an der Wand, um die Wirbelsäule gut aufrichten zu können.

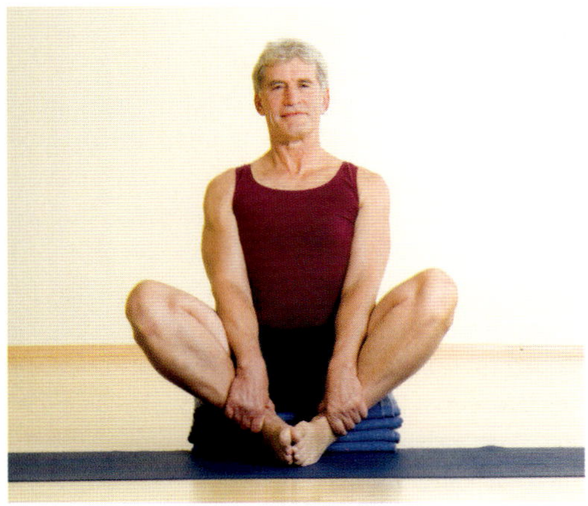

Und so wirkt's:

- stärkt die Organe des Harnsystems
- unterstützt die Funktion von Nieren, Prostata und Eileiter
- fördert die Beweglichkeit der Hüftgelenke
- kräftigt die Muskulatur des Rückens

DANDASANA

[daːn'daːsana]

danda: Stab, Stange

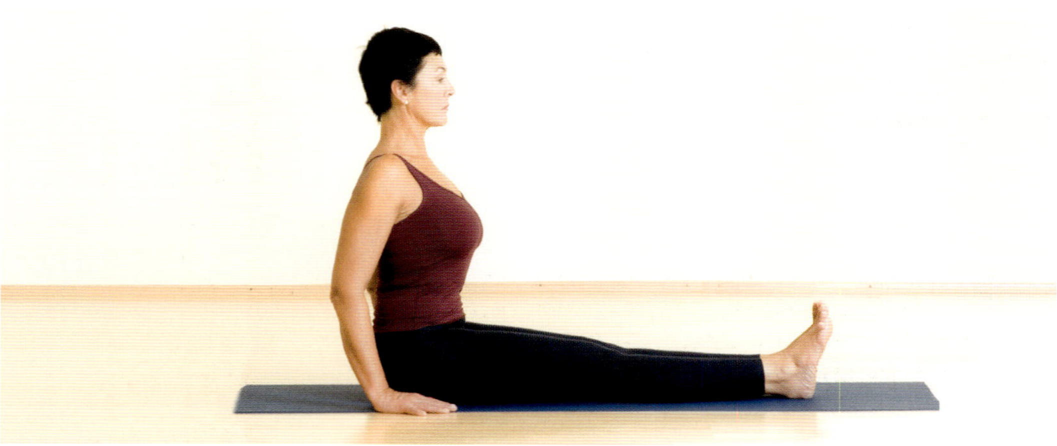

Sitzen Sie auf dem Boden und strecken Sie die Beine nach vorne aus. Oberschenkel und Füße sind geschlossen; die Zehen zeigen gerade nach oben zur Decke. Achten Sie darauf, dass Sie genau auf den beiden Sitzknochen sitzen und das Körpergewicht gleichmäßig auf beiden Gesäßhälften verteilen. Legen Sie die Handflächen neben den Hüften auf den Boden, die Finger zeigen nach vorne. Die Rückseiten der Beine zum Boden drücken, die Wirbelsäule und den Brustkorb aufrichten. Die Schultern zurücknehmen und die Schulterblätter nach innen gegen die Rippen ziehen. Den Kopf gerade halten und nach vorne schauen, dabei die Augen entspannen.

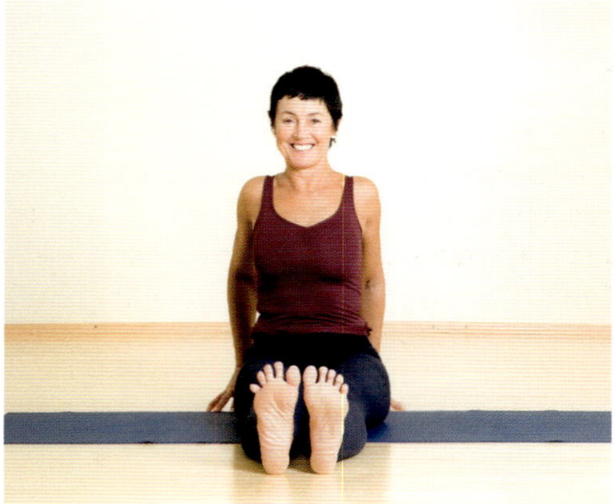

TIPP

Ziehen Sie die Oberschenkelansätze mit Hilfe der Muskulatur in das Becken hinein.

Und so wirkt's:

- stärkt Bein-, Rücken- und Brustmuskulatur
- dehnt die Rückseiten der Beine
- reguliert die Funktion der Bauchorgane

PASCIMOTTANASANA

[paːʃimoʊta'naːsana]

pascima: Rücken; uttan: Stellung

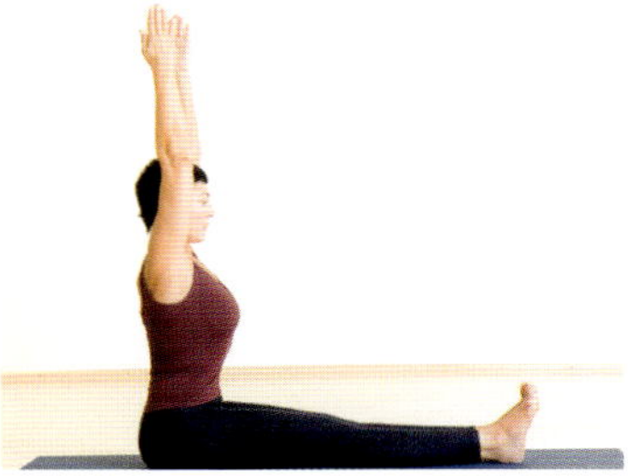

1 Sitzen Sie in Dandasana (S. 70). Einatmen und die Arme nach oben strecken, die Handflächen sind zueinander gerichtet. Die Oberarme in einer Linie mit den Ohren halten, die Finger strecken. Die Wirbelsäule nach oben anheben.

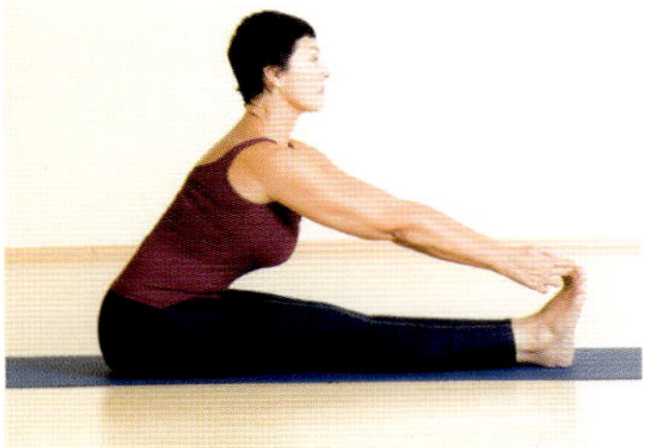

2 Mit dem Ausatmen greifen Sie mit gestreckten Armen die Füße, die Ellenbogen nicht beugen. Die Rückseiten der Beine in den Boden drücken und die Brustwirbelsäule in den Körper hineinziehen, so dass der Rücken konkav wird. Die Rumpfseiten strecken und das Brustbein heben. Die Schultern nach außen drehen, dabei die Schlüsselbeine weit öffnen.

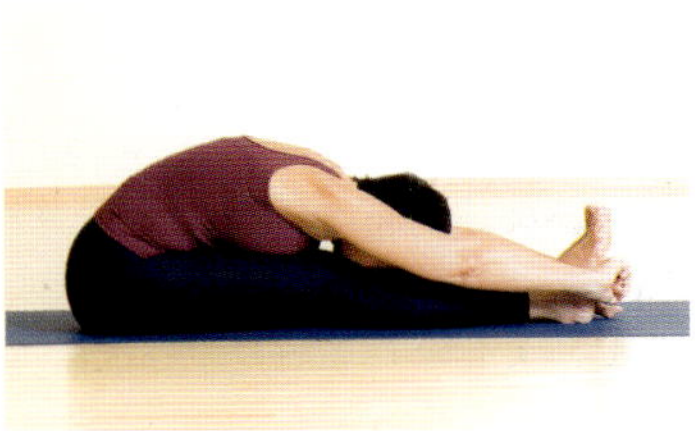

3 Mit dem Ausatmen den Oberkörper nach vorne über die Beine bringen, dabei die Ellenbogen nach außen beugen. Ziehen Sie sich aus dem unteren Rücken nach vorn und strecken Sie die Seiten des Oberkörpers. Den Kopf auf die Schienbeine legen und 20–30 Sekunden in der Stellung bleiben. Dann mit dem Einatmen wieder in Dandasana kommen.

Und so wirkt's:

- beruhigt das sympathische Nervensystem
- unterstützt und beruhigt das Herz
- stärkt die Bauchspeicheldrüse
- aktiviert die Verdauung
- kräftigt Nieren und Blase
- fördert die Durchblutung der Unterleibsorgane

TIPP

Wenn das Becken nicht weiter drehen kann, bleiben Sie wie in Stufe 2 sitzen – das dehnt die Beine.

JANU SIRSASANA

['dʒaːnuː ʃir'ʃaːsana]

janu: Knie sirsa: Kopf

1 Sitzen Sie in Dandasana (S 70). Greifen Sie den rechten Fuß und ziehen ihn zum Schritt heran, das Knie wird seitlich abgewinkelt und zum Boden bewegt. Die rechte Fußsohle sollte die Innenseite des linken Oberschenkels berühren. Das linke Bein bleibt gestreckt, und der linke Fuß wird aktiv aufgerichtet. Mit dem Einatmen die Arme gerade über den Kopf heben, die Schulterblätter an den Rücken ziehen und den Oberkörper aufrichten.

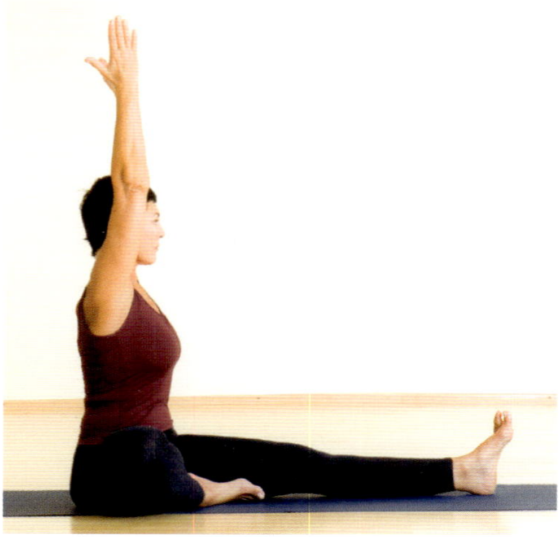

---

2 Mit dem Ausatmen den Rumpf nach vorne beugen und den linken Fuß greifen. Strecken Sie die Wirbelsäule von unten her lang und nach oben. Den Oberschenkel des linken Beines nach unten drücken und den Rücken konkav machen, dabei den Kopf heben.

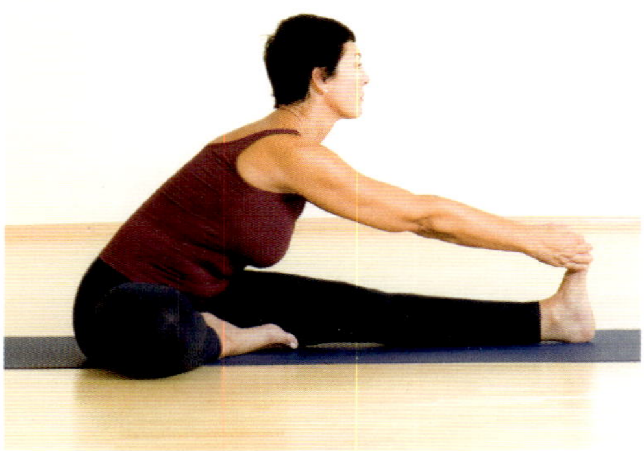

---

3 Mit dem Ausatmen die Ellenbogen nach außen beugen und den Oberkörper weit nach vorne strecken, besonders die rechte Rückenseite. Die Stirn auf dem linken Schienbein ablegen. Nach Möglichkeit mit den Händen noch weiter um die Füße greifen und den Rücken noch länger ziehen. Das linke Bein gestreckt lassen, das rechte Knie und den rechten Sitzknochen fest am Boden halten. Nach 10–30 Sekunden mit dem Einatmen hochkommen und das rechte Bein ausstrecken. Die Haltung zur anderen Seite wiederholen.

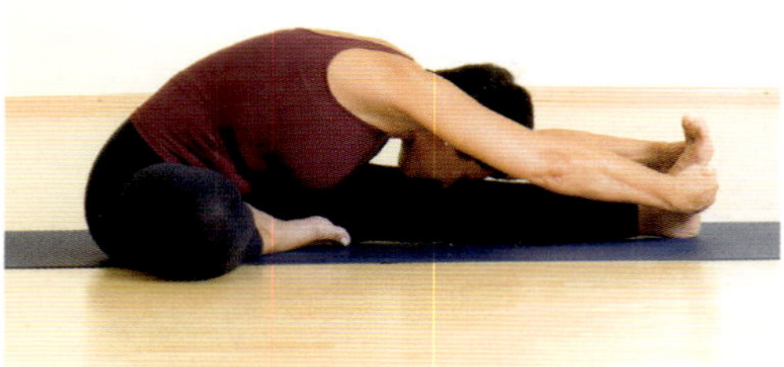

So wird's leichter:

Wenn Sie mit den Händen den Fuß nicht fassen können, nehmen Sie einen Gurt zu Hilfe. Drücken Sie den Oberschenkel des gestreckten Beins nach unten und richten Sie den Rücken bestmöglich auf.

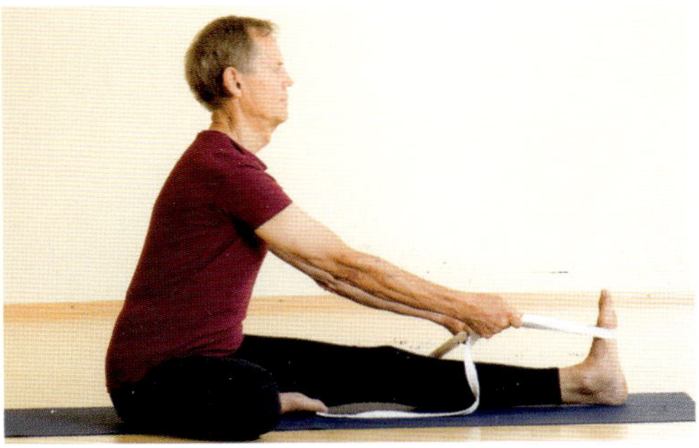

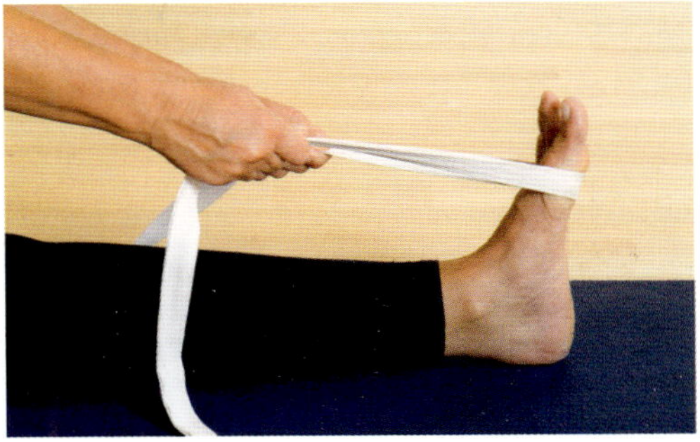

DETAIL

Je nach Vermögen halten Sie den Fuß mit einem Gurt, am großen Zeh oder an der Seite des Fußes. Wenn Sie noch weiter greifen können, hält eine Hand das Handgelenk der anderen, während die gehaltene Handfläche nach außen dreht.

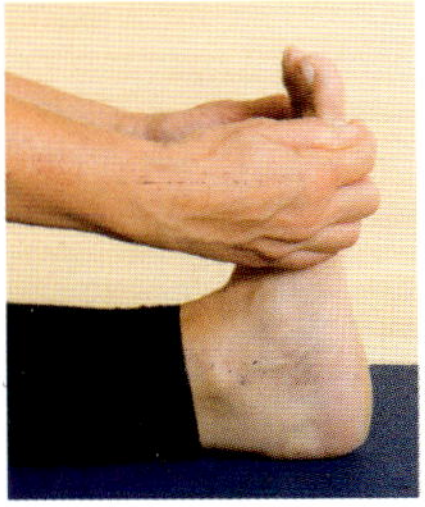

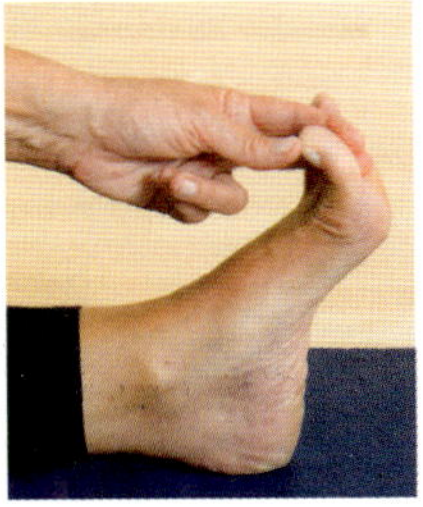

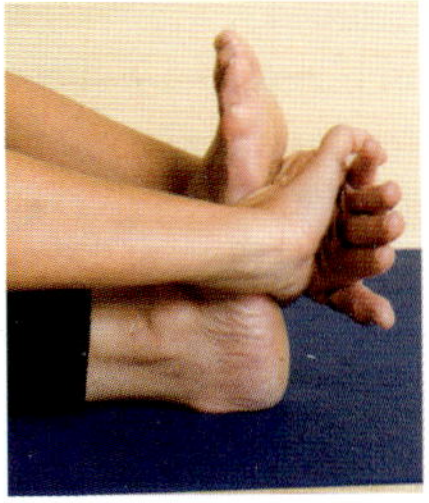

TIPP

In Janu Sirsasana muss der Oberkörper drehen und sich nach vorne beugen. Versuchen Sie, die Körperseite des angewinkelten Beins weiter nach unten zu drehen und gleichzeitig zu dehnen.

Und so wirkt's:

- beruhigt das Gehirn und Nervensystem
- stabilisiert den Blutdruck
- stärkt und dehnt die Beinmuskulatur
- fördert die Beweglichkeit von Schulter- und Hüftgelenken

UPAVISTA KONASANA

[uːpa'viːsta koʊ'nɑːsana]

upavista: sitzend; kona: Winkel

1 Sitzen Sie in Dandasana (S. 70), spreizen Sie beide Beine zur Seite und sitzen Sie deutlich auf beiden Sitzknochen. Die Beine sind gestreckt, Knie und Zehen zeigen nach oben. Stellen Sie die Fingerkuppen beider Hände hinter dem Gesäß auf, drücken Sie Fersen und Oberschenkel in den Boden. Die Wirbelsäule und den Brustkorb heben, die Schultern zurückdrehen und die Schulterblätter in den Rücken bewegen. Diese Stellung kann auch für sich genommen – ähnlich wie Baddha Konasana (S. 69) – als sitzende Haltung für 2–3 Minuten praktiziert werden.

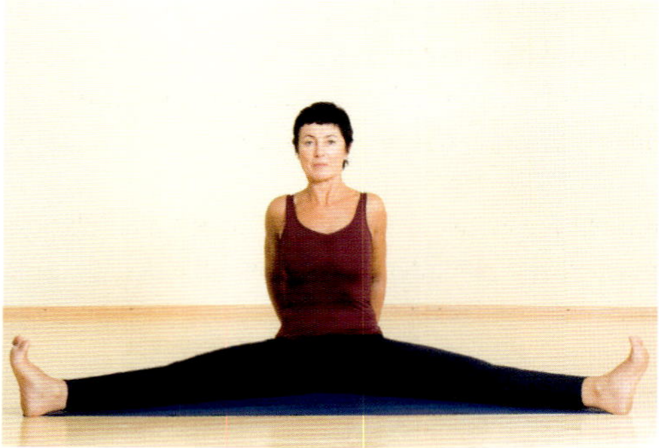

---

2 Mit dem Ausatmen nach vorne beugen und mit beiden Händen jeweils die großen Zehen greifen. Heben Sie die Wirbelsäule aus der Hüfte heraus an und setzen Sie diese Aufrichtung auch durch die Seiten des Oberkörpers fort. Die Brustwirbelsäule mit den Schulterblättern in den Körper vorziehen und den Brustkorb anheben. Den Blick nach vorn gerichtet halten, ruhig atmen und 2–3 Atemzüge in der Position bleiben. Achten Sie darauf, dass die Kniescheiben weiterhin nach oben zeigen und auch die Füße nicht nach innen drehen.

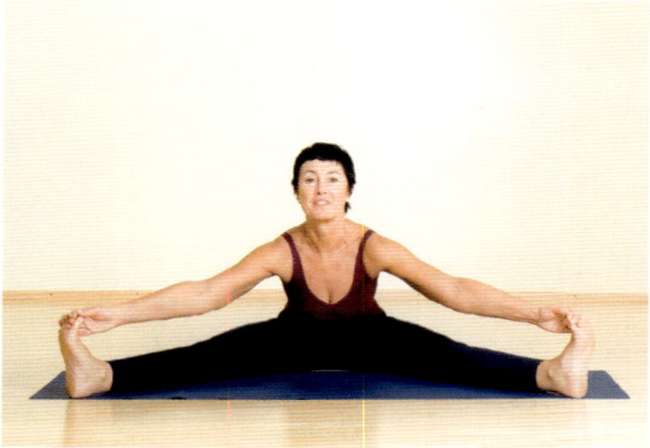

---

3 Mit dem Ausatmen den Oberkörper lang machen und den Kopf nach unten bringen. Die Füße senkrecht aufgerichtet lassen und auf den Sitzknochen sitzen bleiben. Nach 10–20 Sekunden mit dem Einatmen wieder hochkommen.

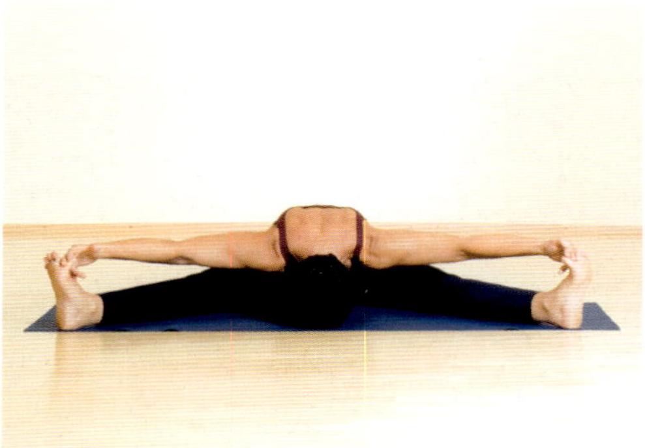

So wird's leichter:

Wenn die Hüften steif sind, wird das aufrechte Sitzen leichter, wenn Sie auf ein paar Decken sitzen. Stützen Sie sich hinten mit den Händen ab und richten Sie den Rumpf und das Brustbein auf.

Mit Hilfe von zwei Gurten können Sie die Füße erreichen und auch den Oberkörper etwas nach vorn neigen.

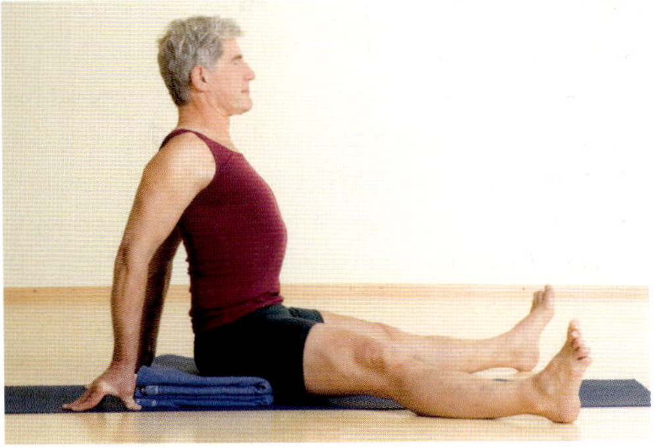

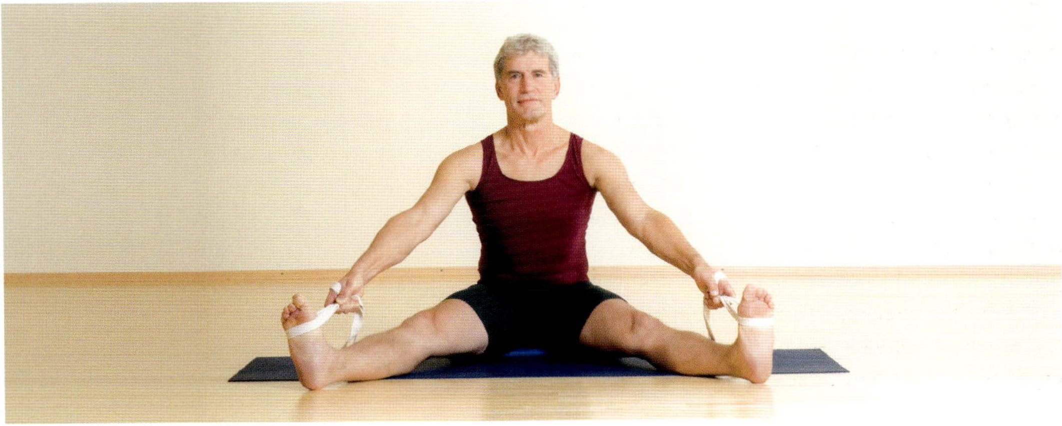

TIPP

Drücken Sie die Innen- und Außenseiten der Oberschenkel und Knie fest zum Boden und sitzen Sie in dieser Haltung auch ruhig mal 1–2 Minuten nur aufrecht.

Und so wirkt's:

- kräftigt die Fortpflanzungsorgane
- hilft bei Arthritis in den Hüften
- lindert Ischiasbeschwerden
- beruhigt Geist und Nerven
- regt die Verdauung an

DREHUNGEN

Drehungen kommen in unserem alltäglichen Leben nur selten und oft einseitig vor. Dadurch werden die Muskeln entlang der Wirbelsäule im Laufe der Jahre steif, was eine gute Versorgung des Rückenmarks und der austretenden Nerven erschwert. Drehungen im Yoga erreichen die tiefen Muskeln an der Wirbelsäule und bewegen die einzelnen Wirbel. So wird die Elastizität der Wirbelsäule erhalten, und die Bandscheiben gewinnen an Festigkeit.

Wesentlichen Einfluss nehmen die Drehungen auf die Blutzirkulation in den Organen von Becken und Bauch. Durch die jeweils einseitige Drehbewegung werden die Organe entweder ausgedrückt oder von Blut durchströmt. Magen, Dünn- und Dickdarm werden massiert und ihre Verdauungstätigkeit und Ausscheidung verbessert. Die Verarbeitung von Fett durch die Gallenblase wird unterstützt, das Wachstum der Prostata wird bei regelmäßigen Drehungen gehemmt.

Im Bewegungsapparat profitieren die Muskeln und Bänder in Hüften und Leisten von Drehungen und bleiben geschmeidiger. Arthritische Probleme in Knien und Knöcheln werden verhindert. Außerdem wird die Verkalkung der Schultergelenke durch Drehungen gebremst und ihr Bewegungsradius erweitert.

In gedrehten Yogahaltungen sind meistens das Becken und die Beine fixiert und ankern die Position am Boden. Die Drehbewegung wird von den Armen und Schultern ausgeführt, während die Wirbelsäule die Drehung eher passiv empfängt. Dabei ist es wichtig zu verstehen, dass die Schulterblätter – unterstützt durch den Einsatz der Hände und Arme – gegen die Rippen nach vorn drücken müssen. Diese Aktion schiebt den Brustkorb in die Drehung, wobei die Schulterkuppen in einer neutralen, geraden Position bleiben sollten. Die Schulterblätter sind am Rücken frei beweglich und folgen jeweils der Bewegung der Arme, indem sie nach außen und innen wandern oder zur Seite und nach oben drehen.

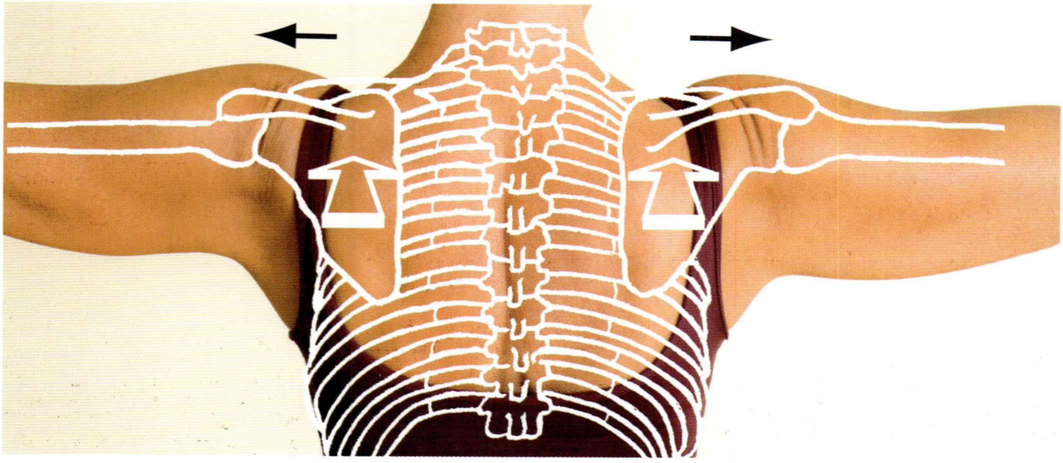

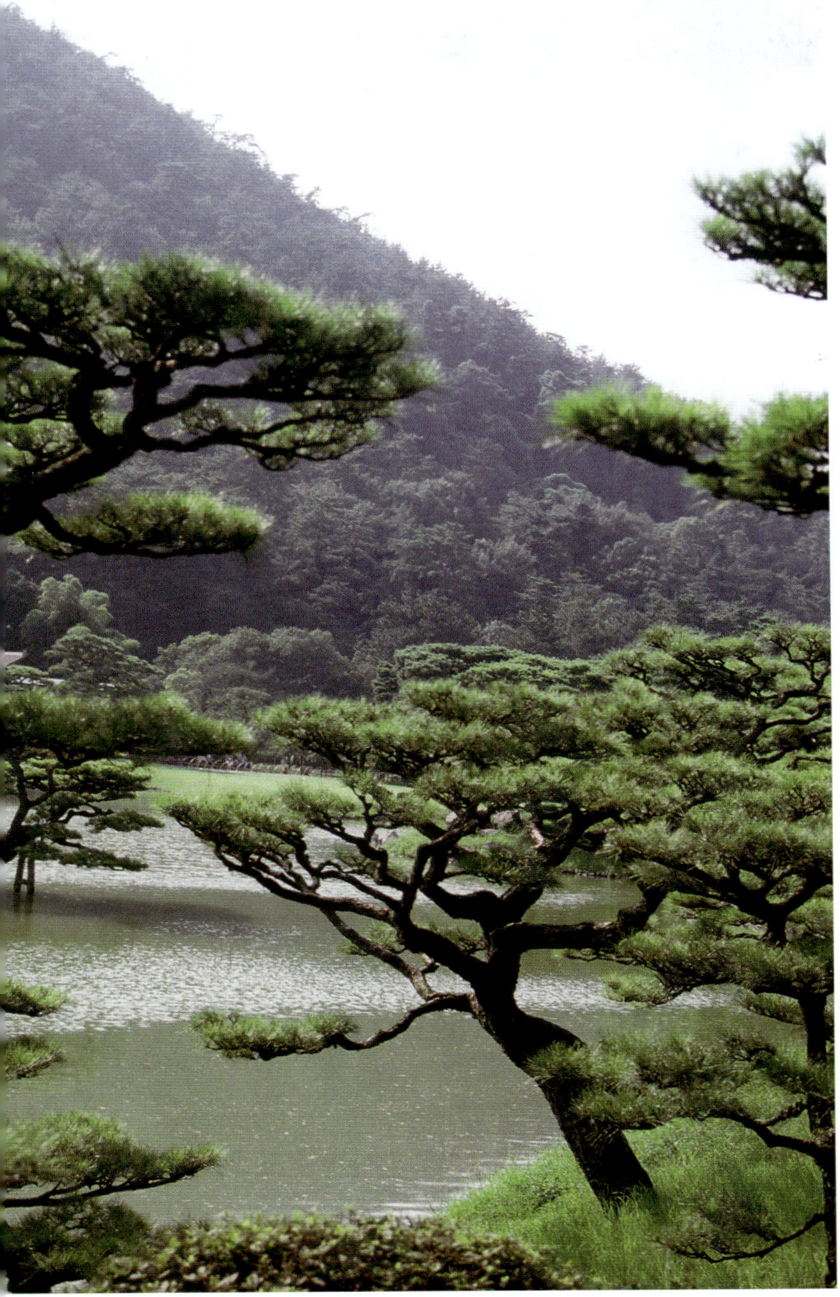

»ZIEL VON YOGA IST ES, DAS CHAOS EINANDER WIDERSPRECHENDER IMPULSE ZU BERUHIGEN.«

B.K.S. IYENGAR

UTTHITA MARICYASANA

[uːˈtiːta maritʃjɑːsana]

utthita: gestreckt; marici: ein Weiser

1 Stellen Sie einen Stuhl oder Hocker vor die Wand. Mit der rechten Körperseite an der Wand heben Sie den rechten Fuß auf die Sitzfläche des Stuhls, das rechte Knie und der Oberschenkel berühren die Wand. Richten Sie sich gerade auf und stehen Sie senkrecht auf dem linken Bein.

2 Den Oberkörper leicht nach rechts drehen und die rechte Hand in Schulterhöhe an der Wand platzieren. Die linke Hand an die Außenseite des rechten Beines zwischen Wand und Bein bringen, Handfläche am Oberschenkel. Beide Arme bleiben gebeugt. Die Wirbelsäule strecken und die Füße nach unten drücken. Mit dem Ausatmen die rechte Hand in die Wand drücken und die rechte Schulter von der Wand weg bewegen. Mit der linken Hand gegenhalten, um die linke Rumpfseite nach rechts zu drehen. Drehen Sie Wirbelsäule, Taille und Rippen und atmen Sie dabei gleichmäßig ein und aus. Hals und Nacken entspannt lassen und den Kopf nach rechts drehen. Nach 10–20 Sekunden kommen Sie langsam wieder aus der Stellung heraus und wiederholen sie zur anderen Seite.

3 Mit dem Ausatmen die rechte Hand in die Wand drücken und die rechte Schulter von der Wand wegbewegen. Mit der linken Hand gegenhalten, um die linke Rumpfseite nach vorn zu heben. Drehen Sie Wirbelsäule, Taille und Rippen und atmen Sie dabei gleichmäßig ein und aus. Hals und Nacken entspannt lassen und den Kopf nach rechts drehen. Nach 10–20 Sekunden kommen Sie langsam wieder aus der Stellung heraus und wiederholen sie zur anderen Seite.

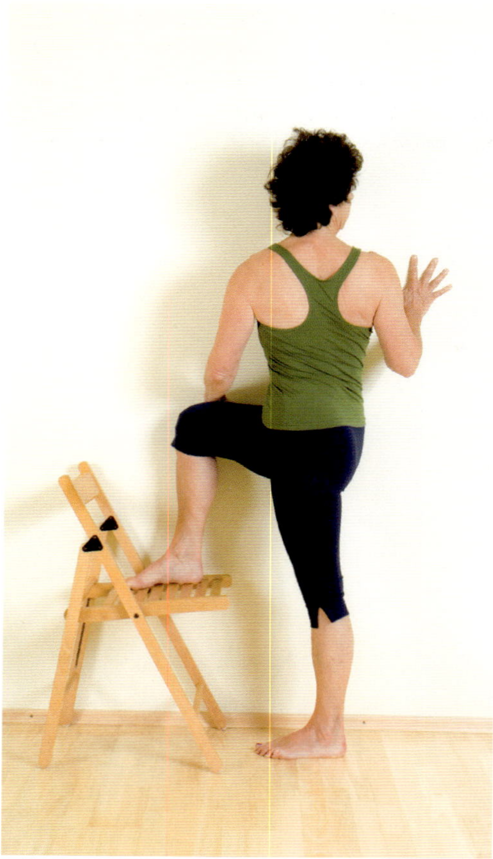

Und so wirkt's:

- hilft bei Schmerzen im unteren Rücken und in den Hüften
- löst Verspannungen in Schultern und Nacken
- hilft bei Verdauungsproblemen

BHARADVAJASANA (AUF EINEM STUHL)

[baːradva'dʒaːsana]

bharadvaja: ein Weiser

1 Sitzen Sie seitlich auf einem Stuhl, die linke Körperseite zeigt zur Rückenlehne. Die Oberschenkel und Füße sind parallel und stehen hüftbreit auseinander. Richten Sie den Oberkörper auf und greifen Sie mit den Händen die beiden Seiten der Rückenlehne.

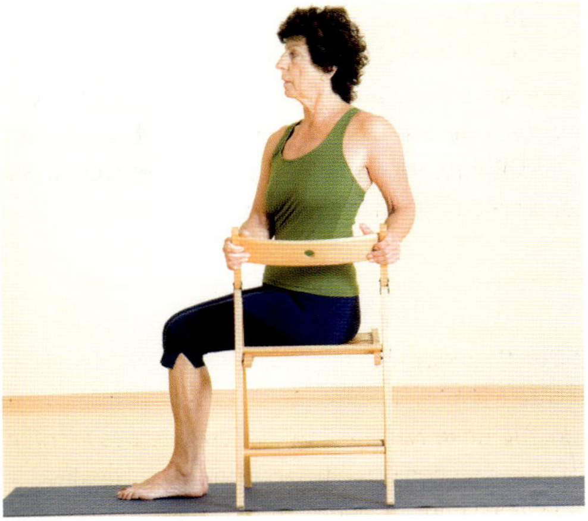

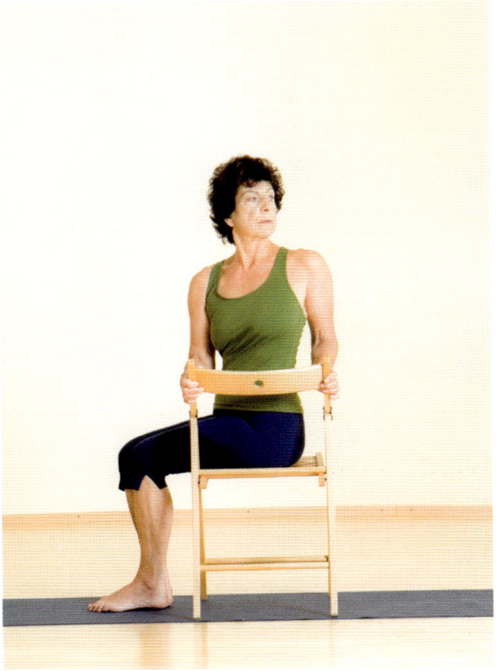

2 Einatmen und mit dem Ausatmen den Oberkörper nach links drehen. Dabei drückt die linke Hand in die Stuhllehne, die rechte zieht, um die rechte Rumpfseite in Richtung Stuhllehne zu bringen. Den Oberkörper aufgerichtet lassen, die Schulter nach hinten drehen und die Schulterblätter in den Rücken ziehen, insbesondere das rechte. Drehen Sie so weit wie möglich, immer mit dem Ausatmen. Nach 10–20 Sekunden wieder nach vorne drehen und zur rechten Seite wiederholen.

Und so wirkt's:

- hilft bei Rückenbeschwerden
- löst Versteifungen in Schultern und Nacken
- regt die Verdauung an
- verbessert die Beweglichkeit der Wirbelsäule
- kräftigt die Bauchmuskulatur

BHARADVAJASANA

[baːradva'dʒaːsana]

bharadvaja: ein Weiser

1 Sitzen Sie in Dandasana (S. 70) und nehmen Sie die Unterschenkel seitlich nach hinten neben die linke Gesäßhälfte. Das linke Fußgelenk liegt über der rechten Fußwölbung, und die Knie zeigen nach vorne. Die linke Hand an die Außenseite des rechten Knies bringen und die Fingerkuppen der rechten Hand hinter der rechten Hüfte aufstellen. Nach Möglichkeit mit beiden Sitzknochen Bodenkontakt behalten. Die Wirbelsäule und den Rumpf senkrecht nach oben strecken und einige Atemzüge ruhig atmen.

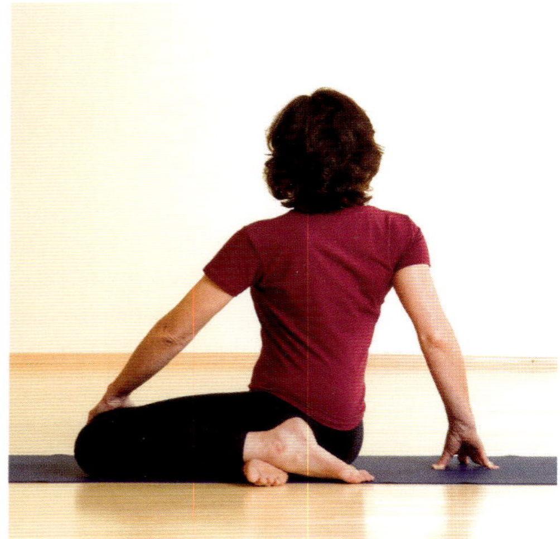

2 Dann mit dem Ausatmen Brustkorb und Bauch nach rechts drehen. Dabei mit der linken Hand am Bein gegenhalten und das linke Schulterblatt in den Rücken hinein ziehen. Die linke Seite des Brustkorbs heben, gleichzeitig den linken Sitzknochen am Boden lassen. Über die rechte Schulter nach rechts schauen. Bleiben Sie 10–20 Sekunden in der Drehung, atmen Sie dabei ruhig und gleichmäßig. Mit dem Ausatmen zur Mitte zurück drehen und die Beine in Dandasana ausstrecken. Dann die Beine nach rechts abwinkeln und die Drehung nach links wiederholen.

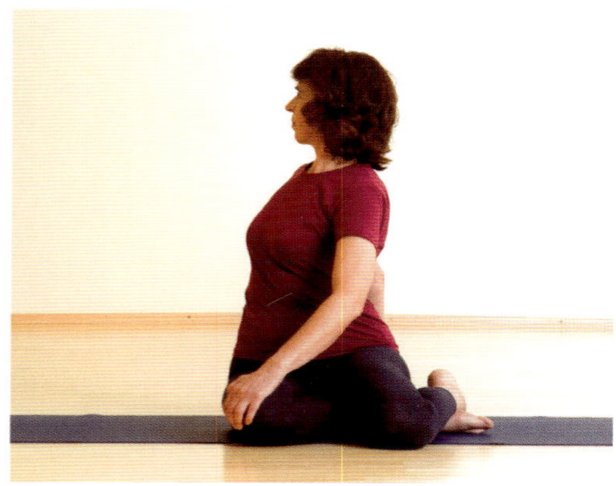

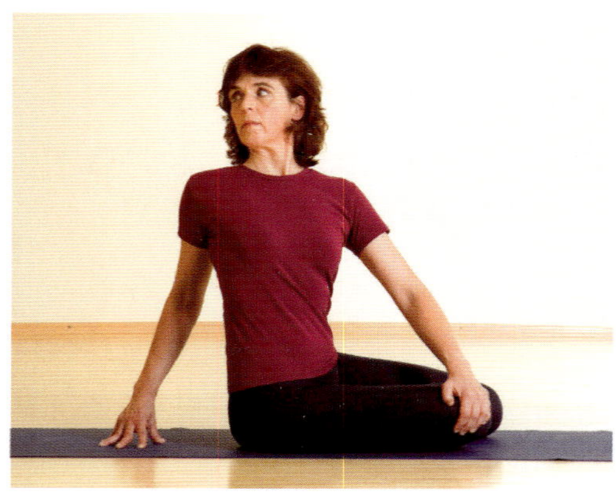

So wird's leichter:

Setzen Sie sich auf eine gefaltete Decke und stellen hinter der Hüfte einen Klotz auf. So ist es leichter, auf beiden Sitzknochen Bodenkontakt zu halten. Lassen Sie den rechten Ellenbogen stets gebeugt und nehmen Sie die rechte Schulter zurück.

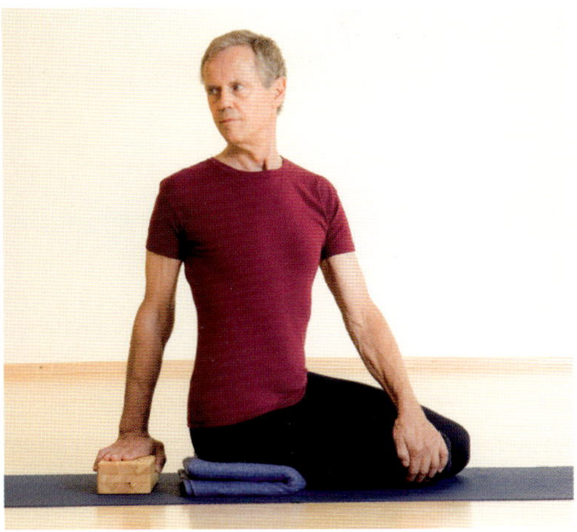

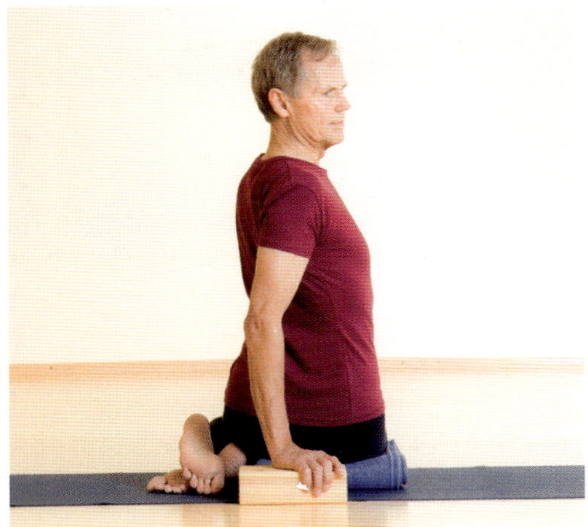

TIPP

Achten Sie darauf, dass beide Seiten des Oberkörpers in der Drehung gleich lang bleiben. Vor allem die Seite, von der man wegdreht, neigt zur Verkürzung. Das können Sie ausgleichen, indem Sie den Brustkorb auf dieser Seite beim Drehen anheben.

Und so wirkt's:

- gut gegen Verspannungen im unteren Rücken und im Nackenbereich
- hilft bei Schmerzen in den Hüft-, Knie- und Fußgelenken
- lindert Verdauungsprobleme und Blähungen

MARICYASANA III

[maritʃ'jaːsana]

marici: ein Weiser

1 Sitzen Sie in Dandasana (S. 70) und winkeln Sie das rechte Bein an. Den rechten Fuß dicht an den rechten Oberschenkel heranziehen und aufsetzen, das linke Bein bleibt ausgestreckt und aktiv zum Boden gedrückt. Richten Sie den Oberkörper auf, indem Sie das rechte Bein mit den Händen festhalten.

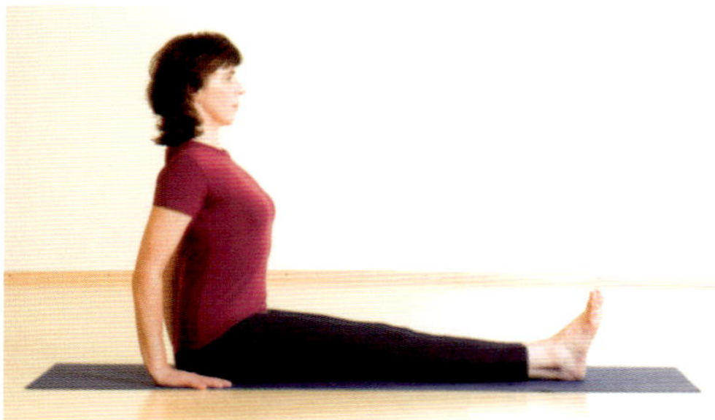

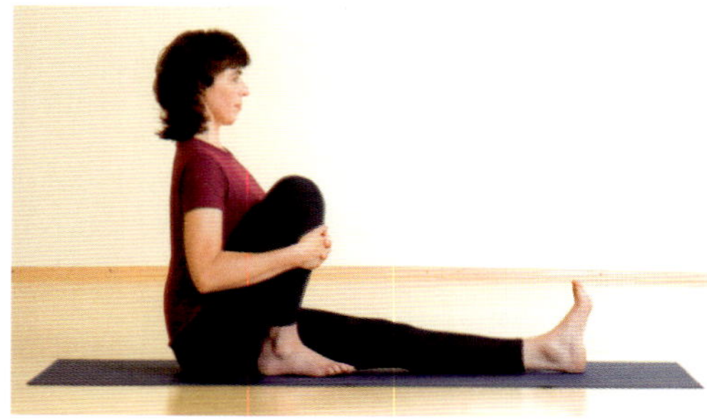

2 Bringen Sie den linken Ellenbogen an die Außenseite des rechten Knies und winkeln Sie den Arm an. Der Oberkörper dreht dabei nach rechts. Die Fingerkuppen der rechten Hand hinter dem Gesäß aufstellen. Das linke Bein gerade und kräftig nach unten drücken, die Wirbelsäule aufrichten und mit dem Ausatmen nach rechts drehen. Den linken Arm und das rechte Bein gegeneinanderdrücken und die linke Seite des Brustkorbs nach vorne bringen. Die Fingerkuppen der rechten Hand in den Boden drücken und die rechte Schulter nach hinten nehmen. Drehen Sie weiter mit dem Ausatmen, mit dem Einatmen strecken Sie die Wirbelsäule noch mehr nach oben. Nach 10–20 Sekunden kommen Sie langsam aus der Drehung zurück. Das rechte Bein ausstrecken, einen Moment in Dandasana sitzen und dann den linken Fuß aufstellen und nach links drehen.

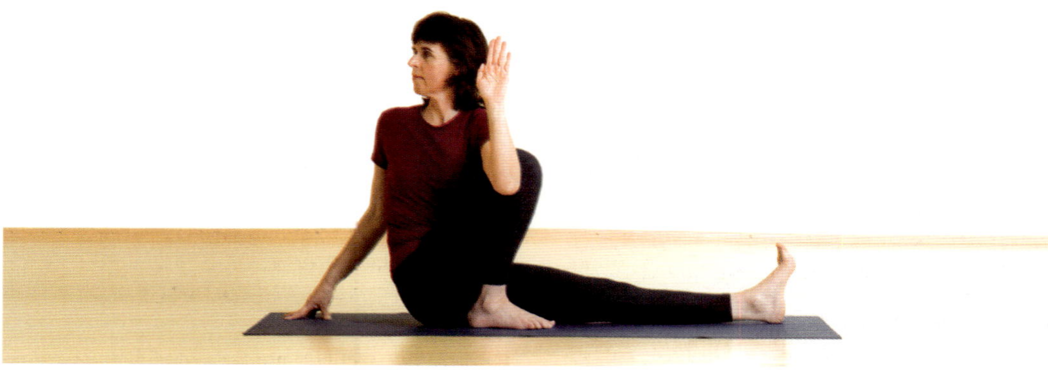

So wird's leichter:

Auch in Maricyasana ist es für Sie leichter, den Rücken aufzurichten, wenn Sie auf einer oder zwei Decken sitzen. Nehmen Sie für den rechten Arm einen Klotz zur Erhöhung der Hand, wenn dies nötig scheint.

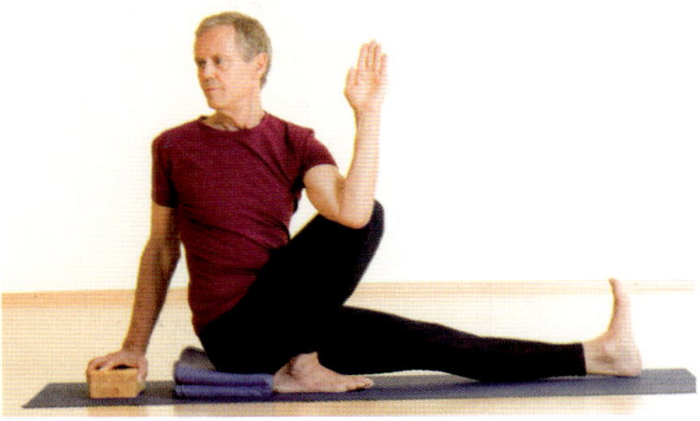

TIPP

Halten Sie das ausgestreckte Bein aktiv zum Boden gedrückt und den Fuß angewinkelt. Das angewinkelte Knie sollte senkrecht stehen bleiben. Achten Sie darauf, dass es sich beim Drehen nicht zur Seite neigt.

Und so wirkt's:

- gut gegen Hexenschuss und Schmerzen im unteren Rücken
- stimuliert Nieren, Darm, Leber, Milz und Bauchspeicheldrüse
- steigert den Energiehaushalt

JATHARA PARIVARTANASANA

[dʒaːˈtaːra paːrivarˈtanaːsana]

jathara: Magen, Bauch; parivartana: herumdrehend

1 Liegen Sie auf dem Rücken, die Arme seitlich in Schulterhöhe ausgestreckt, die Handflächen nach unten. Mit dem Ausatmen heben Sie die Beine 90 Grad nach oben. Die Knie strecken und die Füße anwinkeln. Machen Sie 2 bis 3 ruhige Atemzüge.

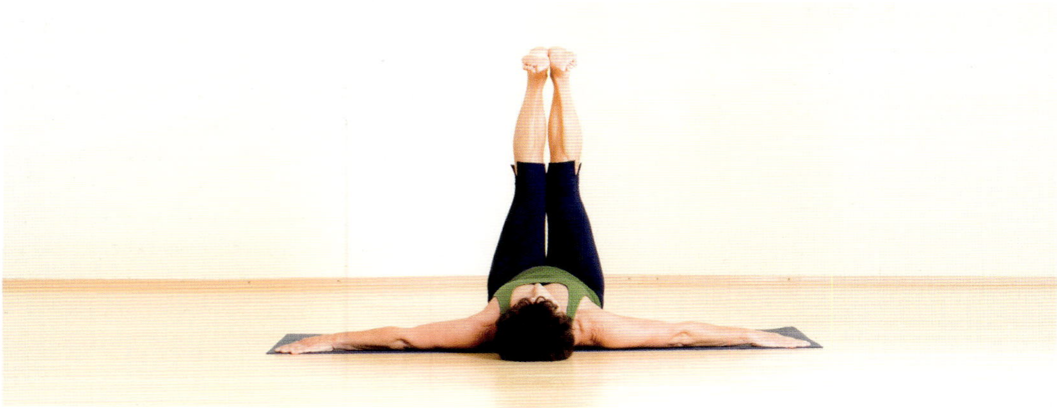

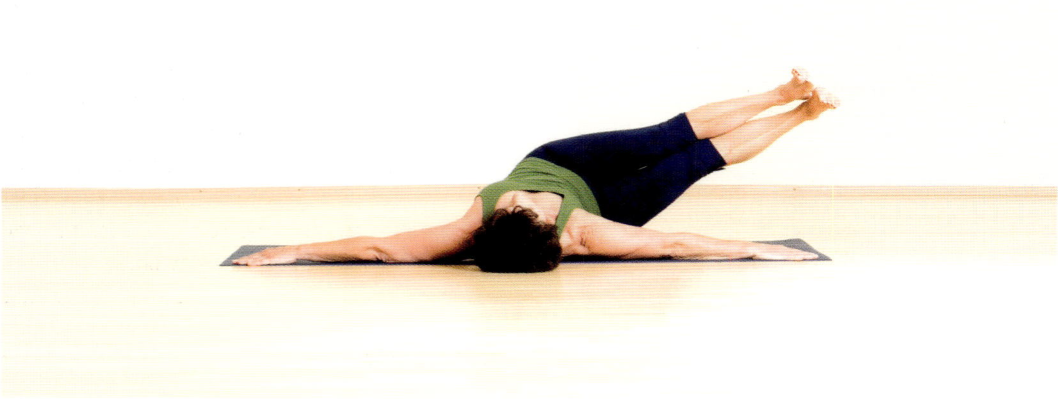

2 Drücken Sie beide Schulterblätter und beide Arme kräftig zum Boden und bewegen Sie die Beine zusammen nach rechts. Der Bauch dreht zugleich nach links. Senken Sie die Beine nur so weit, wie Sie die beiden inneren Fußknöchel nebeneinander halten können. Atmen Sie ruhig weiter und halten die Beine für 10–20 Sekunden auf der rechten Seite. Einatmen und die Beine wieder heben. Wenn Sie erschöpft sind, nehmen Sie die Füße kurz auf den Boden und entspannen sich. Dann die Drehung nach links wiederholen.

So wird's leichter:

Diese beiden Varianten helfen sehr gut bei Rückenschmerzen und bereiten den Rücken auf die intensivere Drehung mit gestreckten Beinen vor.

1

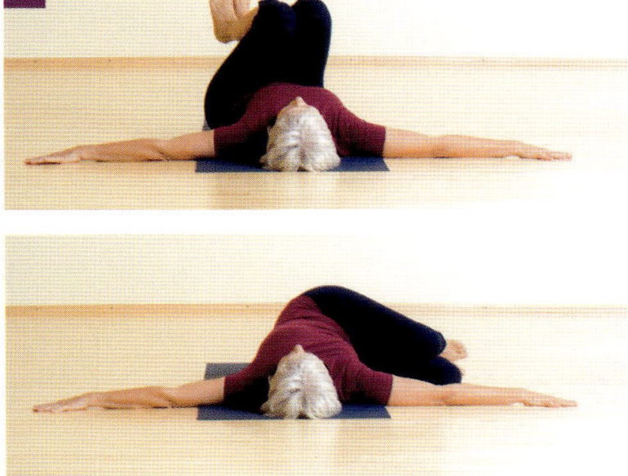

Variante 1: Liegen Sie auf dem Rücken, die Arme zur Seite gestreckt, und ziehen die Beine gebeugt zum Brustkorb. Die Füße aktiv anwinkeln. Halten Sie die Knie zusammen und schwenken Sie das Becken von der Taille aus leicht nach links. Mit dem Ausatmen beide Beine auf die rechte Seite bringen, sie dabei dicht angewinkelt halten. Nach Möglichkeit die Beine am Boden ablegen. Achten Sie darauf, dass möglichst beide Schultern in Kontakt mit dem Boden bleiben. Einige Atemzüge in der Drehung verweilen, einatmen und die Beine wieder zur Mitte bringen. Nun das Becken von der Taille aus leicht nach rechts schwenken. Mit dem Ausatmen die Beine nach links drehen.

2

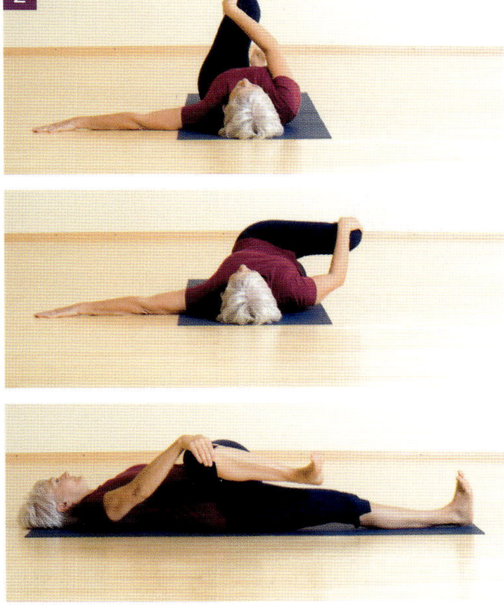

Variante 2: Lassen Sie das rechte Bein ausgestreckt und ziehen das linke Bein zum Brustkorb heran. Beide Füße sind aktiv angewinkelt, das rechte Bein drückt zum Boden. Greifen Sie mit der rechten Hand von außen das linke Knie und ziehen es mit dem Ausatmen auf die rechte Seite. Dabei mit dem rechten Bein gegenhalten, der Fuß sollte nur unwesentlich mitdrehen. Halten Sie die linke Schulter am Boden und den Kopf in der Mitte. Einige Atemzüge ruhig weiteratmen und dann das Bein zurücknehmen und alles mit dem rechten Bein wiederholen.

Und so wirkt's:

- kräftigt die Bauchmuskulatur und fördert eine gute Haltung
- die Variationen helfen bei Rückenschmerzen
- massiert die Bauchorgane und reguliert den Appetit

UMKEHRHALTUNGEN

Einen Großteil unseres Lebens verbringen wir auf zwei Beinen, und die Schwerkraft fordert ihren Tribut von unserem Körper. Wenn wir uns auf den Kopf stellen oder auf die Schultern, wirkt die Gravitation in umgekehrter Weise auf unseren Organismus. Der venöse Rückfluss des Blutes aus den Beinen wird unterstützt, und Krampfadern werden dadurch entlastet. Alle Organe werden vollständiger durchblutet und vorübergehend von der konstanten Belastung durch die Schwerkraft befreit. Alters- oder krankheitsbedingten Organsenkungen wird so entgegengewirkt. Des Weiteren bewirken alle Umkehrhaltungen eine

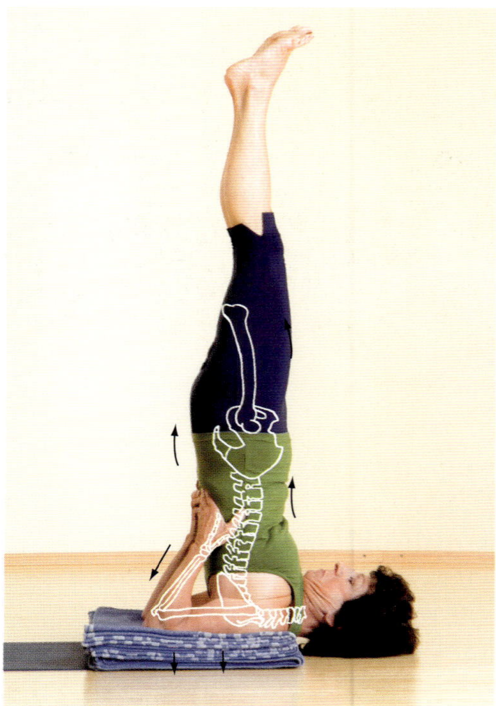

Entspannung des sympathischen Nervensystems, so dass sich die Nervenzellen des Körpers erholen können. Diese Entlastung unterstützt auch die gesunde Funktion des hormonellen Systems. Die Hormone regulieren unter anderem unseren emotionalen Zustand. Sind wir entspannter, dann ist auch unsere emotionale Verfassung ausgeglichener.
Der Schulterstand – eine klassische Yogahaltung – reinigt vor allem die oberen Atemwege, die Nebenhöhlen und Stimmbänder. Asthma, Bronchitis und Nebenhöhlenerkrankungen können durch regelmäßige Praxis dieser Position gelindert werden. Insbesondere der Pflug – eine weitere klassische Umkehrhaltung – kann erhöhten Blutdruck regulieren und auch bei Migräne hilfreich wirken.
Die Umkehrstellungen arbeiten an der Wiederherstellung der inneren Statik; sie lösen den Druck von den Wirbeln, so dass Kreuzschmerzen gelindert werden oder verschwinden. Alle Umkehrstellungen haben das Ziel, die Aufrichtung der Wirbelsäule entsprechend ihrer natürlichen Krümmung zu erreichen. Gerade beim Schulterstand mit seinen Variationen ist der Einsatz von Armen und Händen dabei von großer Bedeutung für die Aufrichtung des Brustkorbs und damit der Wirbelsäule.

In diesem Buch haben wir auf eine Übungsanleitung für den Kopfstand verzichtet, obwohl er zu den wichtigsten Positionen des Yoga zählt. Das heißt aber nicht, dass er für ältere Menschen ungeeignet wäre. Da jedoch die Halswirbelsäule in fortgeschrittenen Jahren erfahrungsgemäß häufiger Fehlstellungen aufweist und Probleme bereiten kann, scheint es uns ratsam, diese Position nur unter Aufsicht eines erfahrenen Lehrers oder einer erfahrenen Lehrerin zu erlernen.

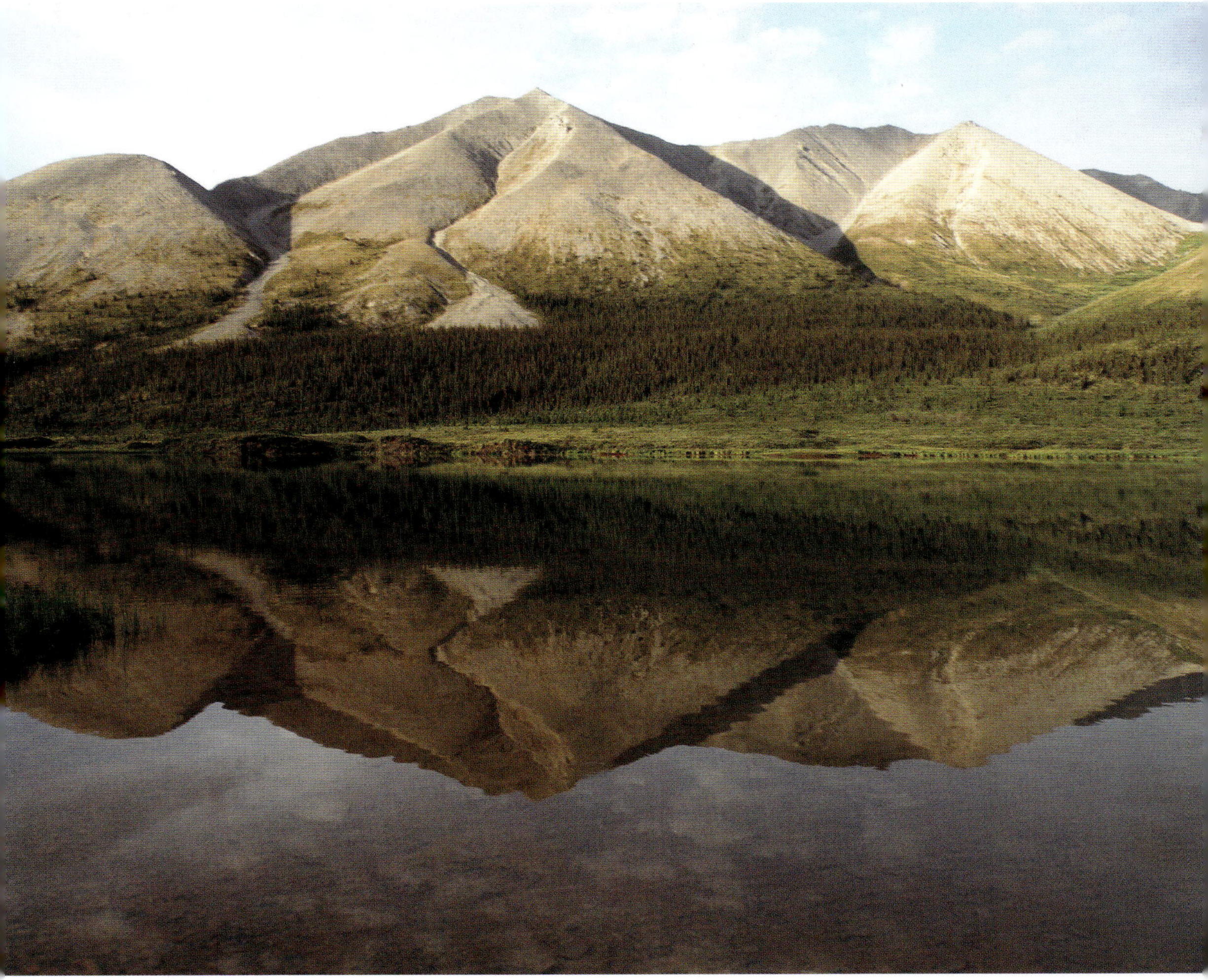

»WIR KÖNNEN ÜBER UNSERE
BEGRENZUNGEN NUR HINAUSWACHSEN,
WENN WIR SIE ERKENNEN.«

B.K.S. IYENGAR

ADHO MUKHA VRKSASANA

[ˈɑːdhoʊ ˈmuːka vrɪkˈʃɑːsana]

adho mukha: Gesicht nach unten; vrksa: Baum

1 Vor der Wand stehen und die Hände etwa eine Handlänge entfernt von der Wand schulterbreit auf dem Boden aufstellen, die Finger dabei aktiv spreizen. Strecken Sie Unterarme, Ellenbogen und Oberarme. Beugen Sie Ihr Sprungbein und lassen das andere Bein gerade nach hinten ausgestreckt. Nehmen Sie den Kopf in den Nacken und schauen Sie zu den Händen.

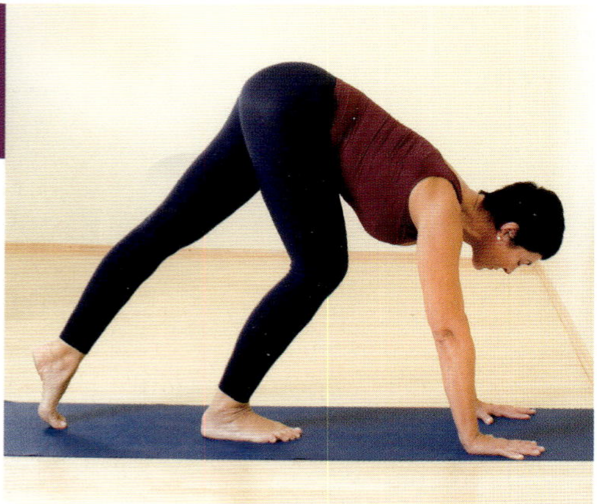

---

2 Mit dem Ausatmen springen Sie mit dem gestreckten Bein zuerst vom Boden ab und ziehen das andere schnell gestreckt hinterher nach oben gegen die Wand. Die Arme gerade halten und den Rumpf aus den Schultern heraus nach oben strecken.

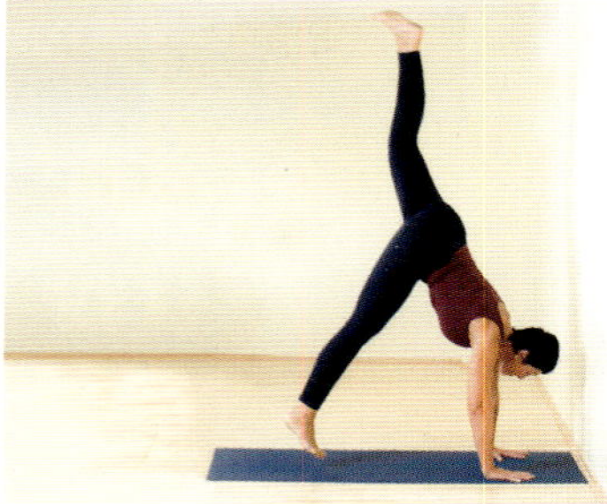

---

3 Nun beide Beine aktiv strecken und die Fersen anwinkeln. Die Schultern heben und die Schulterblätter an die Rippen ziehen. Die Wirbelsäule langziehen und das Kreuzbein nach vorne anheben. Strecken Sie sich von den Unterarmen bis zu den Füßen. Dabei ruhig atmen und nach 10–20 Sekunden wieder mit einem Bein nach dem anderen nach unten kommen.

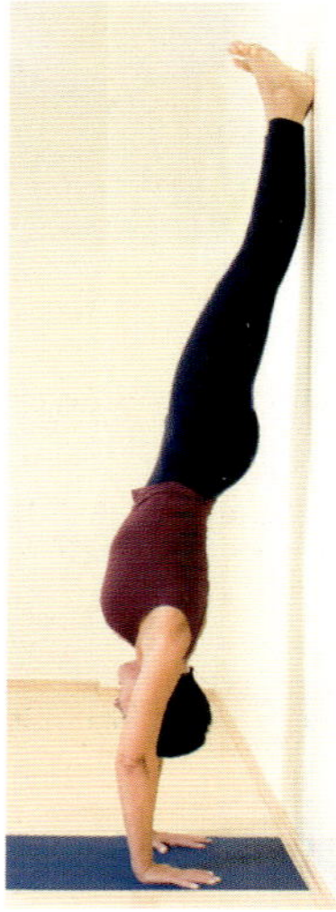

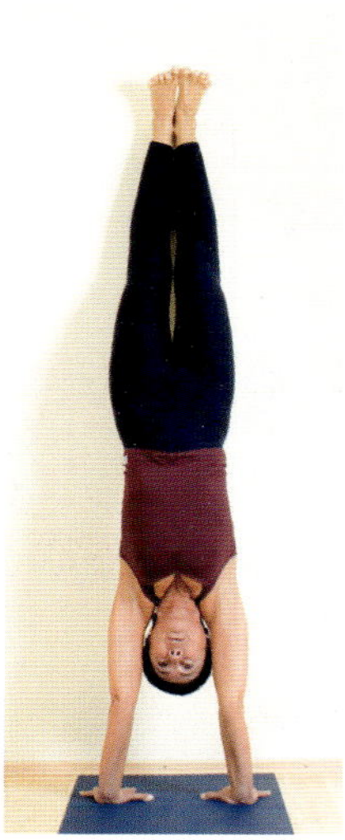

So wird's leichter:

Stellen Sie Ihre Hände eine Beinlänge vor der Wand auf und laufen Sie mit den Füßen an der Wand hoch, bis Sie mit den Beinen im rechten Winkel stehen. Der Oberkörper sollte ebenfalls senkrecht stehen. Die Füße fest in die Wand drücken und die Wirbelsäule nach oben strecken. Schulterblätter in Richtung Wand drücken und den Oberkörper gerade aufrichten.

Weniger anstrengend ist die rechte Variante: Stehen Sie mit den Beinen noch höher und den Armen dichter an der Wand. Das ist eine gute Übung, um die Arme zu stärken. Schulterblätter vorziehen und das Becken aufrichten, Beine und Arme strecken.

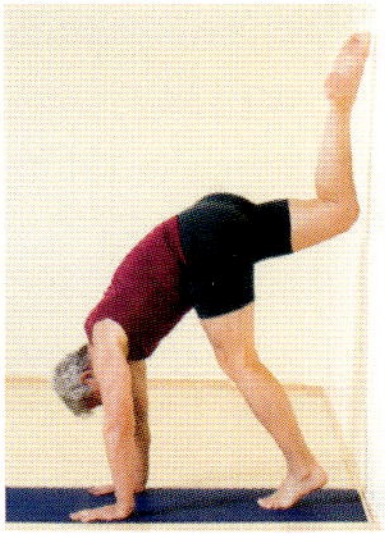

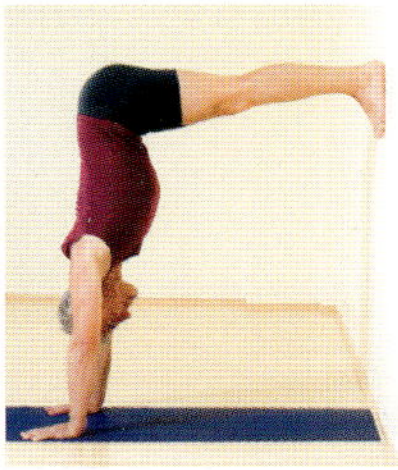

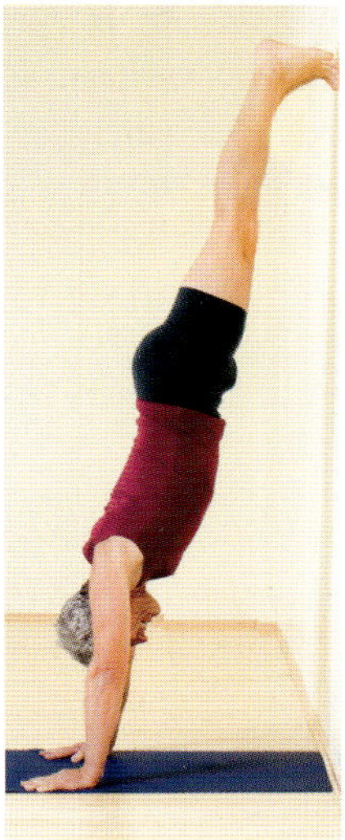

DETAIL

Achten Sie darauf, die Hände aktiv zu halten: Die Finger sind weit gespreizt, Handteller, Fingerwurzeln und Finger drücken kräftig in den Boden.

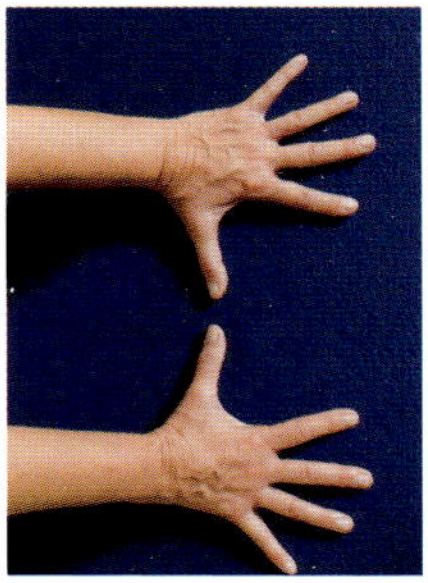

TIPP

Der Handstand ist auch eine kleine Mutprobe, besonders das Hochspringen. Wenn Ihnen die Hürde noch zu hoch erscheint, laufen Sie mit den Füßen an der Wand hoch. Aber machen Sie immer mal wieder einen Versuch hochzuspringen – irgendwann klappt es bestimmt!

Und so wirkt's:

- kräftigt die Arme und Schultermuskulatur
- fördert die Durchblutung und erwärmt den Körper
- baut Selbstvertrauen auf
- energetisiert

SALAMBA SARVANGASANA

[sa:'la:mba sa:rvan'ga:sana]

salamba: unterstützt; sarvanga: alle Körperteile

1 Falten Sie 3 bis 4 Decken und legen sie wie im Bild sichtbar übereinander. Sie sollten keine Falten schlagen und an einer Seite eine saubere Kante bilden. Legen Sie sich so auf die Decken, dass die Schultern auf den Decken und der Kopf auf dem Boden liegt. Die Arme sind seitlich am Körper entlang gestreckt. Die Schultern zum Boden drehen und von den Ohren wegziehen. Die Füße aufstellen.

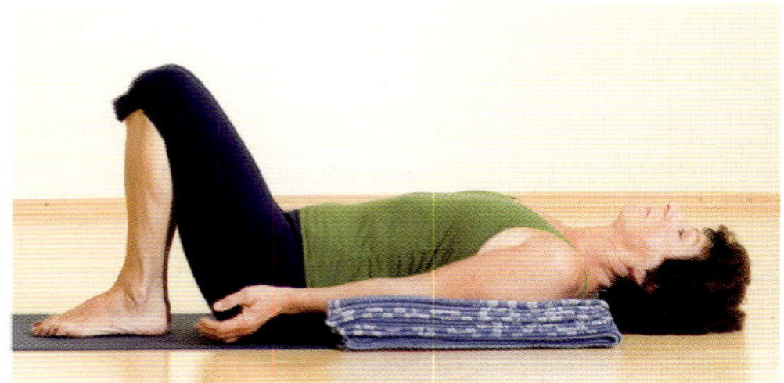

2 Mit dem Ausatmen die Hände nach unten drücken und die Beine über den Kopf bringen. Die Hände in den Rücken stellen und den Oberkörper anheben.

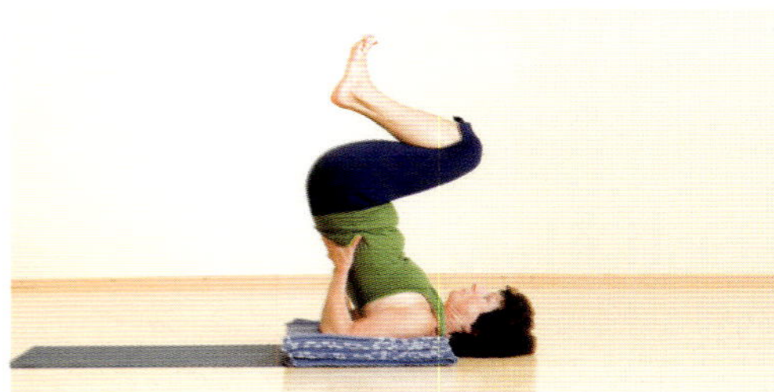

3 Den Oberkörper und die Hüften weiter anheben, bis sie senkrecht stehen und der Brustkorb fast das Kinn berührt. Mit den Armen die Aufrichtung weiter unterstützen und die Hände an den hinteren Rippen in Richtung Schultern schieben. Atmen Sie gleichmäßig weiter.

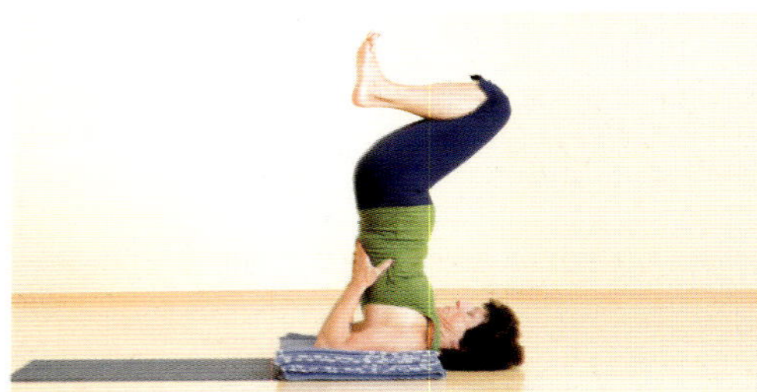

4 Die Beine strecken und mit den Händen die Schulterblätter und Rippen heben und stützen. Die Oberarme dabei möglichst parallel lassen. Das Becken aufrichten, die Kniescheiben hochziehen, Füße leicht anwinkeln und Fußsohlen langmachen. Gleichmäßig atmen und zwischen 1 und 3 Minuten stehen bleiben. Die Hände lösen und langsam abrollen, möglichst ohne den Kopf dabei vom Boden zu heben.

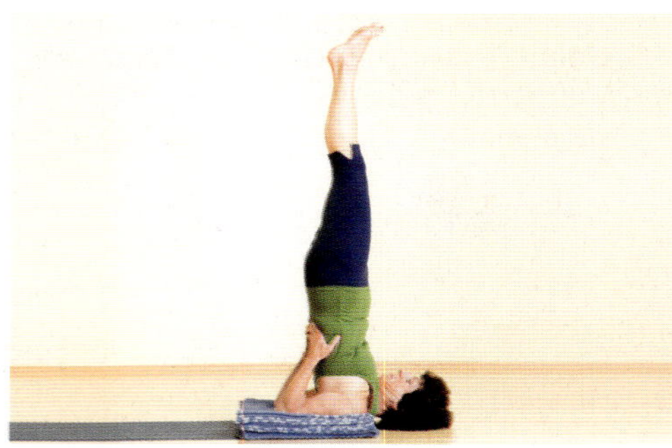

So wird's leichter:

Anfangs ist es für die Aufrichtung im Schulterstand leichter, mit den Füßen an der Wand zu stehen. Dafür beginnen Sie mit den Beinen senkrecht an der Wand liegend, stellen die Füße an der Wand auf und laufen dann nach oben. Auch hier nehmen Sie die Hände zu Hilfe, um sich besser aufzurichten und den Oberkörper anzuheben. Die Fersen aktiv in die Wand drücken, das Becken vom Kreuzbein her heben. Nach 1–2 Minuten den Oberkörper wieder ablegen und auf dem Rücken für ein paar Atemzüge ausruhen.

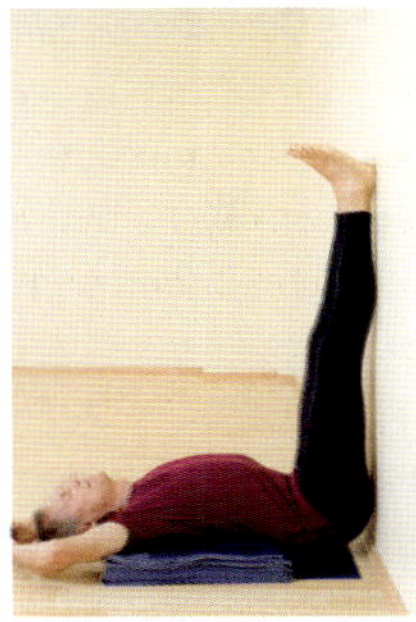

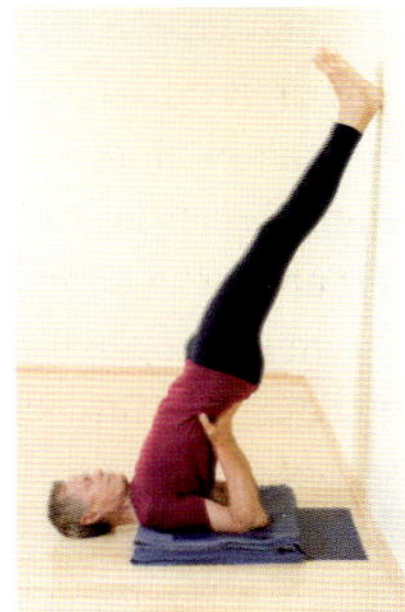

TIPP 1

Experimentieren Sie mit der Deckenhöhe und der Position des Nackens auf den Decken. Am Anfang ist es meist besser, mit den Schultern dicht am Deckenrand zu stehen.

TIPP 2

Beginnen Sie den Schulterstand, indem Sie zunächst in Halasana (S. 92) gehen. Falten Sie die Hände und strecken die Arme nach hinten aus. Verlagern Sie nun das Gewicht kurz auf eine der beiden Schultern und ziehen Sie gleichzeitig die andere Schulter auf die Außenkante. Dann das Gewicht kurz auf die andere Schulter verlagern und die entlastete Schulter nach innen ziehen. Setzen Sie Ihre Hände am Rücken möglichst nahe an den Schulterblättern auf und kommen Sie aus Halasana hoch in den Schulterstand.

Und so wirkt's:

- verbessert die Funktion der Schilddrüse und der Nebenschilddrüse
- beruhigt die Nerven
- unterstützt die oberen Atemwege und Nebenhöhlen
- fördert die Verdauung

HALASANA

[ha:'la:sana]

hala: der Pflug

Gehen Sie in den Schulterstand (S. 90). Senken Sie beide Beine (oder eins nach dem anderen) gestreckt über den Kopf Richtung Boden und nehmen währenddessen Brustkorb und Hüften ein wenig nach hinten. Stellen Sie die Fußspitzen auf dem Boden auf und lassen Sie die Hände hinten am Rücken zur Unterstützung. Die Hüften heben, Oberschenkel, Knie und Schienbeine nach oben strecken. Um noch besser auf die äußeren Schultern zu kommen, können Sie auch die Arme hinter dem Rücken ausstrecken, die Hände falten und die Arme dann zum Boden drücken. Gleichmäßig atmen und 1–3 Minuten so bleiben. Danach entweder wieder hoch in den Schulterstand kommen oder langsam über den Rücken abrollen. Versuchen Sie, dabei den Kopf möglichst durchgängig auf dem Boden liegen zu lassen. Legen Sie sich flach auf den Boden.

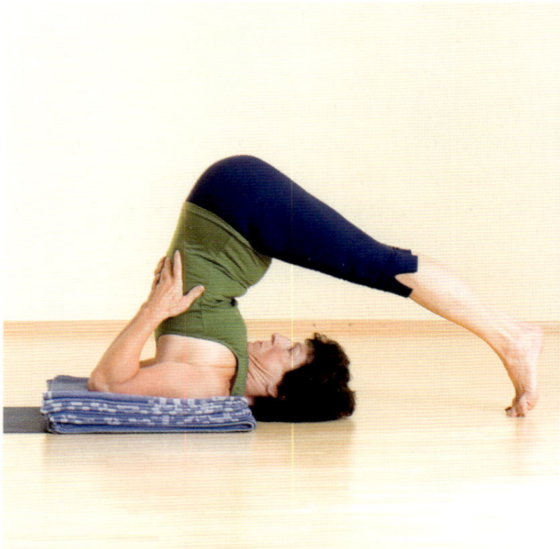

So wird's leichter:

Wenn Sie mit den Füßen den Boden nicht erreichen, stellen Sie sie auf einen Stuhl und strecken auch hier die Beine aktiv nach oben.

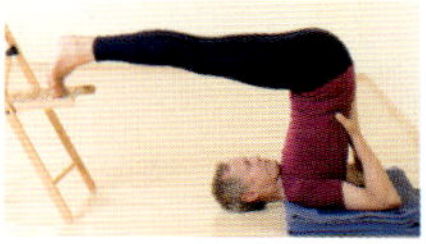

Ardha Halasana ist eine entspannende und erholsame Variante des Pfluges. Ziehen Sie den Stuhl so dicht an den Kopf wie möglich und schieben Sie Ihre Beine unter der Lehne durch, bis die Oberschenkel auf der Sitzfläche aufliegen. Wenn Sie groß sind, legen Sie vorher 1 bis 2 Decken gefaltet auf die Sitzfläche des Stuhls. Die Arme über den Kopf nehmen, etwa 5 Minuten so entspannen und gleichmäßig atmen.

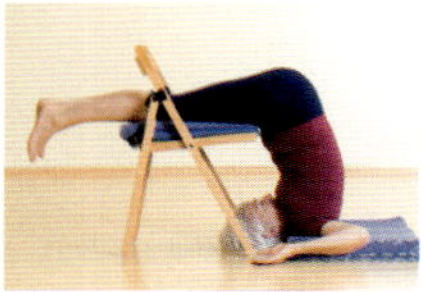

TIPP

Entspannen Sie die Zunge und atmen Sie ruhig und langsam. Richten Sie gleichzeitig die Wirbelsäule auf und verringern Sie damit den Druck auf den Hals.

EKA PADA SARVANGASANA

['eɪka 'pɑːda sɑːrvan'gɑːsana]

eka pada: ein Bein; sarvangasana: Schulterstand

Gehen Sie in den Schulterstand (S. 90). Das rechte Bein senkrecht halten und das linke nach unten parallel zum Boden bringen. Halten Sie das rechte Bein gestreckt und nach vorne ausgerichtet, der Fuß ist angewinkelt. Die Kniekehle vom linken Bein nach oben strecken und den Fuß aktiv angewinkelt lassen. Nach 10 Sekunden mit dem Einatmen das Bein wieder heben und beide Beine erneut im Schulterstand ausrichten. Dann das rechte Bein absenken und das linke Bein senkrecht halten.

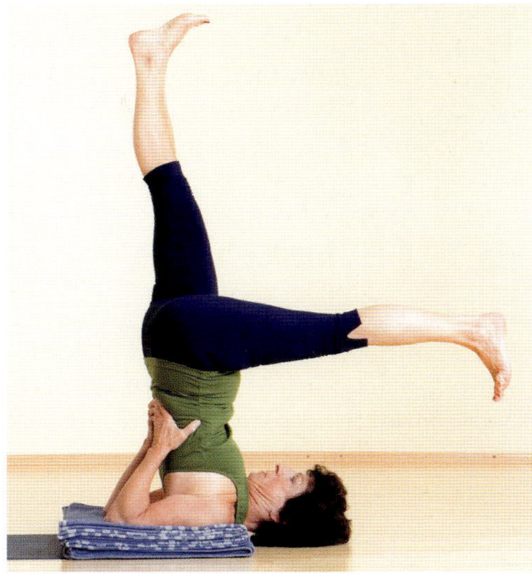

So wird's leichter:

Sie können diese Variation auch machen, wenn Sie mit den Füßen an der Wand stehen.

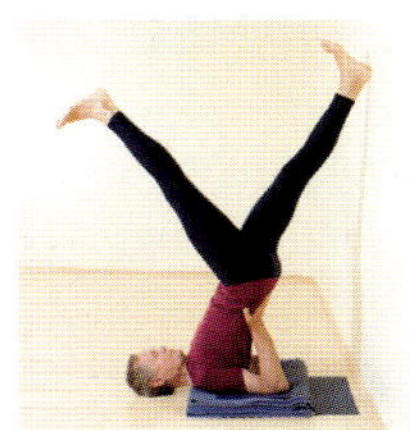

Und so wirkt's:

- erfrischt und kräftigt die Beine
- streckt und kräftigt die Wirbelsäule
- Halasana reguliert den Blutdruck
- hilft bei Erschöpfung und
- fördert die Verdauung

SETU BANDHA SARVANGASANA

['seɪtuː 'bɑːnda sɑːrvan'gɑːsana]

setu: Brücke; bandha: Konstruktion; sarvangasana: Schulterstand

1 Gehen Sie in den Schulterstand (S. 90). Stellen Sie die Hände an die hinteren Rippen und drücken Sie Brustkorb und Hüften nach vorne. Bringen Sie das Kreuzbein nach innen.

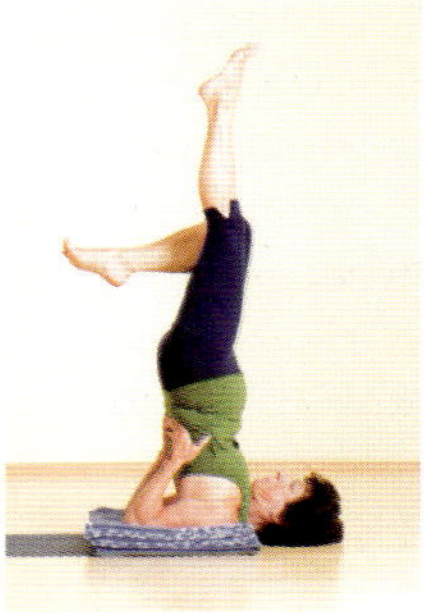

2 Das rechte Bein beugen und das linke über den Kopf nehmen. Mit dem rechten Bein Richtung Boden streben, gleichzeitig bleiben Oberkörper und Becken gewölbt und angehoben.

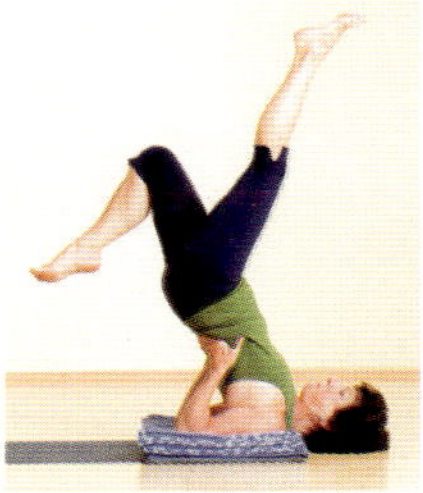

3 Die Fußspitzen des rechten Fußes aufstellen, dann den linken Fuß dazustellen. Lassen Sie die Hände am Rücken und heben Sie das Becken an, um die Handgelenke zu entlasten.

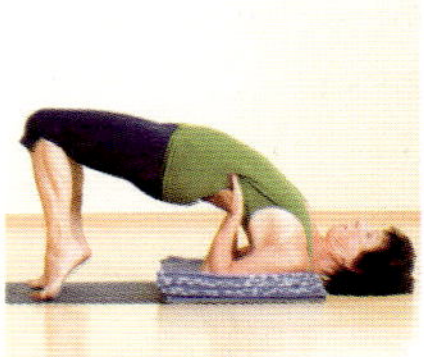

4 Nun die Füße ganz aufstellen und hüftbreit und gerade ausrichten. Heben Sie den Brustkorb und das Becken, ebenso die Rückseiten der Oberschenkel. Drücken Sie die Füße kräftig in den Boden, besonders die Innenseiten, und stehen Sie mit ruhigem Atem 10–20 Sekunden. Wenn möglich, kommen Sie noch einmal in den Schulterstand hoch und rollen dann ab. Ansonsten nehmen Sie die Hände zur Seite und kommen nach unten.

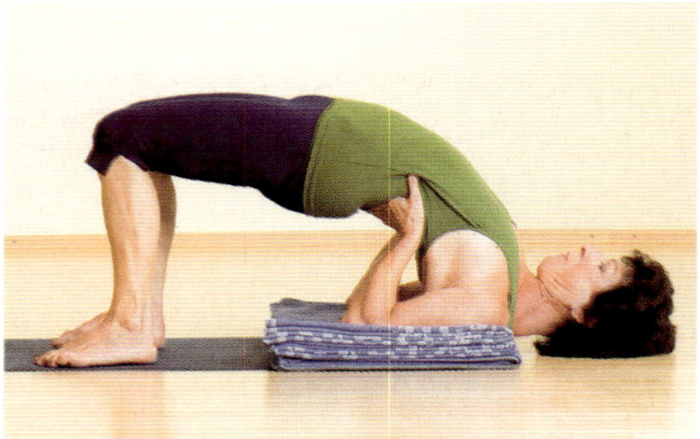

So wird's leichter:

Eine einfachere Variante ermöglicht die Wand. Liegen Sie mit den Zehen dicht an der Wand, das Becken an den Fersen. Die Füße an der Wand aufstellen, in die Wand drücken und mit dem Einatmen das Becken heben. Die Hände unter den Brustkorb bringen, Ellenbogen parallel, weiter aufrichten und die Unterschenkel so an der Wand hochstellen, dass sie parallel zum Boden stehen. Das Schambein heben, den Brustkorb öffnen und mit den Füßen hüftbreit in die Wand drücken. 20–30 Sekunden so stehen und wieder nach unten kommen.

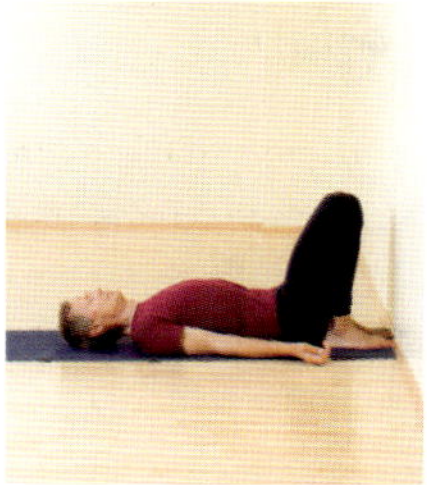

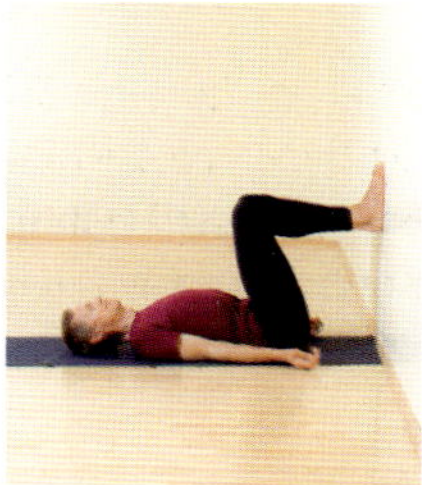

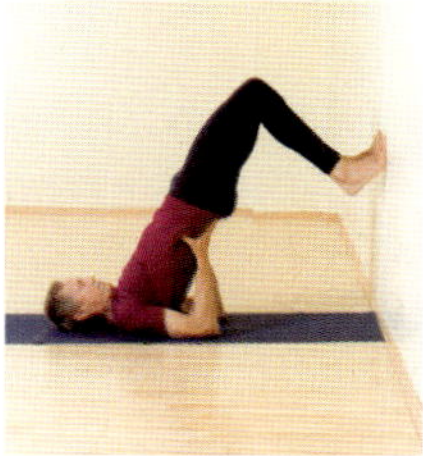

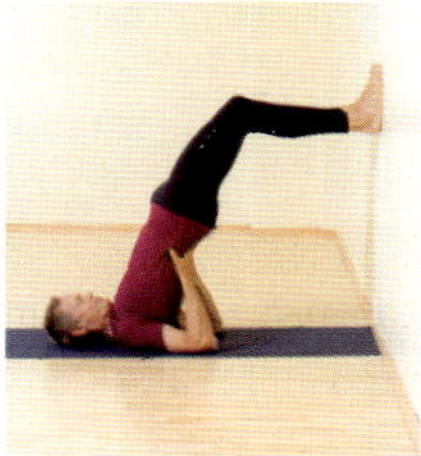

Variante 2: Auf dem Boden liegen und die Füße aufstellen. Mit dem Ausatmen nehmen Sie das Becken hoch und falten unter dem Rücken die Hände. Die Arme strecken und zum Boden drücken. Füße parallel aufstellen und kraftvoll abdrücken. Öffnen Sie den Brustkorb und kommen Sie auf die äußeren Schultern. Das Gesäß nach oben heben und ruhig atmen. Nach 20–30 Sekunden die Hände lösen und wieder nach unten kommen.

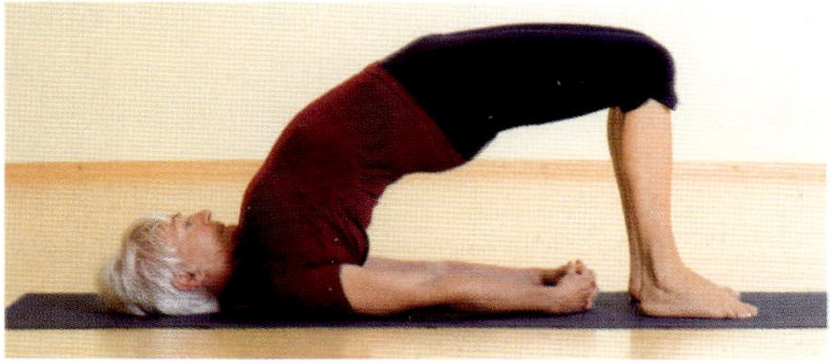

TIPP

Drehen Sie die Hände nicht mit den Fingern nach außen. Stellen Sie sie lieber weiter unten unter den Rücken und versuchen Sie, die Ellenbogen unter dem Körper zu lassen.

Und so wirkt's:

- lindert Rückenschmerzen und kräftigt die Wirbelsäule
- unterstützt das Herz und beruhigt den Geist
- entspannt und belebt den Körper

RUND UM DAS BECKEN

Für die korrekte Aufrichtung der Wirbelsäule ist die Stellung des Beckens von ausschlaggebender Bedeutung. Entscheidenden Einfluss auf die Position des Beckens haben die Beine sowie die Muskeln des Rumpfes. Zwei Übungen rund um das Becken widmen sich deshalb der Kräftigung der geraden Bauchmuskeln, die wesentlich am aufrechten Stehen beteiligt sind und das Vorkippen des Beckens verhindern. Für die Kräftigung der schrägen Bauchmuskulatur sorgt die Drehung im Liegen (S. 84).

Neben der Kräftigung der Bauchmuskulatur liegt ein weiterer Schwerpunkt dieses Kapitels auf der Öffnung der Hüftgelenke. Diese Gelenke sind mit starken Bändern gesichert und oft sehr steif. Da das Hüftgelenk ein Kugelgelenk ist, kann es sich in mehrere Richtungen bewegen. Die verschiedenen Übungen für die Hüften (ab S. 102) fördern die allseitige Drehfähigkeit der Hüftgelenke und machen sie geschmeidiger.

Die Beweglichkeit der Hüftgelenke hängt von einer Vielzahl von Muskeln sowohl an den Beinen als auch tief im Becken selbst ab. Aufgrund der starken Bandsicherung ist der Bewegungsradius der Gelenke jedoch eingeschränkt. Hinzu kommt, dass durch das lange Sitzen im Alltag viele Menschen unter verkürzten und schwachen Muskeln sowie einem zu festen Bandapparat im Bereich des Beckens leiden. Die so genannten Hüftöffner sorgen für eine balancierte Dehnung und Kräftigung von Muskeln und Bändern und fördern damit die Beweglichkeit der Hüften.

Die Verbindung zwischen Oberschenkelknochen und Hüftpfanne sollte fest sein, damit das Gelenk sich in optimaler Führung bewegen kann. Die vorgestellten Übungen tragen dazu bei, dass diese Festigkeit gefördert und aufrechterhalten wird.

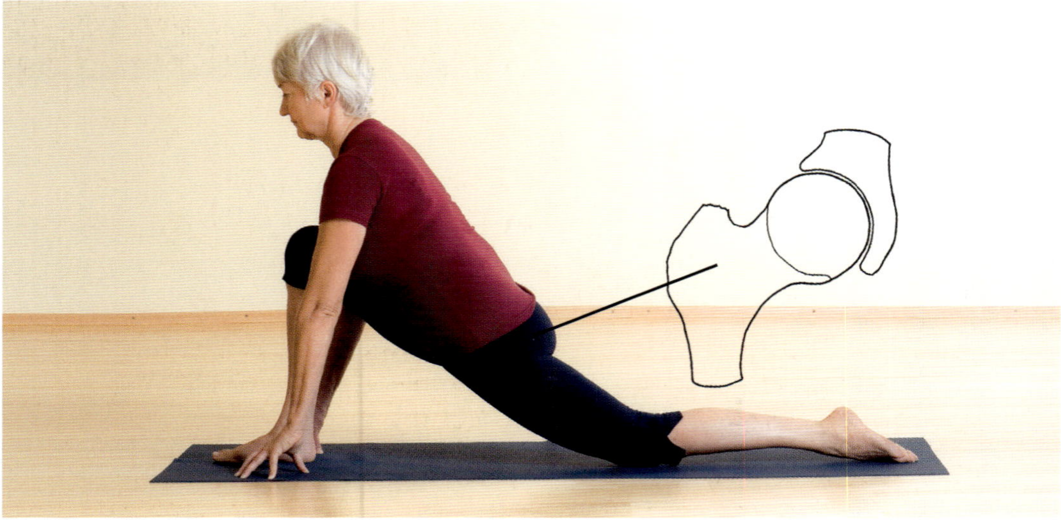

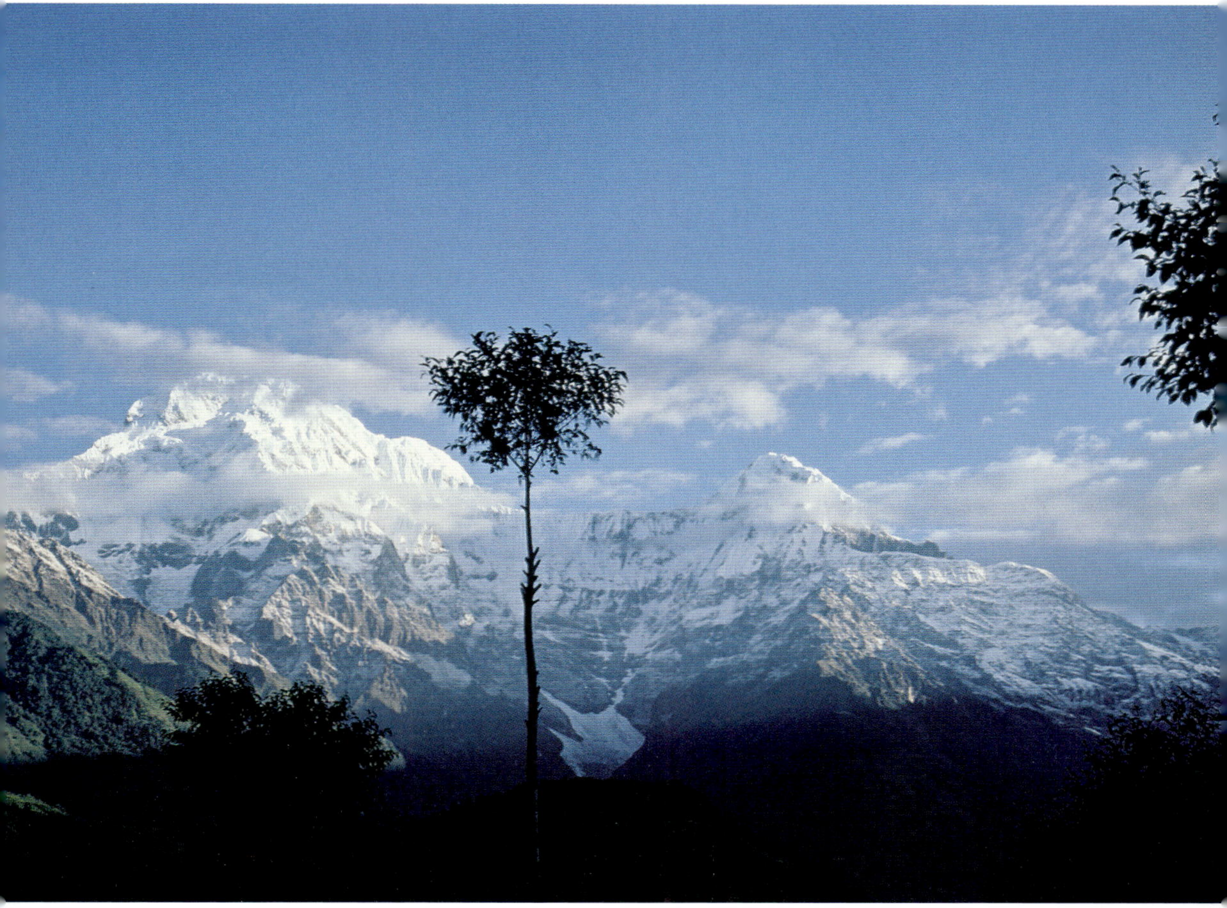

»WOHIN KOMMT MAN DURCH YOGA?
MAN HAT SICH VON SICH SELBST ENTFERNT,
UND YOGA BRINGT EINEN ZURÜCK
ZU SICH SELBST.
DAS IST ALLES.«

T.K.V. DESIKACHAR

URDHVA PRASARITA PADASANA

['ʊrdva prɑːsa'riːta pɑː'dɑːsana]

urdhva: nach oben; prasarita: ausgebreitet; pada: Fuß

1 Liegen Sie ausgestreckt auf dem Rücken, die Arme über dem Kopf, Handflächen nach oben. Die Lendenwirbelsäule nach unten von der Taille wegziehen und von dort bis in die Fingerspitzen strecken.

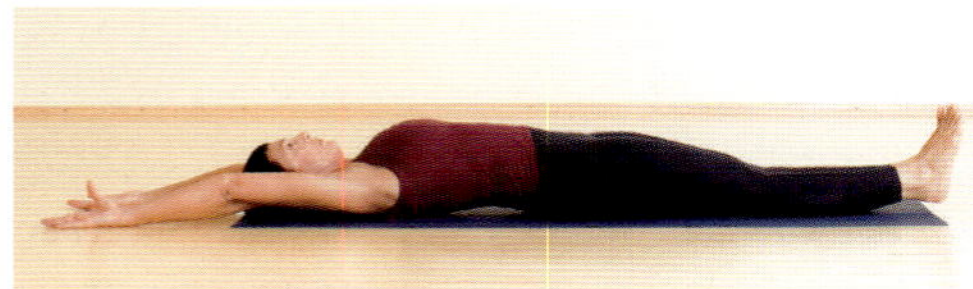

---

2 Nehmen Sie mit dem Ausatmen die Beine gestreckt vom Boden hoch, bis sie im 90-Grad-Winkel oben stehen. Die Rückseiten der Beine strecken, ruhig atmen und den Bauch entspannt lassen. Nach 10–20 Sekunden mit dem Einatmen die Beine wieder gestreckt nach unten absenken.

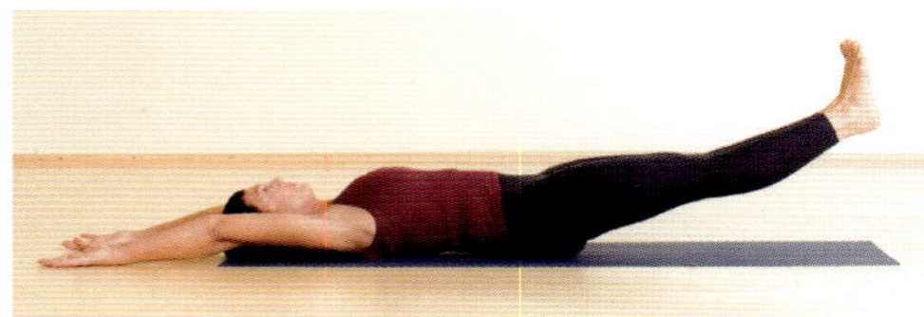

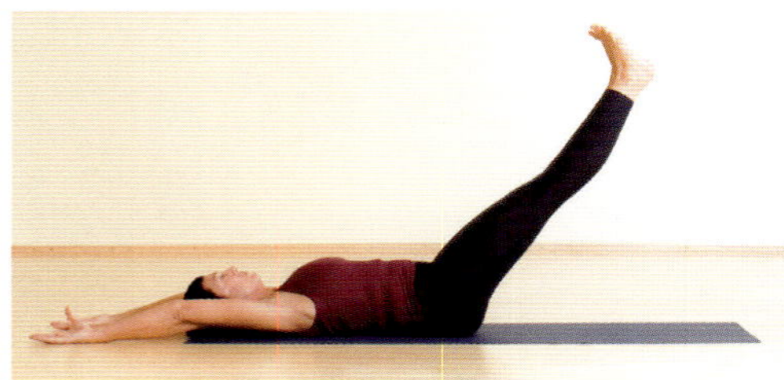

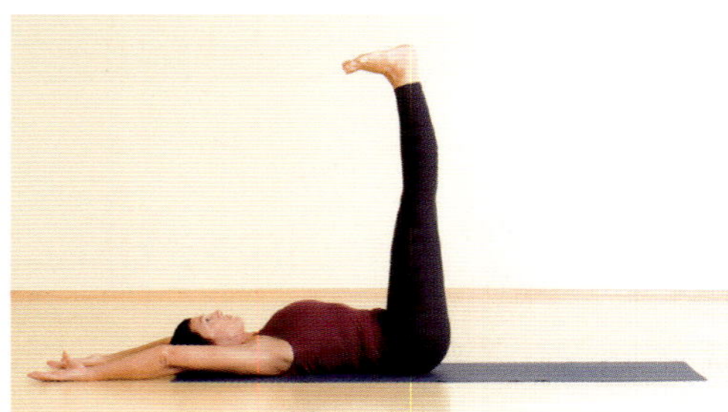

So wird's leichter:

Beugen Sie die Beine im Liegen zum Brustkorb und strecken sie von dort nach oben aus. Dann senken Sie sie gestreckt wieder zum Boden. Oder legen Sie die beiden Hände flach unter das Gesäß und bringen dann die Beine nach oben und nach unten. Das entlastet den unteren Rücken.

PARIPURNA NAVASANA

[pa:ri'purna na:'va:sana]

paripurna: voll, komplett; nava: Boot

1 Sitzen Sie in Dandasana (S. 70). Beugen Sie beide Beine und halten Sie sie nahe den Kniekehlen an den Oberschenkeln fest. Richten Sie den Oberkörper auf. Das Brustbein heben und den Rücken strecken. Heben Sie die Füße vom Boden und balancieren Sie auf dem Gesäß, während Sie die Beine festhalten.

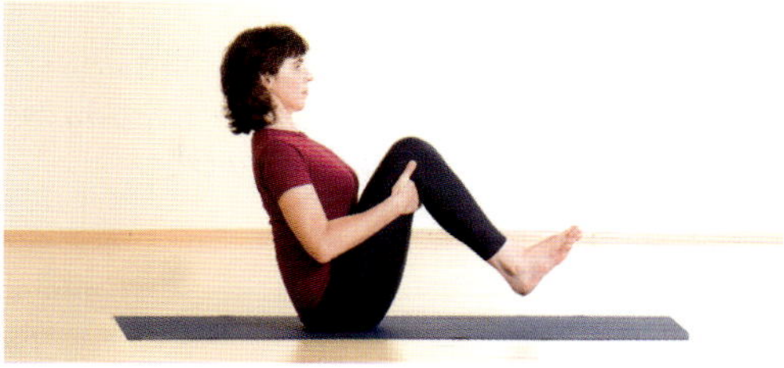

2 Die Beine strecken und in die Hände drücken, die Füße sind angewinkelt und der Oberkörper aufgerichtet. Ziehen Sie mit der Kraft der Arme die Schulterblätter in den Rücken und heben Sie das Brustbein und den Kopf.

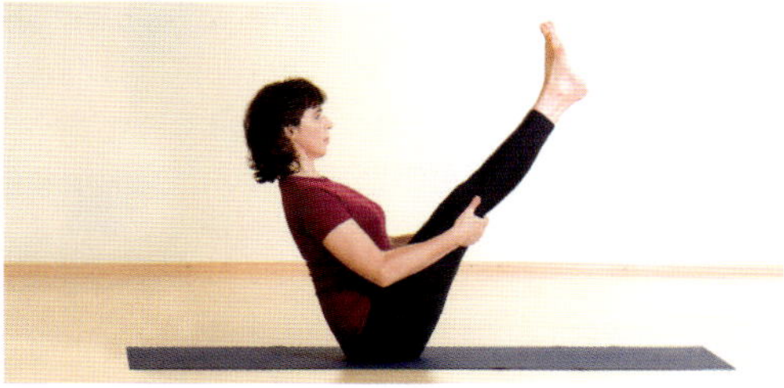

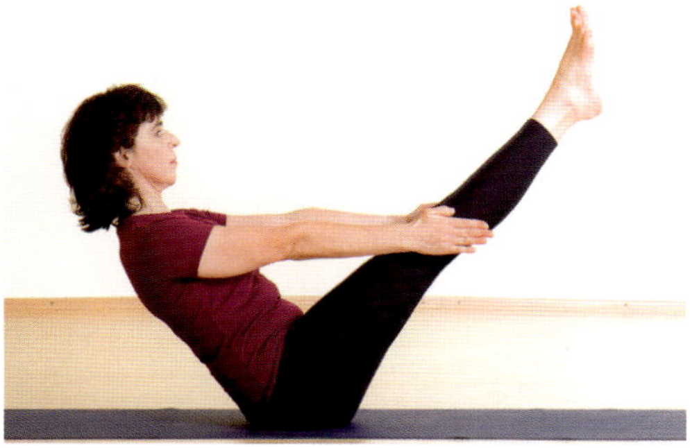

3 Lassen Sie die Beine los und strecken die Arme nach vorne aus, parallel zum Boden, die Handflächen zeigen zueinander. Die Wirbelsäule kräftig in den Körper hinein heben und die Beine maximal gestreckt halten. Nach 5–10 Sekunden mit dem Ausatmen die Beine nach unten nehmen.

So wird's leichter:

Wenn das freie Balancieren schwerfällt, stellen Sie entweder die Hände neben dem Gesäß auf oder halten die Beine wie im zweiten Schritt fest.

Und so wirkt's:

Beide Übungen

- kräftigen Bauchmuskulatur und -organe
- kräftigen die Muskulatur von Lendenwirbelsäule und Kreuzbein
- helfen bei Blähungen, Völlegefühl und Magenverstimmungen
- machen Bauch und Taille schlanker

SUPTA PADANGUSTHASANA I + II

['su:pta pa:daŋgu:'sta:sana]

supta : liegend; padangustha: große Zehe

1 Liegen Sie mit ausgestreckten Beinen auf dem Rücken, die Arme seitlich am Körper. Die Lendenwirbelsäule und das Kreuzbein nach unten ziehen. Mit dem Ausatmen beugen Sie das rechte Bein zum Brustkorb und greifen mit der rechten Hand den großen Zeh. Das linke Bein bleibt fest auf dem Boden ausgestreckt.

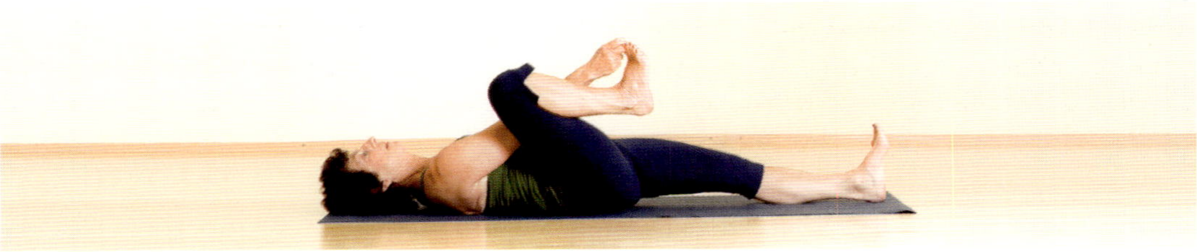

2 Das rechte Bein nach oben strecken, Oberschenkel und Knie in einer Linie. Halten Sie den rechten Fuß aktiv angewinkelt und ziehen Sie das rechte Bein in das Hüftgelenk hinein. Das linke Bein fest zum Boden drücken und die rechte Schulter zum Boden ziehen. Nach 10–20 Sekunden das rechte Bein beugen und wieder ablegen. Mit dem linken Bein wiederholen.

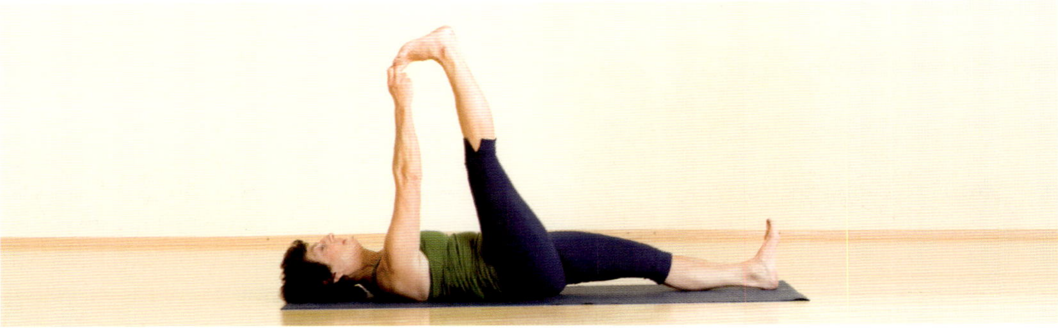

3 Bringen Sie das rechte Bein wie unter (2) nach oben. Erden Sie die linke Körperhälfte fest am Boden und strecken Sie den linken Arm zur Seite aus. Mit dem Ausatmen das rechte Bein gestreckt nach rechts absinken lassen. Gehen Sie nur so weit mit dem Bein nach rechts, wie die linke Gesäßhälfte und das linke Bein am Boden bleiben können. Nach 10–20 Sekunden das Bein mit dem Einatmen wieder nach oben nehmen, beugen und ablegen. Auf der linken Seite wiederholen.

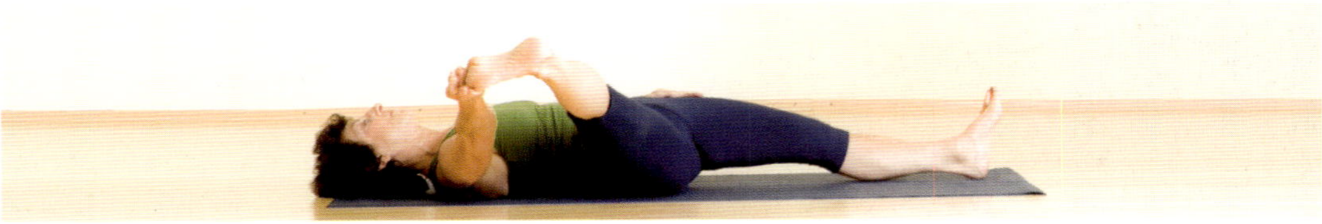

So wird's leichter:

Wenn Sie das Bein nicht strecken können, nachdem Sie den Zeh ergriffen haben, behelfen Sie sich mit einem Gurt, den Sie um den Fußballen legen. Es ist wichtiger, das Bein zu strecken als den Fuß zu fassen. Halten Sie den Gurt bei der ersten Variante mit beiden Händen, bei der zweiten Variante nur mit der rechten Hand. Hilfreich ist es auch, mit dem ausgestreckten Bein in die Wand zu drücken, um so die Streckung des Beines zu verbessern und mehr Druck in die ausgestreckte Seite zu bringen. Stellen Sie dafür den ganzen Fuß fest an der Wand auf.

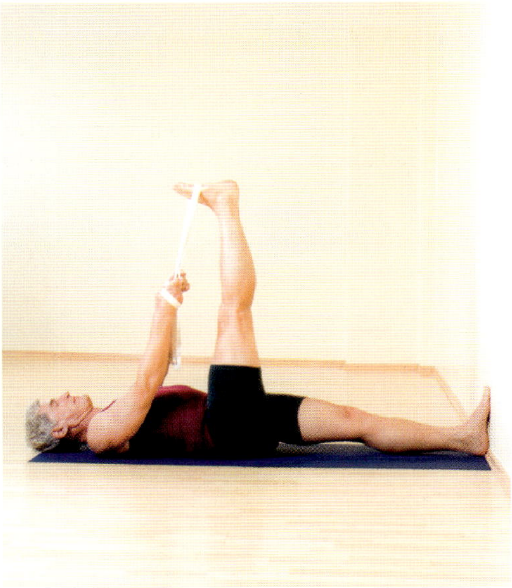

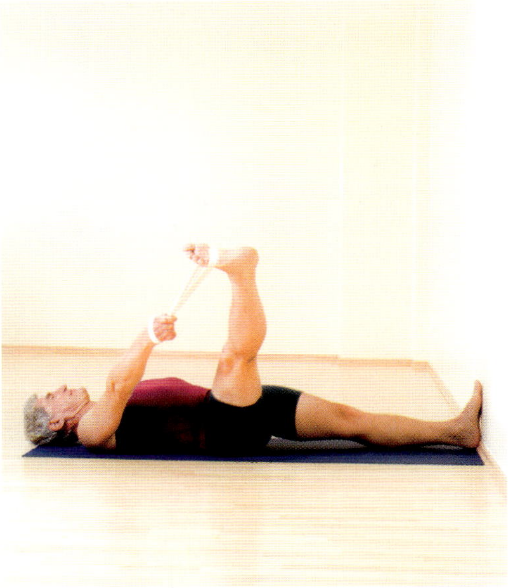

TIPP

Am wichtigsten ist es in dieser Position, die Beine gestreckt zu halten. Nehmen Sie lieber das Bein nicht so hoch, als dass Sie es beugen.

Und so wirkt's:

Beide Varianten

- lindern Rückenschmerzen und Ischiasbeschwerden
- beugen Problemen der unteren Beckenorgane vor

HÜFTÖFFNER

1 Kommen Sie auf die Knie und stellen die Hände vorne auf. Stellen Sie das rechte Bein so weit nach vorne, wie Sie können, dabei sollte das rechte Schienbein senkrecht stehen. Das linke Knie ruht auf dem Boden. Stützen Sie sich auf dem Boden auf und lassen Sie die linke Leiste nach unten sinken. Bleiben Sie etwa 20–30 Sekunden in dieser Position.

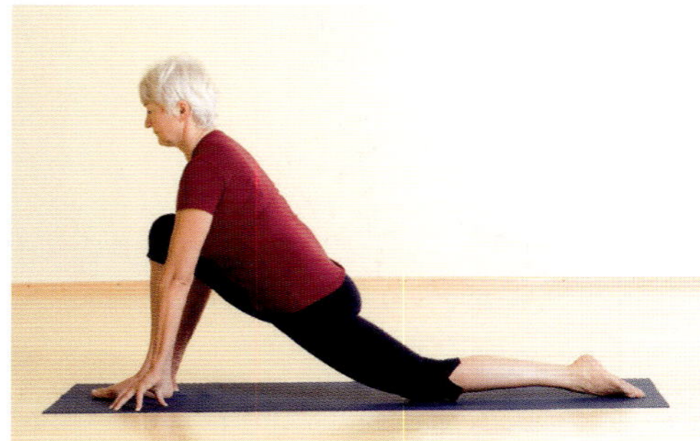

---

2 Strecken Sie nun das linke Knie, ohne mit der Hüfte wesentlich hochzukommen. Ziehen Sie die linke Ferse nach hinten und strecken die Kniekehle nach oben. Lassen Sie sich weiter in die linke Leiste sinken, ohne die Spannung des Beins zu verringern. Nach 20–30 Sekunden das Bein wieder beugen und die Stellung auf der anderen Seite wiederholen.

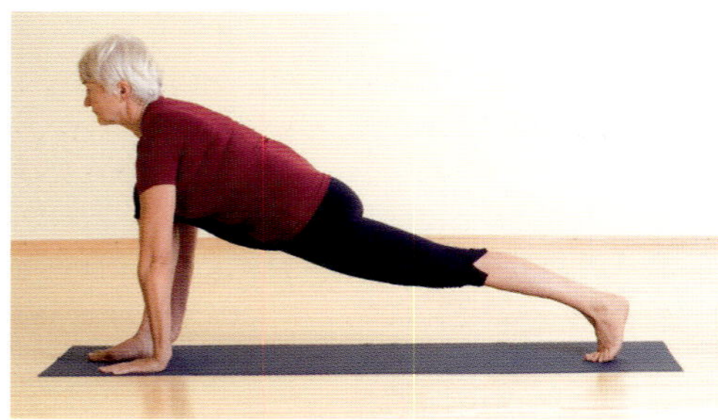

---

3 Legen Sie eine Matte und eine Decke vor die Wand. Bringen Sie das linke Knie möglichst dicht an die Wand und den linken Unterschenkel an der Wand hoch, der Fuß zeigt gerade nach oben. Dann stellen Sie das rechte Bein vorne im rechten Winkel auf und stützen sich mit den Händen auf dem Oberschenkel ab. Machen Sie einige ruhige Atemzüge. Mit dem Ausatmen nutzen Sie den Druck Ihrer Hände, um den Oberkörper in Richtung Wand zurückzudehnen. Bleiben Sie 10–20 Sekunden in der Stellung und kommen dann wieder heraus. Wechseln Sie zur anderen Seite.

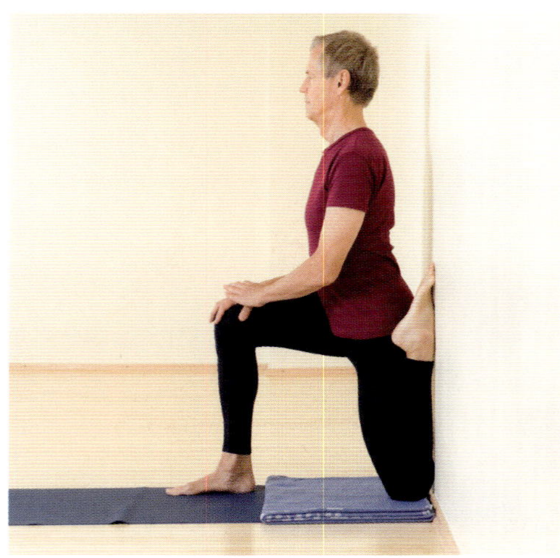

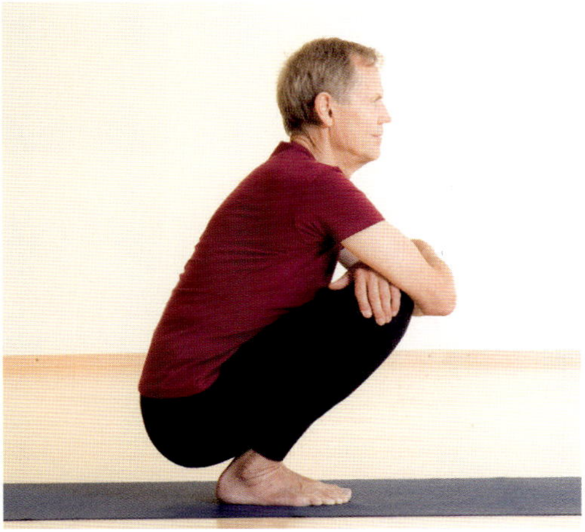

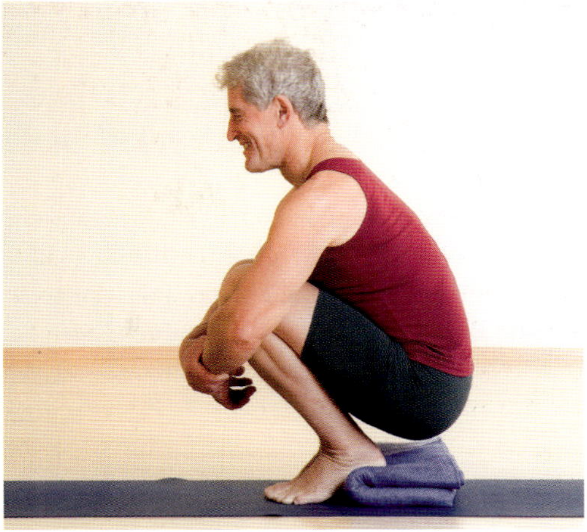

Und weitere Varianten

4 Stehen Sie in Tadasana (S. 44), nehmen Sie die Füße zusammen. Beugen Sie die Knie und kommen nach unten in die Hocke. Lassen Sie Füße und Knie zusammen und sitzen 30–60 Sekunden so da. Lassen Sie den Rücken lang werden und entspannen Sie die Hüftgelenke. Wenn Sie nicht mit den Fersen auf den Boden kommen, legen Sie so viel Decke unter die Fersen, dass Sie auf dem ganzen Fuß stehen können. Es ist auch möglich, mit den Füßen etwas breiter (aber immer noch parallel) zu stehen.

5 Diese Übung hält die Zehengelenke beweglich und kräftigt die Fußgelenke. Das Stehen auf einem Bein wird leichter nach dieser Übung.
Gehen Sie zunächst wieder mit geschlossenen Füßen in die Hocke. Stellen Sie sich auf die Zehen und richten die Fußsohlen möglichst hoch auf. Die Knie vorne absenken, die Hände vom Boden nehmen und balancieren. Halten Sie Ihr Gewicht auf der ganzen Breite des Fußballens. Stehen Sie 30–40 Sekunden mit ruhigem Atem.

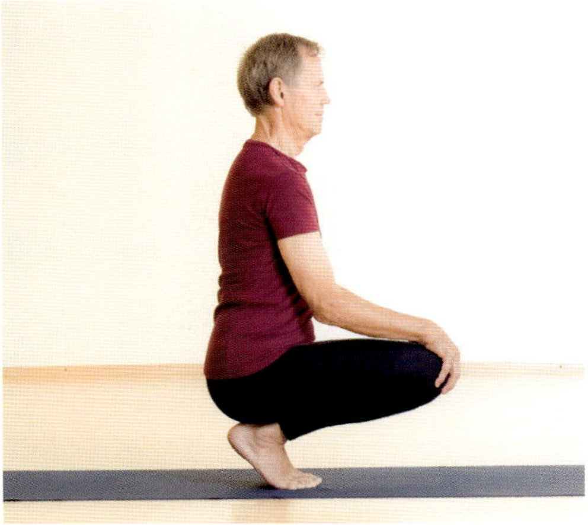

Und so wirkt's:

Die gezeigten Positionen dehnen und strecken verschiedene Muskeln und Bänder, die die Hüftgelenke beweglich halten. Von der Mobilität der Hüften profitiert insbesondere die Wirbelsäule in ihrer korrekten Aufrichtung.

EKA PADA RAJAKAPOTASANA (EINFACHE VARIANTE)

[ˈeɪka ˈpaːda ˈraːdʒa kaːpoʊˈtaːsana]

eka pada: ein Bein; raja kapot: Königstaube

1 Knien Sie im Vierfüßlerstand auf dem Boden. Mit dem Ausatmen bringen Sie den linken Fuß nach vorne, das linke Knie etwas zur Seite ausgestellt. Bringen Sie das rechte Bein zurück, bis die rechte Leiste über dem linken Fuß steht. Dabei das rechte Bein und den rechten Fuß gerade nach hinten ausstrecken. Mit den Armen aufstützen und die rechte Hüfte möglichst nahe zur linken Ferse bringen.

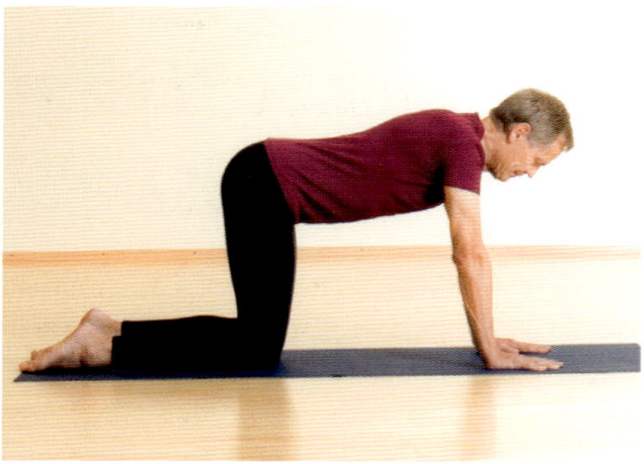

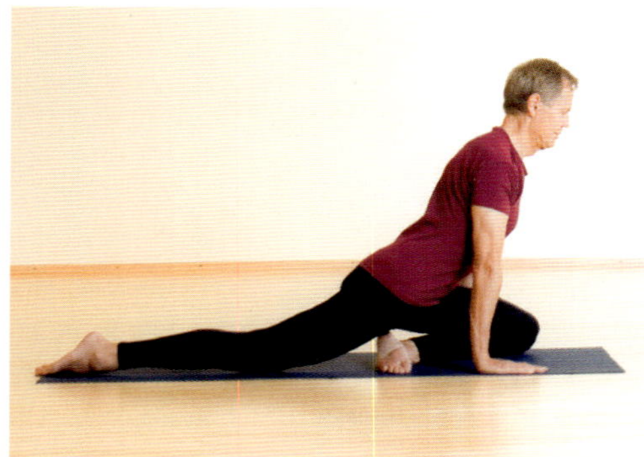

---

2 Kommen Sie auf die Unterarme und bringen nochmals die rechte Leiste nach unten, bis das Kreuzbein gerade liegt. Dann nehmen Sie den Kopf auf den Boden und strecken die Arme nach vorne aus. Bleiben Sie mit ruhigem Atem 30–60 Sekunden in der Position und kommen dann wieder hoch. Auf der anderen Seite wiederholen.

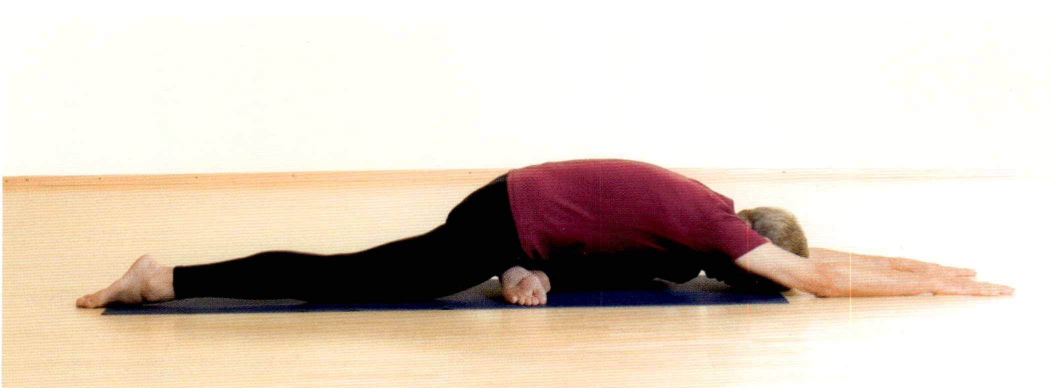

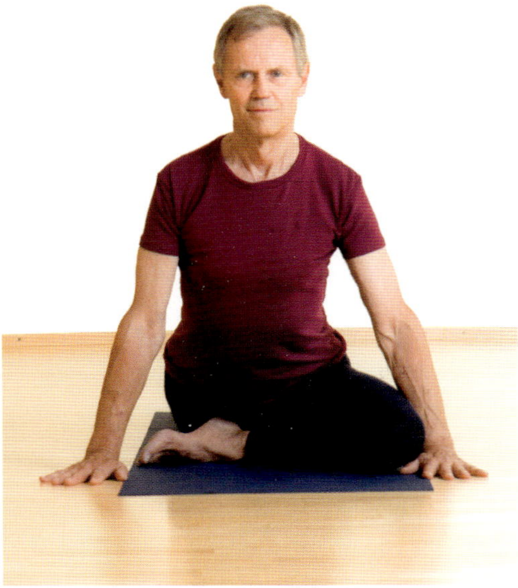

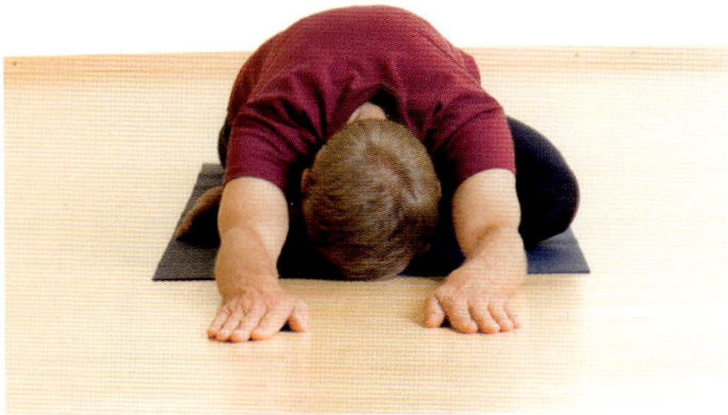

DETAIL

Achten Sie darauf, dass das linke Knie nach außen zeigt und nicht nach vorn. Wenn Sie mit dem rechten Oberschenkel und der rechten Leiste nicht so tief kommen, legen Sie sich eine gefaltete Decke unter den Oberschenkel, um ihn besser ablegen zu können.

TIPP

Achten Sie darauf, dass Sie nicht zur Seite kippen. Und bleiben Sie ruhig mal etwas länger in der Haltung.

Und so wirkt's:

- löst besonders die tiefen Muskeln im Gesäß
- hilft bei Ischiasbeschwerden
- entspannt und stärkt die Hüftmuskeln

RÜCKBEUGEN

Selten im Alltag beugen wir unseren Körper spontan nach hinten. Der Hauptzug unserer Bewegungen geht nach vorn. Daher sind in der Regel auch viele Muskeln verkürzt, die eine offene Bewegung nach hinten erlauben würden. Vor allem im Bereich der Schultern und der Leisten stoßen viele Menschen bei Rückbeugen schnell an Grenzen. Umso wichtiger ist es, diese Übungen selbstverständlich in das tägliche Programm aufzunehmen, denn sie sind äußerst wertvoll in ihren Auswirkungen.

Rückbeugen wirken stimulierend auf das zentrale Nervensystem und geben ihm Kraft, mit Stress besser umzugehen. Sie energetisieren den Körper und fördern und erhalten seine Vitalität, was sich vor allem dadurch bemerkbar macht, dass er robuster und widerstandsfähiger gegen Krankheiten und Belastungen wird. Die vitale Lungenkapazität bleibt erhalten, die Herzkranzgefäße werden stärker durchblutet, und die Funktion des Herzens wird verbessert. Im Bereich der Bauchorgane profitieren besonders Leber, Milz und Bauchspeicheldrüse von der Streckung des Bauchraums; die Nieren werden durch die Beugung am hinteren Rücken stark durchblutet und genährt. Für die Verdauungsorgane bedeuten Rückbeugen eine Anregung ihrer Tätigkeit. Bluthochdruck, Kopfschmerzen sowie nervliche Überlastung können gelindert werden.

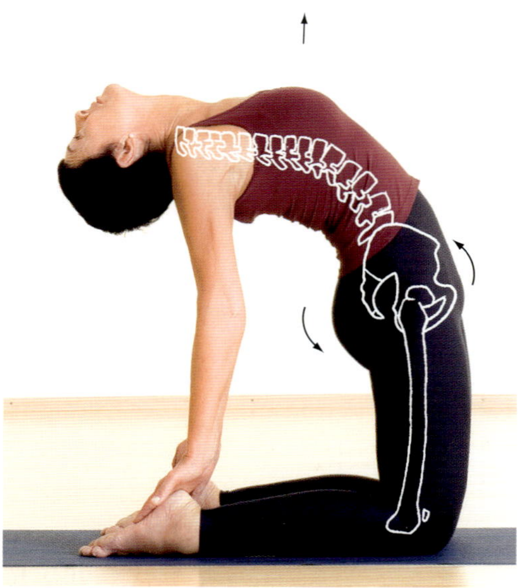

An der Wirbelsäule werden degenerative Prozesse verhindert oder aufgehalten, die Bandscheiben bewahren ihre Elastizität. Die Knochendichte in den Wirbelkörpern und den Beinen bleibt erhalten, und die umliegende Muskulatur wird gestärkt. Der Brustkorb, die Schultern und Arme bleiben beweglich und kräftig. Vor allem wirken Rückbeugen der mit zunehmendem Alter verbreiteten Tendenz zum Rundrücken entgegen, der häufig mit eingesunkenem Brustkorb und flacher Atmung verbunden ist. Der Brustkorb wird in der Rückbeuge gedehnt und die Rippen geöffnet, so dass wir frei atmen können.

Bei den Rückbeugen ist das Verständnis für die richtige Bewegung der Wirbelsäule von zentraler Bedeutung für die Ausführung. Dabei muss in erster Linie darauf geachtet werden, dass das Kreuzbein mit dem Steißbein nach unten und in den Körper hineingezogen wird, damit die Lendenwirbelsäule in der Beugung lang bleiben kann und nicht zu sehr gestaucht wird. Die Brustwirbelsäule hebt mit den Schulterblättern und Armen nach oben, um den Brustkorb zu öffnen.

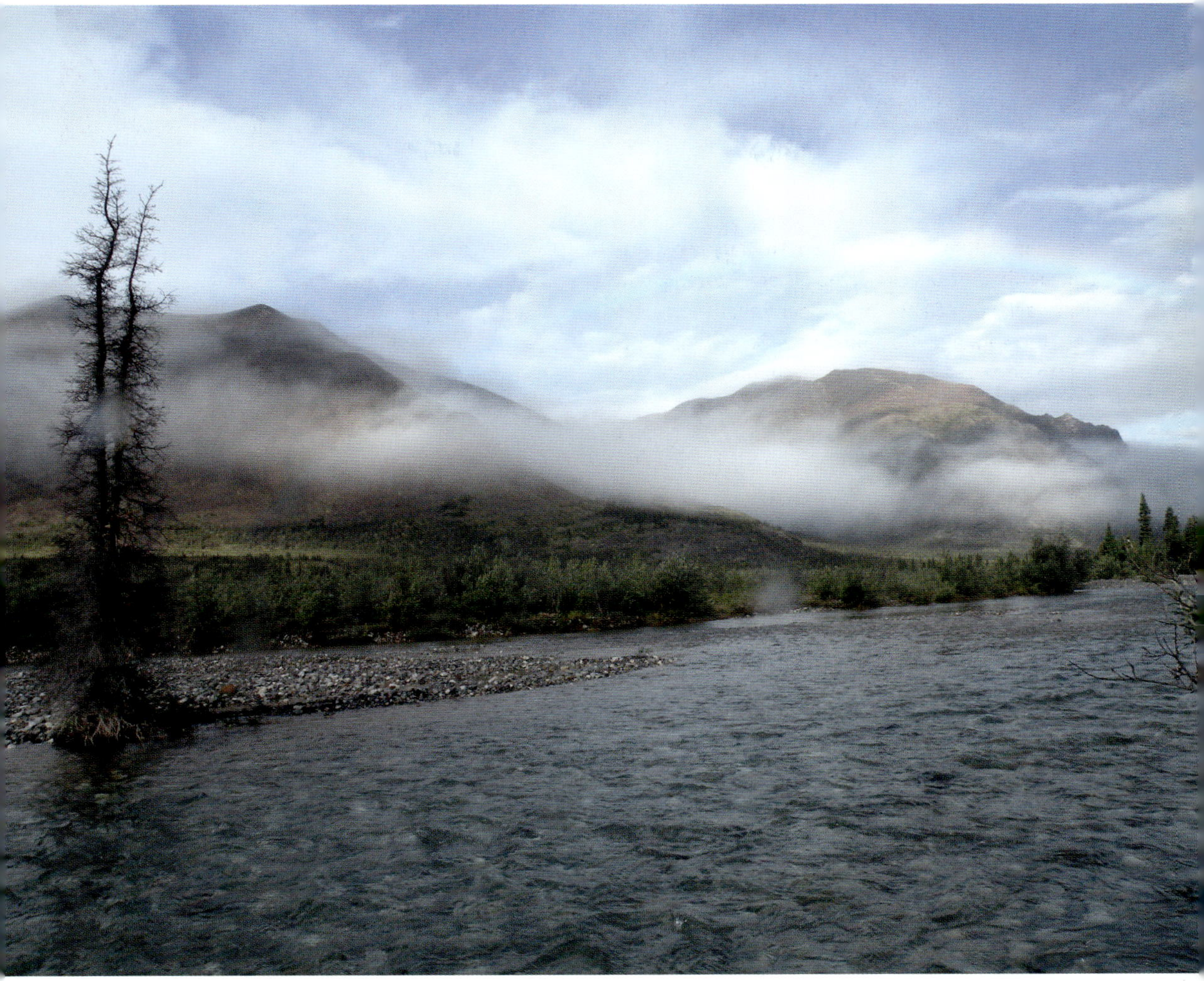

»WEIL DU DEN RÜCKEN NICHT
SEHEN KANNST,
WIRD ER VERGESSEN.
DER RÜCKEN MUSS IN ALLEN
POSITIONEN AKTIVIERT WERDEN.«

B.K.S. IYENGAR

CHATURANGA DANDASANA

[tʃaːtʊ'raːŋga daːn'daːsana]

chatur: vier; anga: Gliedmaßen; danda: Stab

1 Liegen Sie auf dem Bauch und stellen Sie die Hände seitlich neben dem Brustkorb auf. Die Ellenbogen dicht am Körper halten, die Füße stehen etwa 30 cm auseinander und sind aufgestellt. Den Kopf anheben.

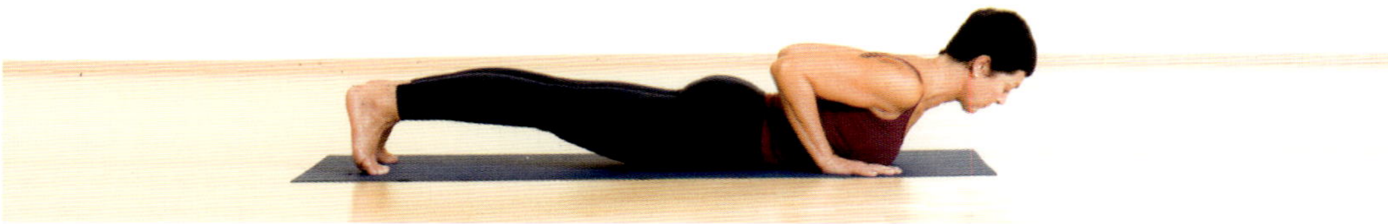

2 Mit dem Ausatmen den ganzen Körper einige Zentimeter vom Boden anheben. Brustkorb, Hüften, Oberschenkel und Knie nach oben heben, dabei das Kreuzbein leicht einziehen und die Fersen nach hinten strecken. Das Gesäß nicht nach oben herausstrecken, sondern in einer Linie mit Beinen und Oberkörper halten. Nach 5–10 Sekunden mit dem Ausatmen nach unten kommen.

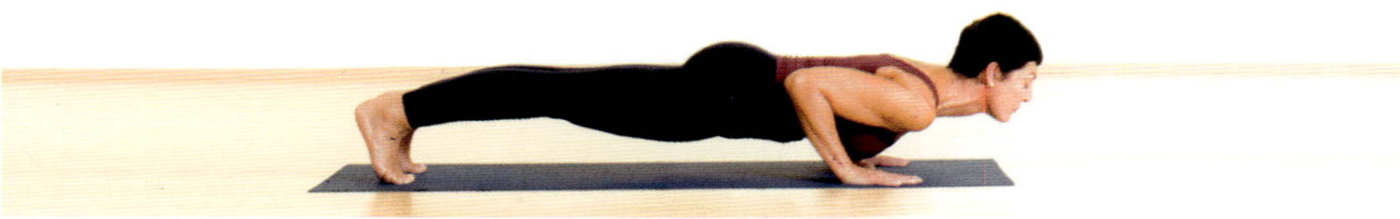

So wird's leichter:

Gerade für Frauen und ältere Menschen ist die Position eine echte Herausforderung. Diese Alternative variiert die Stellung der Arme. Im Kniestand falten Sie die Hände vorne und setzen die Unterarme schulterbreit auf. Die Beine zurücknehmen und den Körper über dem Boden ausstrecken.

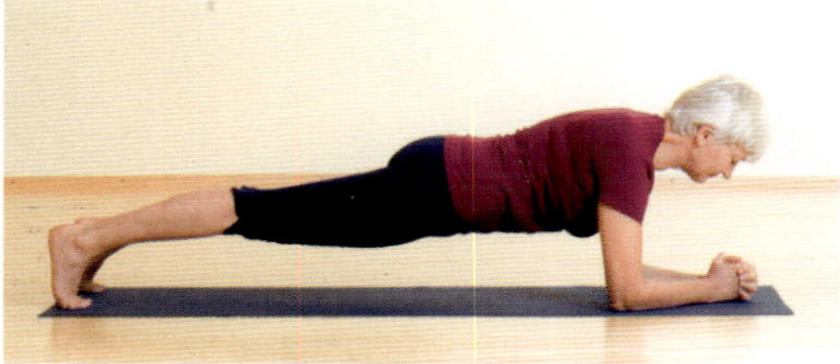

Und so wirkt's:

- kräftigt die Muskeln des Rückens
- kräftigt die Schultermuskulatur, Arme und Handgelenke

URDHVA MUKHA SVANASANA

['ʊrdva 'muːka ʃva'nɑːsana]

urdhva: nach oben; mukha: Gesicht; svana: Hund

1 Liegen Sie auf dem Bauch mit dem Kinn auf dem Boden. Stellen Sie die Hände seitlich neben dem Brustkorb auf und spreizen dabei die Finger; die Mittelfinger zeigen nach vorne. Die Zehen sind nach hinten ausgestreckt, die Füße 30 cm auseinander.

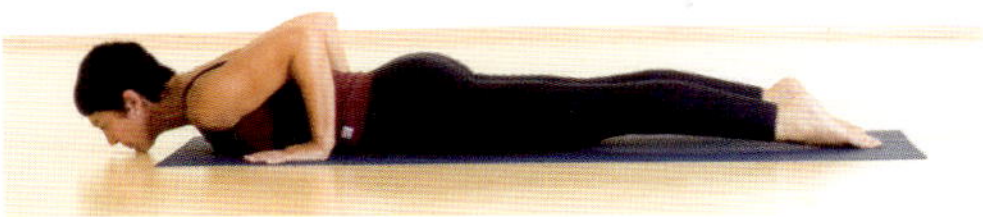

2 Mit dem Einatmen Kopf und Brustkorb heben, die Hände und Füße gegen den Boden drücken. Gesäßmuskeln anspannen und Beine strecken.

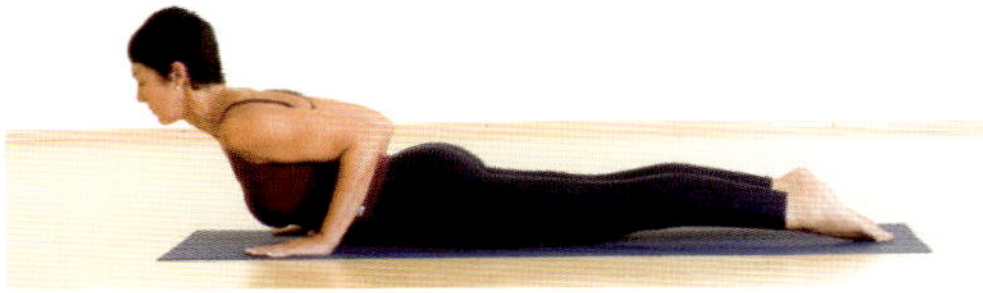

3 Mit dem Ausatmen die Arme und Ellenbogen strecken. Heben Sie Becken, Oberschenkel und Knie vom Boden weg und stützen sich nur auf Hände und Füße. Die Schultern zurückdrehen und die Arme nach außen drehen, so dass die Ellenbogenbeugen nach vorne zeigen. Das Gesäß festmachen und nach unten drücken. Den Brustkorb anheben und leicht nach oben schauen. Bleiben Sie 10–20 Sekunden in der Haltung und kommen mit dem Ausatmen wieder nach unten.

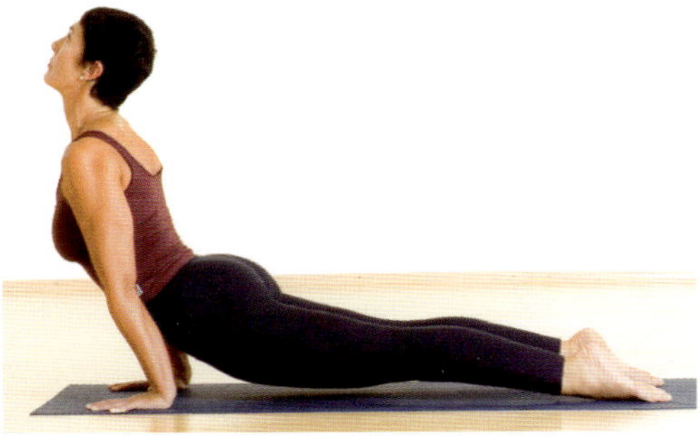

TIPP

Üben Sie den aufwärtsgerichteten Hund im Wechsel mit dem abwärtsgerichteten Hund von S. 62. Eine gute und schnelle Art der Aufwärmung.

Und so wirkt's:

- macht den Rücken beweglich
- lindert Rückenschmerzen, Hexenschuss und Ischiasbeschwerden
- macht die Lungen geschmeidiger

SALABHASANA

[ʃaːla'baːsana]

salabha: Heuschrecke

1 Liegen Sie auf dem Bauch, die Füße zusammen und die Arme seitlich am Körper, die Handflächen zeigen nach oben. Beine und Knie sind gestreckt.

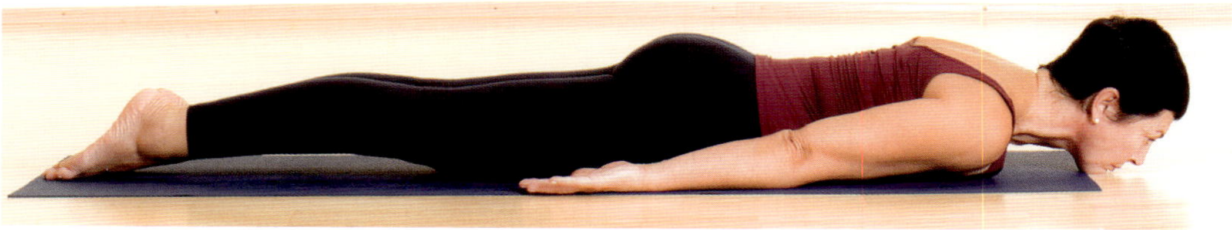

2 Mit dem Ausatmen gleichzeitig Kopf, Oberkörper und Oberschenkel vom Boden heben. Das Steißbein nach unten drücken und die Arme parallel nach hinten strecken. Noch einmal Oberkörper und Beine anheben und nach vorne schauen. Nach 10–20 Sekunden mit dem Ausatmen nach unten kommen.

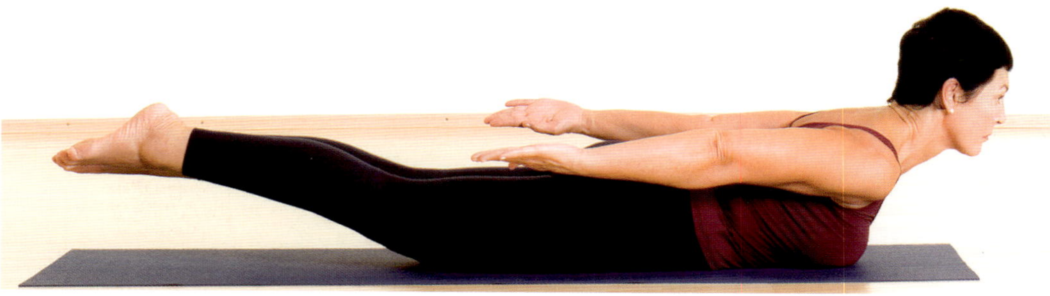

So wird's leichter:

Anfangs ist es leichter, jeweils einen Arm und ein Bein diagonal im Wechsel zu heben. Der andere Arm und das andere Bein bleiben am Boden.

Als Variante strecken Sie die Arme nach vorne aus und heben mit dem Ausatmen Beine und Arme zugleich nach oben. Strecken Sie die Beine nach hinten und die Arme nach vorne, als seien Sie eine Heuschrecke im Flug zu einem fernen Grashalm.

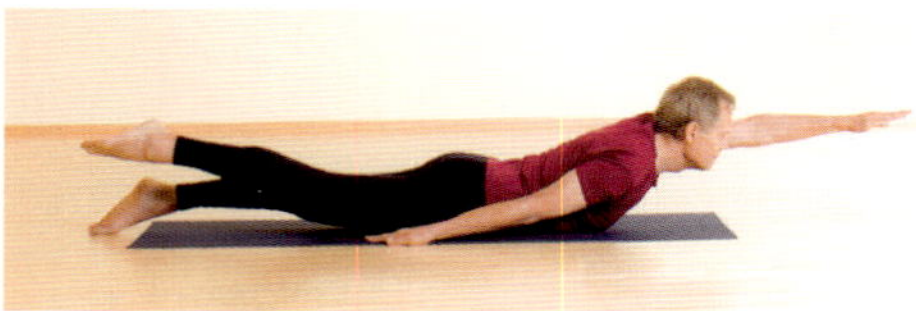

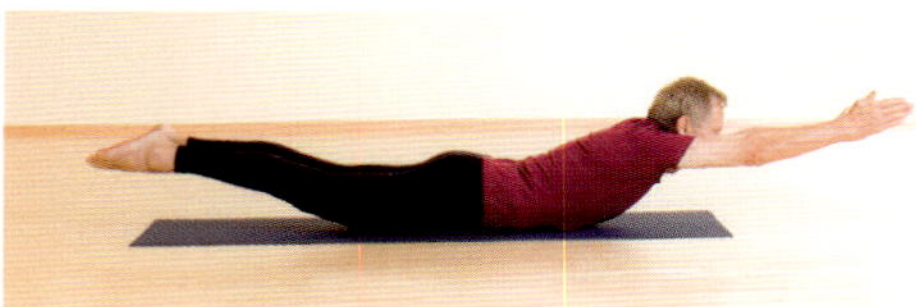

DHANURASANA

[daːnʊ'raːsana]

dhanura: Bogen

1 Liegen Sie auf dem Bauch, die Arme seitlich am Körper, Beine und Knie sind gestreckt.

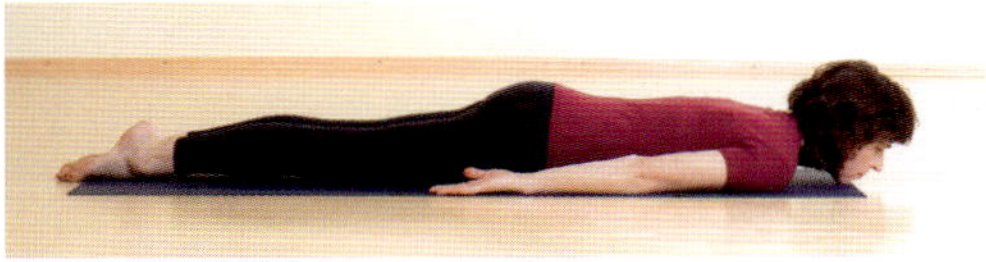

2 Die Beine beugen und mit den Händen die Knöchel greifen.

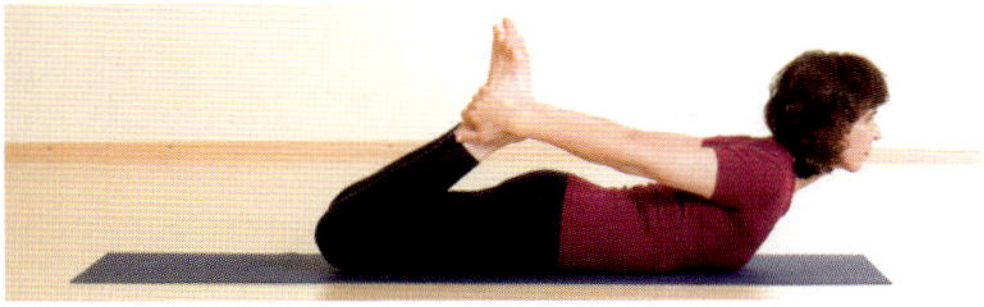

3 Mit dem Ausatmen den Brustkorb, die Knie und die Oberschenkel vom Boden anheben. Die Füße und Knie stehen leicht auseinander. Mit dem Zug zwischen Beinen und Armen den Oberkörper und die Beine noch höher vom Boden heben. Das Gewicht ruht auf dem unteren Bauch. Den Kopf heben und nach oben schauen. Gleichmäßig atmen und nach 5–10 Sekunden nach unten kommen und die Beine loslassen.

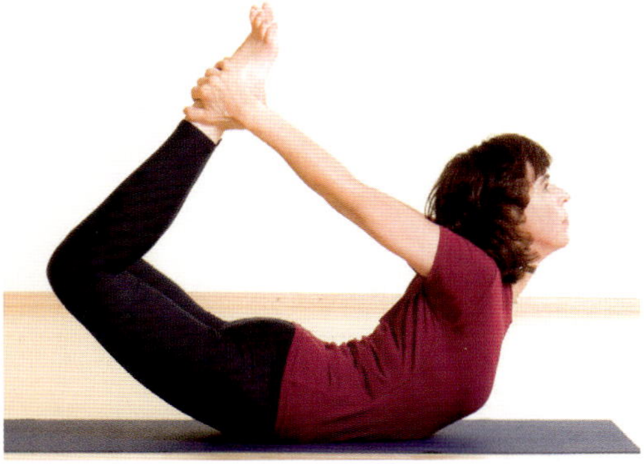

Und so wirkt's:

Beide Übungen

- kräftigen die Muskeln des Rückens
- machen die Wirbelsäule geschmeidig
- lindern Schmerzen im unteren Rücken
- helfen bei Bandscheibenvorfall
- unterstützen die Verdauung
- helfen bei Blähungen
- kräftigen die Organe des Bauches

USTRASANA

[uːˈʃtraːsana]

ustra: Kamel

1 Knien Sie hüftbreit auf dem Boden, die Oberschenkel sind senkrecht, und die Füße liegen gerade nach hinten. Die Hände an die Hüften nehmen und das Gesäß anspannen, die Vorderseite des Oberkörpers nach oben strecken und die Schultern zurücknehmen.

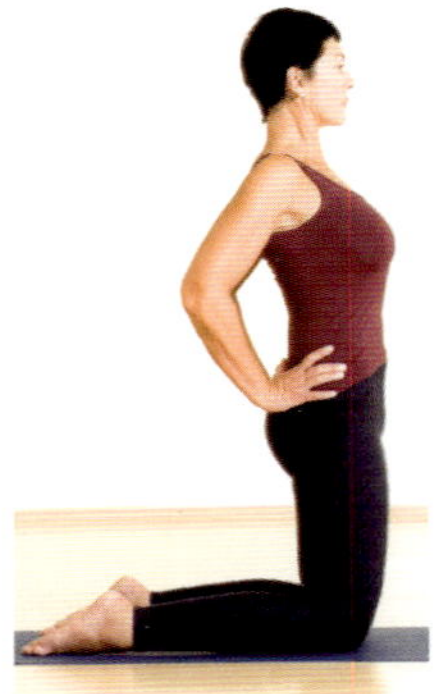

2 Mit dem Ausatmen den Oberkörper nach hinten nehmen, während der Brustkorb gut angehoben bleibt. Das Kreuzbein und Schambein nach vorne bewegen, Füße und Schienbeine kontinuierlich zum Boden drücken. Nehmen Sie mit langem Hals den Kopf zurück.

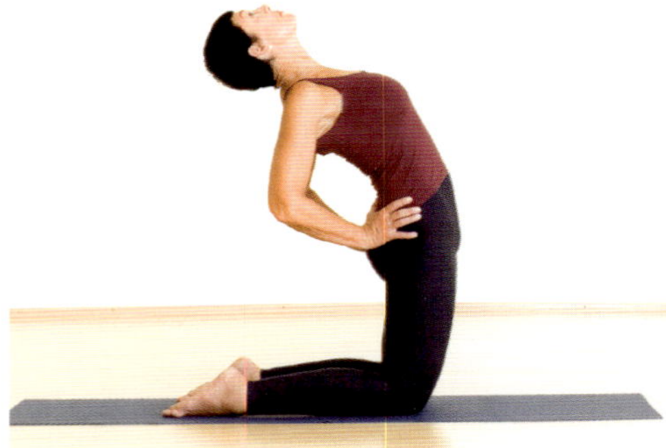

3 Die Hände von den Hüften lösen und auf die Fersen bringen. Den Brustkorb noch weiter anheben und die Schulterblätter dabei gegen den Brustkorb nach oben bewegen. Die Gesäßmuskeln anspannen und das Steißbein nach innen ziehen. Den Nacken lang lassen, die Kehle weich und nach hinten schauen. Bleiben Sie 5–10 Sekunden mit gleichmäßiger Atmung in der Position. Den Kopf heben, die Hände in die Taille nehmen und mit Hilfe der Gesäßmuskeln wieder hochkommen.

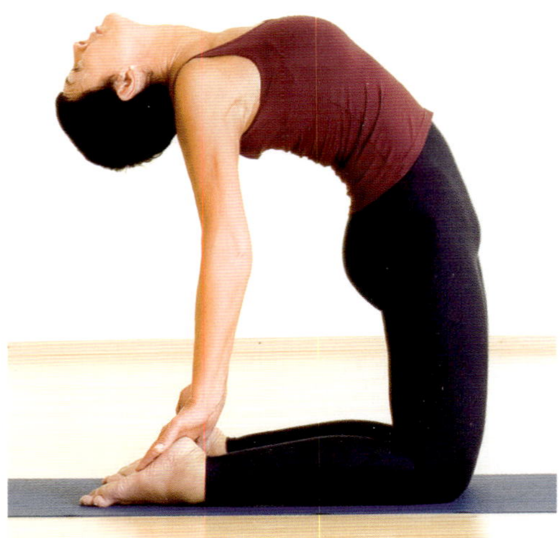

So wird's leichter:

Wenn Sie mit den Händen die Füße nicht erreichen, stellen Sie entweder die Füße auf oder Sie nehmen zwei Klötze zu Hilfe. Variieren Sie die Position der Hände auf den Klötzen und drücken Sie sich kräftig über die Arme aus den Schultern im Brustkorb hoch.

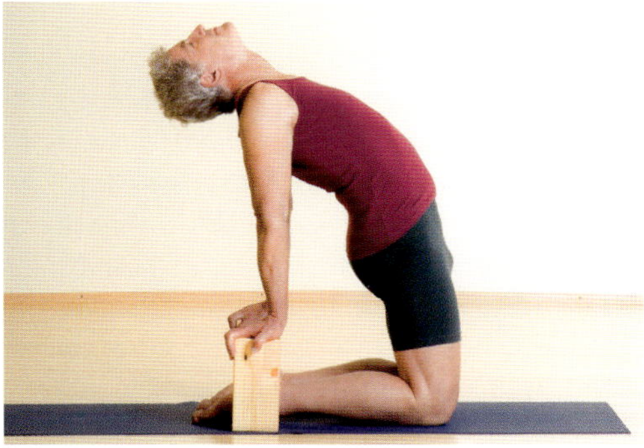

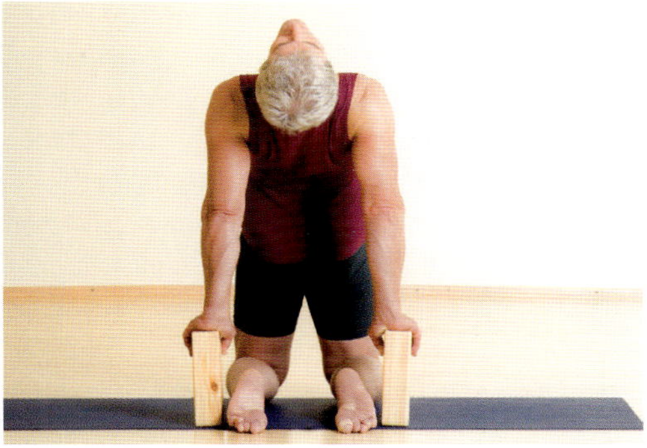

TIPP

Achten Sie vor allem in den Rückbeugen immer auf gleichmäßiges und ruhiges Atmen. Wenn möglich, atmen Sie durch die Nase.

Und so wirkt's:

- kräftigt die Muskulatur des Rückens
- löst Verspannungen in Schultern und Rücken
- verbessert die Durchblutung aller Organe
- erhöht das Lungenvolumen

YOGAHALTUNGEN ZUR ENTSPANNUNG

Die Entspannungshaltungen beruhigen Körper und Geist und wirken erholsam und passiv kräftigend auf den gesamten Organismus. Sie sind besonders wirksam, wenn Sie sich mehr Zeit nehmen, also eine gewisse Tiefenentspannung erreichen. Unsere Hormone werden in ein neues Gleichgewicht gebracht, der Blutdruck gesenkt, und die Gehirnaktivität kommt zur Ruhe. Die Entspannungspositionen im Yoga beruhigen die Organe und erlauben ein passives Öffnen und Dehnen von Muskeln und Bändern.

Savasana, die grundlegende Entspannungshaltung im Liegen, sollte am Ende jeder Übungssequenz stehen, schon um den beim Ausführen der Asanas gemachten Erfahrungen nachzuspüren und sie zu integrieren. Aber es gibt auch Zeiten, in denen Sie vielleicht viel mehr Entspannung brauchen als sonst. Besonders nach einschneidenden Ereignissen wie dem Verlust von nahestehenden Menschen, dem Ausstieg aus dem Berufsleben, Scheidung oder Trennung ermöglichen diese Yogahaltungen den Wiederaufbau von innerer Kraft. Bei Krankheit und Schwäche sind sie sehr empfehlenswert, aber auch bei starken Anforderungen des täglichen Lebens. Menschen mit Herzproblemen profitieren von dem in der Entspannungsposition passiv geöffneten Brustkorb, und auch bei Depressionen wirken diese Haltungen Wunder.

In der Entspannung orientieren wir uns mehr nach innen, die Empfindungen des äußeren Körpers treten in den Hintergrund. Jetzt werden wir, wenn wir aufmerksam sind, mit unserem unruhigen Geist konfrontiert, der beständig zwischen Vergangenheit und Zukunft hin und her springt. In den entspannenden Asanas können wir uns mehr und mehr auf die Gegenwart einlassen, den Körper wahrnehmen, seinen Atemrhythmus, den Herzschlag, die nachlassende Spannung. Diese Beobachtung des inneren Befindens bringt uns stärker in Kontakt mit unserem tieferen Sein. Körper und Geist können hier als Einheit erlebt werden – ein erster Schritt zur Meditation.

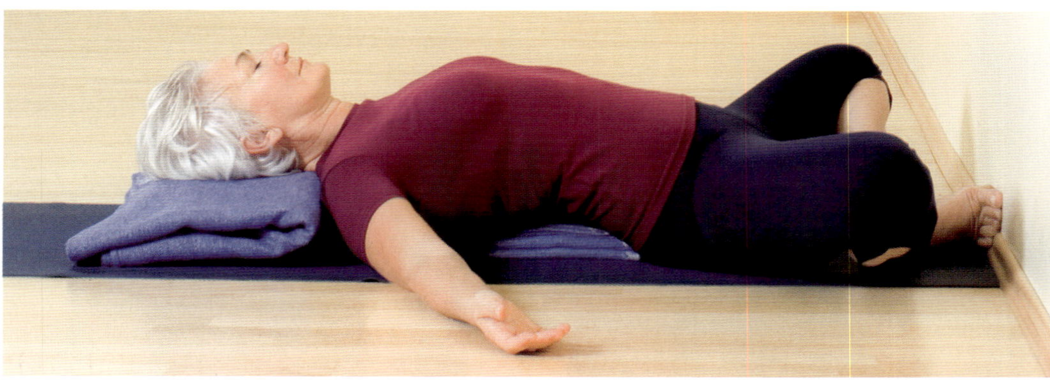

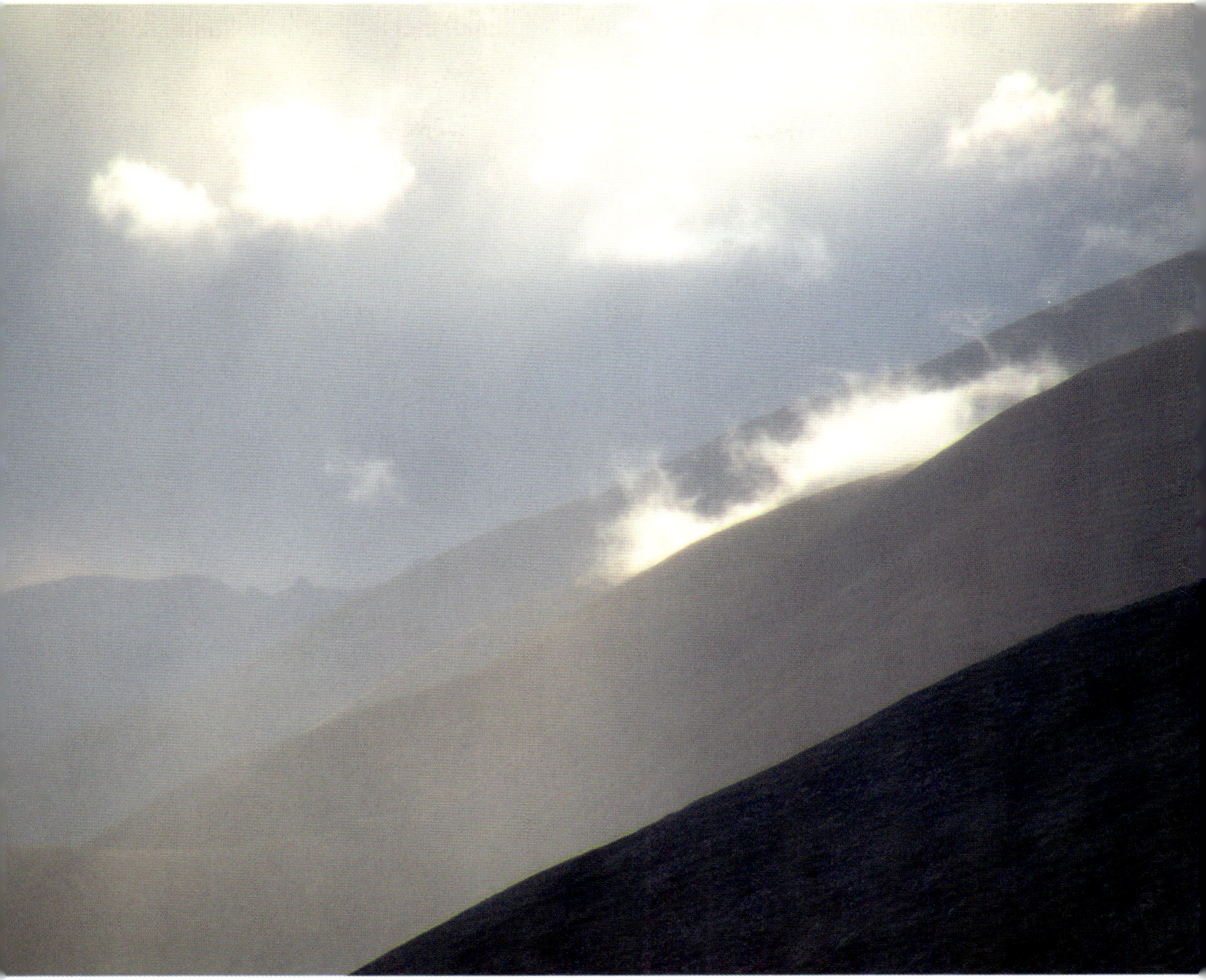

»WENN DER GEIST ZUR STILLE
GEBRACHT WERDEN SOLL,
MÜSSEN DIE AUGEN STILL SEIN.
WENN DIE NERVEN STILL SIND,
DANN IST DAS SELBST STILL.«

B.K.S. IYENGAR

SUPTA BADDHA KONASANA

['suːpta 'baːda koʊ'naːsana]

supta : liegend; baddha kona: geschlossener Winkel

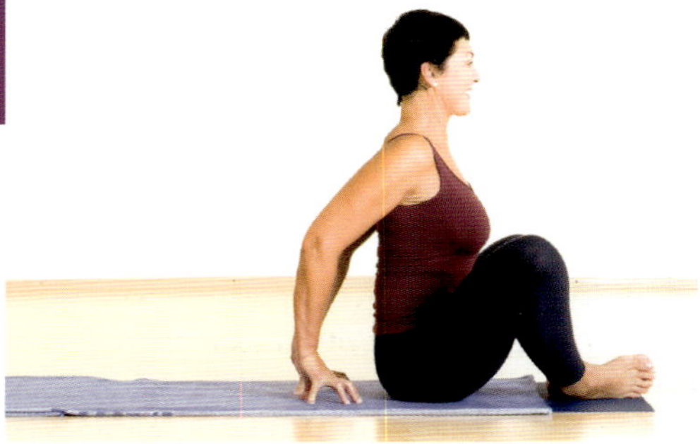

1 Sitzen Sie in Dandasana (S. 70) auf einer Decke und nehmen die beiden Füße zum Schritt. Legen Sie die Fußsohlen zusammen, die Knie zeigen nach außen. Damit die Füße nicht wegrutschen, ist es sinnvoll, sie auf die Matte zu legen und nicht auf die Decke.

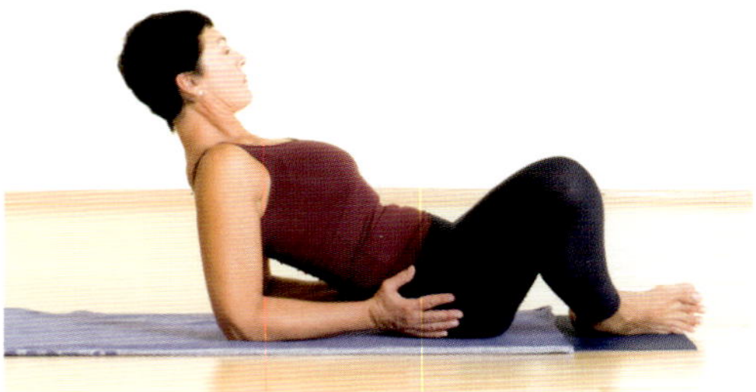

2 Stützen Sie sich hinten mit den Händen auf, dann kommen Sie zurück auf die Unterarme und Ellenbogen. Heben Sie das Schambein an, um die Lendenwirbelsäule langzuziehen, und heben Sie den Brustkorb.

---

3 Legen Sie den Körper nun ganz auf dem Boden ab und entspannen Sie sich. Die Arme können über dem Kopf ausgestreckt werden oder auch seitlich vom Körper liegen. Bleiben Sie zwischen 2 und 10 Minuten mit geschlossenen Augen liegen und atmen Sie gleichmäßig.

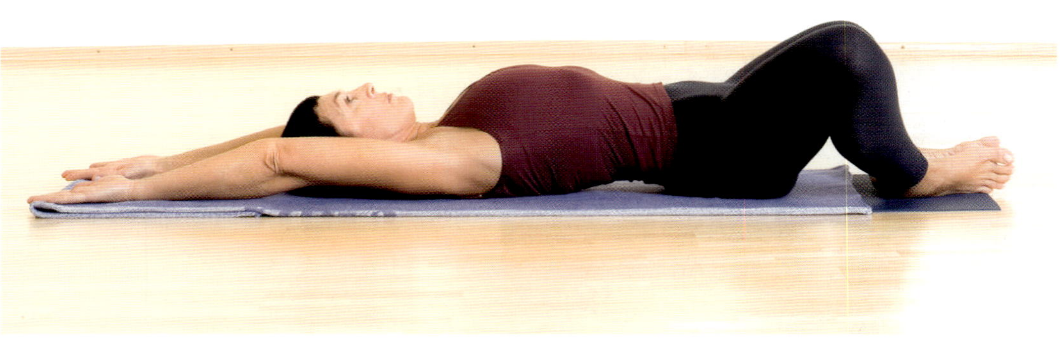

So wird's leichter:

Falten Sie zwei Decken längs und legen eine quer gefaltete Decke an das hintere Ende. Setzen Sie sich vor die schmale Seite der Decken, mit den Füßen vor der Wand, die Zehen seitlich abgespreizt. Becken und Fersen sollten nahe beieinanderstehen. Dann kommen Sie zurück auf die Ellenbogen, heben noch einmal das Schambein an und legen sich dann lang auf die Decken. Die hintere Decke sollte direkt an den Nacken stoßen und unter dem Kopf liegen. Wenn Ihre Knie sehr hoch stehen und die Innenseiten der Oberschenkel stark spannen, legen Sie sich zwei fest gerollte Decken unter die Oberschenkel nahe den Hüften, damit sich die Beine entspannen können.

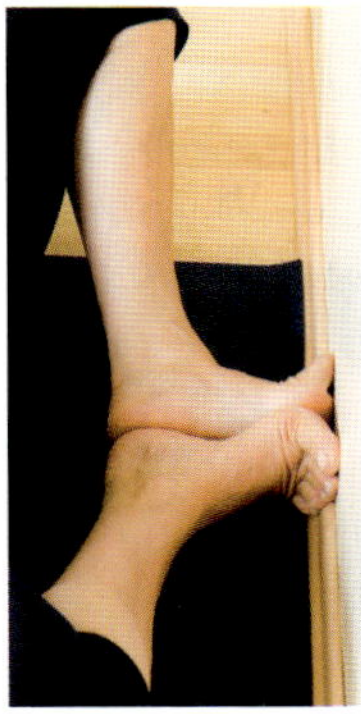

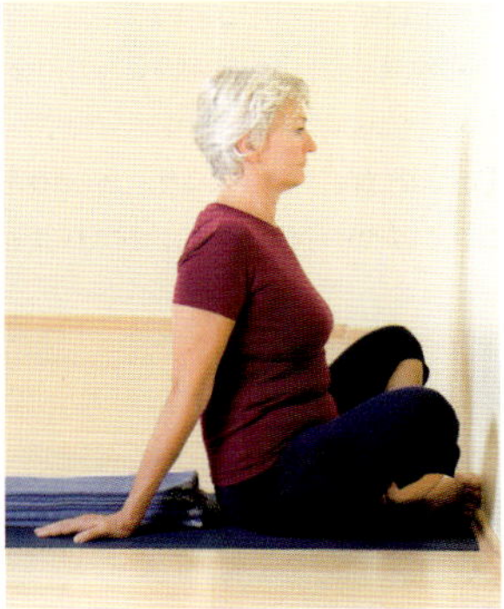

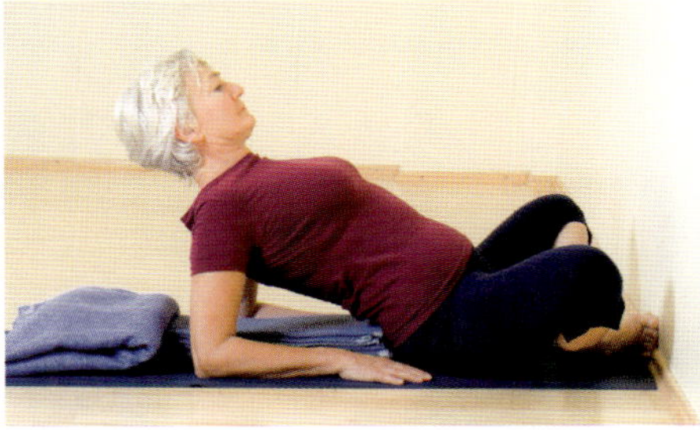

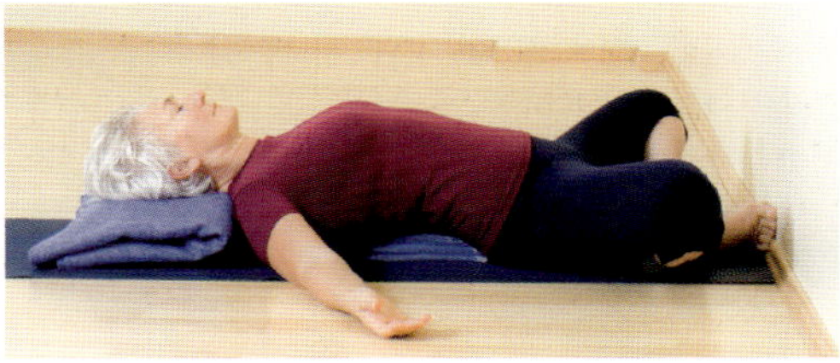

TIPP

Diese Haltung ist ein wahrer Segen für unseren Energiehaushalt. Legen Sie sich in diese Position, wenn Sie erschöpft sind oder viel auf den Beinen waren, und Sie werden sich bald erfrischt fühlen.

Und so wirkt's:

- hält Nieren, Blase und Prostata gesund
- korrigiert Gebärmuttersenkung
- verhindert Leistenbrüche
- lindert Ischiasschmerzen
- reguliert den Blutdruck

MATSYASANA (IN SWASTIKASANA)

[maːts'jaːsana]

matsya : Fisch

1 Sitzen Sie in Dandasana (S. 70) auf einer Decke, beugen Sie das linke Bein und bringen Sie den linken Fuß unter den rechten Oberschenkel. Das rechte Bein beugen und den rechten Fuß unter den linken Oberschenkel legen. Stützen Sie sich hinten mit den Händen auf, dann kommen Sie zurück auf die Unterarme und Ellenbogen. Heben Sie das Schambein kurz an, um die Lendenwirbelsäule langzuziehen, und heben Sie den Brustkorb.

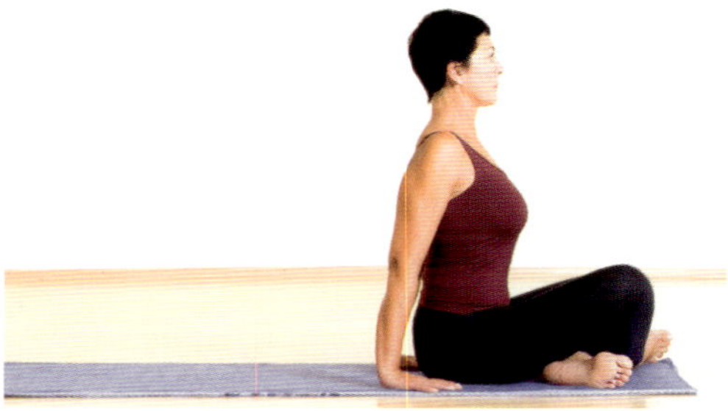

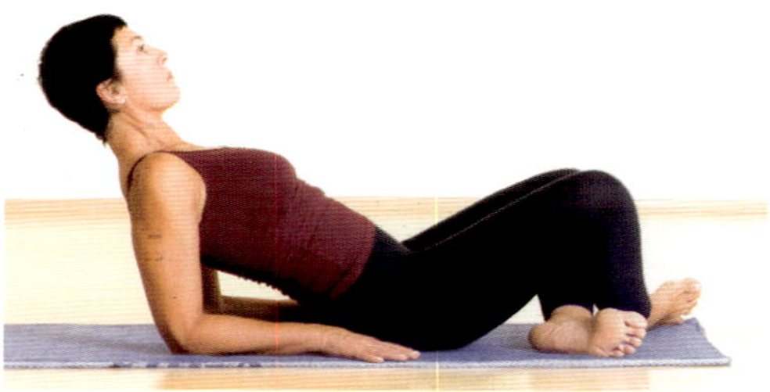

---

2 Legen Sie sich ganz zurück auf den Boden und entspannen Sie sich. Die Arme können über dem Kopf ausgestreckt werden oder auch seitlich vom Körper liegen. Bleiben Sie zwischen 2 und 4 Minuten mit geschlossenen Augen liegen und atmen Sie gleichmäßig. Dann wechseln Sie die Verschränkung der Beine und bleiben nochmals 2–4 Minuten liegen. Anschließend aufrichten und die Beine ausstrecken.

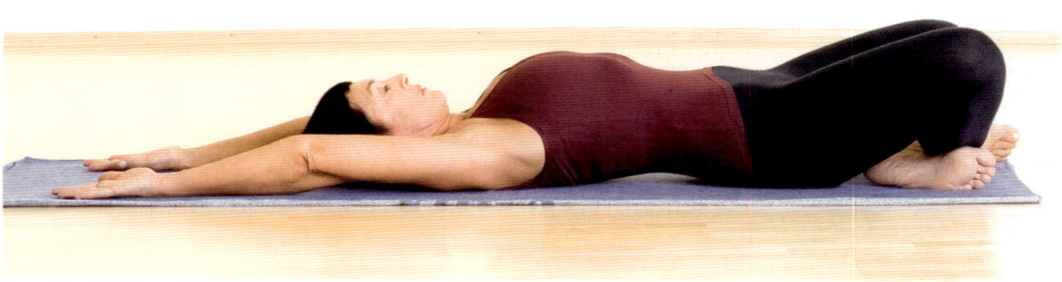

So wird's leichter:

Falten Sie zwei Decken längs und legen eine quer gefaltete Decke an das hintere Ende. Setzen Sie sich vor die schmale Seite der Decken. Kreuzen Sie die Beine wie oben beschrieben und legen Sie sich dann zurück auf die Decken, dabei einmal die Lendenwirbelsäule lang nach unten ziehen. Die hintere Decke sollte unter dem Kopf liegen und direkt an den Nacken stoßen. Nach 2–3 Minuten wechseln Sie die Verschränkung der Beine und liegen die gleiche Zeitdauer noch einmal. Dann hochstützen und die Beine ausstrecken.

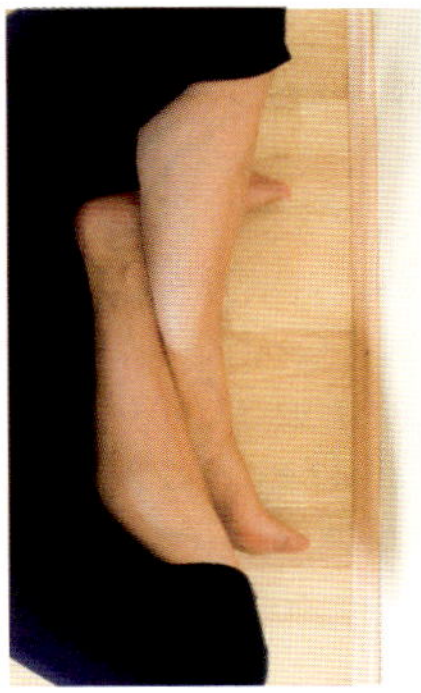

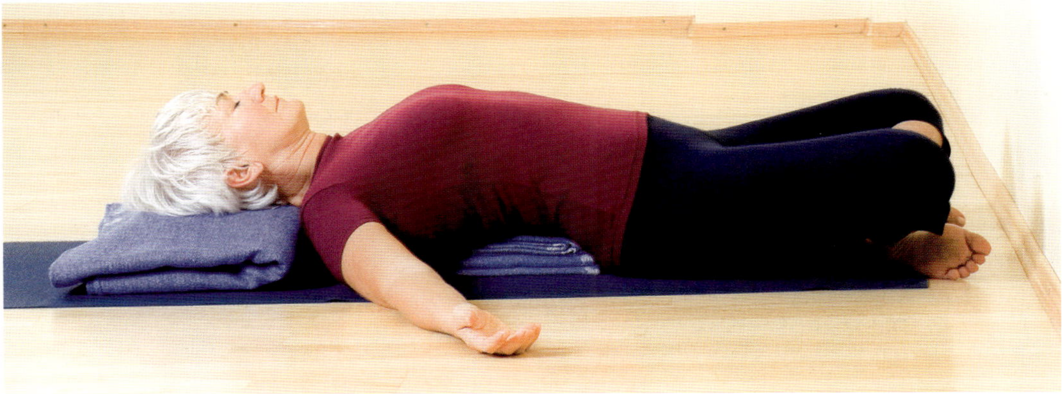

TIPP

Während Sie sich ausruhen und entspannen, werden gleichzeitig die Hüftgelenke gedehnt und geöffnet. Je länger Sie in der Haltung bleiben, desto größer der Effekt. Nach Rück- und Vorwärtsbeugen eine Wohltat für den Rücken.

Und so wirkt's:

- gibt neue Energie und erfrischt
- macht die Hüftgelenke beweglicher
- lindert Ischiasschmerzen
- reguliert den Blutdruck

SETU BANDHA SARVANGASANA (AUF DEM KLOTZ)

['seɪtuː 'bɑːnda sɑːrvan'gɑːsana]

setu : Brücke; bandha : Konstruktion; sarvangasana: Schulterstand

1 Dies ist eine relativ passive Version der aktiven Schulterstand-Variante. Der Klotz dient dabei als Träger des Körpers und bringt ihn in eine Rückbeugung im Rumpf. Legen Sie sich mit den Füßen Richtung Wand auf eine Matte, etwa 50 cm mit dem Gesäß von der Wand entfernt, und haben Sie den Klotz an Ihrer Seite. Die Füße sind aufgestellt. Entscheidend für das Gelingen der Position ist der richtige Abstand von der Wand. Mit ein wenig Übung bekommen Sie bald ein sicheres Gespür dafür.

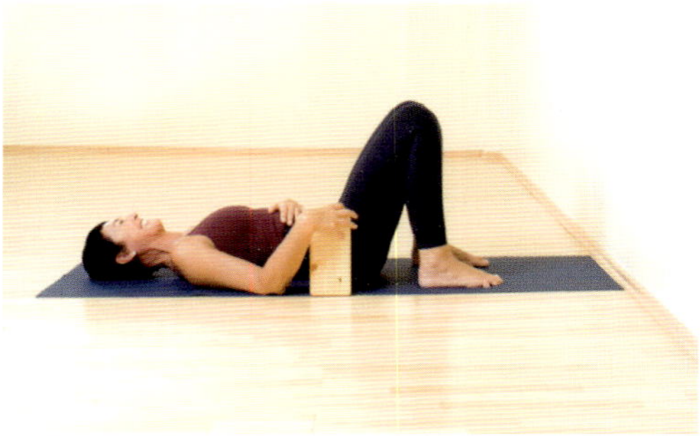

---

2 Das Becken heben und den Klotz hochkant längs oder quer unter das Kreuzbein stellen. Heben Sie die Schultern nacheinander an und stellen Sie sich auf die Außenkanten der Schulterblätter, während Sie auf den Zehenspitzen stehen.

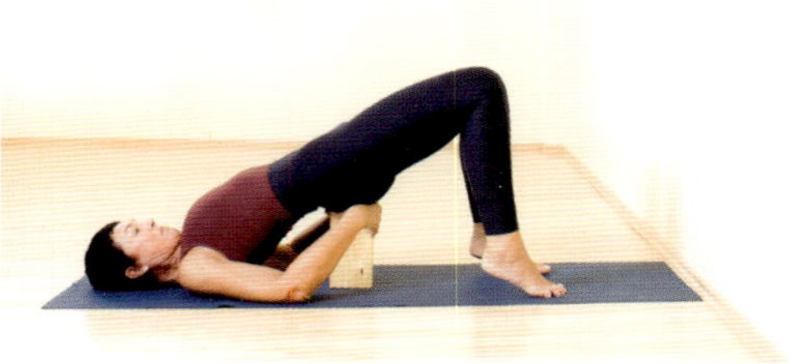

---

3 Stellen Sie einen Fuß an der Wand auf und überprüfen Sie hier den Abstand. Das Bein sollte noch leicht gebeugt sein. Korrigieren Sie, wenn nötig, und verschieben Sie den Klotz entsprechend.

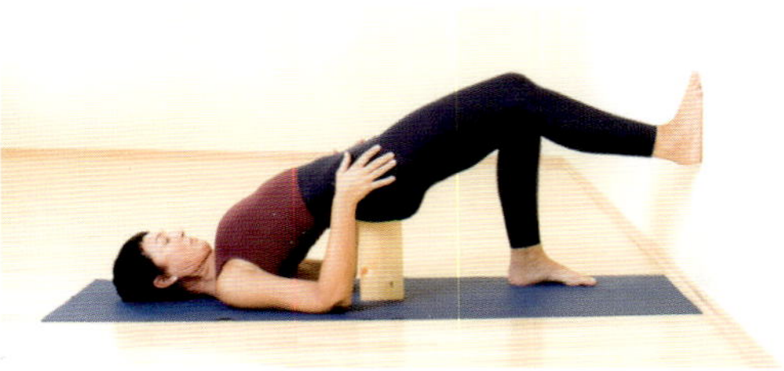

---

4 Stellen Sie den anderen Fuß an die Wand. Die Beine sollten parallel zum Boden sein, nicht höher. Ziehen Sie noch einmal die Schultern zurück und heben Sie den Brustkorb an.

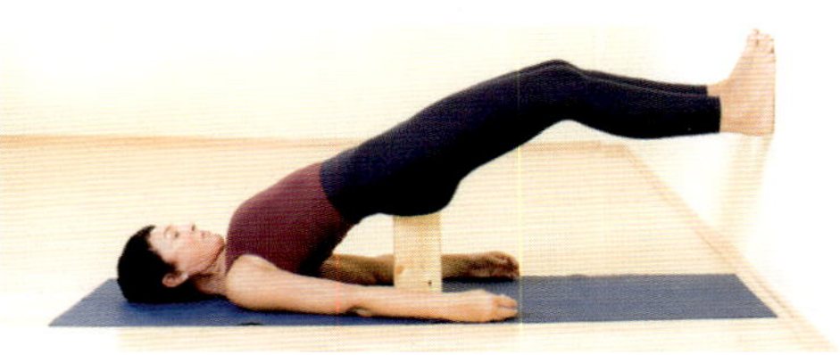

5 Strecken Sie ein Bein nach dem anderen und wölben Sie mit dem entstehenden Schub den Brustkorb noch weiter nach oben auf.

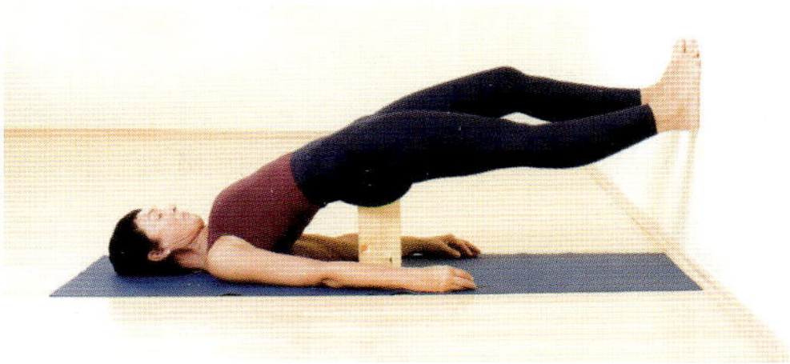

6 Halten Sie beide Beine gestreckt und spannen Sie die Gesäßmuskeln leicht an. Diese geringe Aktivität müssen Sie über die Dauer der Position aufrecht erhalten, sonst wird der Klotz zu hart und der Rücken unnötig belastet. Bleiben Sie 3–5 Minuten in der Position, nehmen dann die Füße auf den Boden, heben das Becken und nehmen den Klotz zur Seite. Einige Atemzüge lang flach liegen.

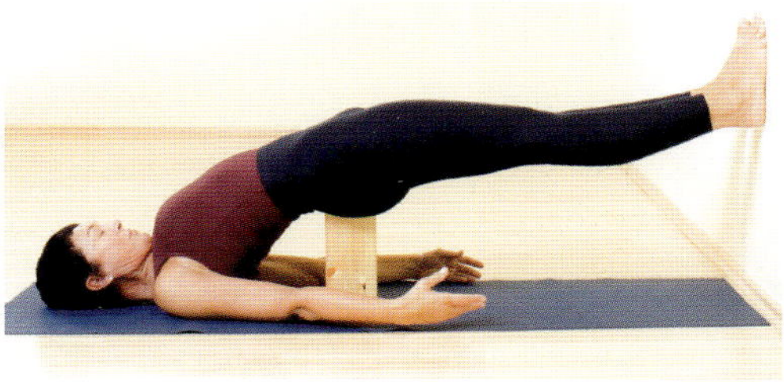

TIPP

Je mehr Sie den Brustkorb öffnen können, desto größer der Effekt der Haltung. Halten Sie mit Beinen und Becken eine leichte Spannung aufrecht.

Und so wirkt's:

- bringt den Geist zur Ruhe
- mildert Depressionen
- beruhigt den Herzmuskel
- fördert die Durchblutung der Arterien
- lindert Schlaflosigkeit
- verbessert die Verdauung
- reguliert den Blutdruck

VIPARITA KARANI

[vipa'riːta kaː'raːni]

viparita : umgekehrt; karani : See

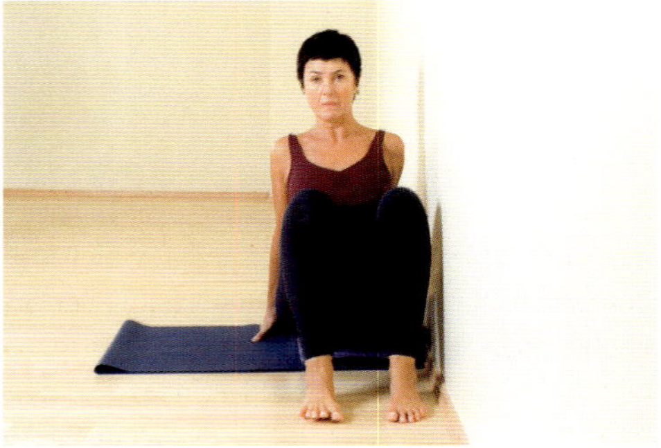

1 Legen Sie je nach Körpergröße zwei bis vier Decken zusammengefaltet an die Wand. Setzen Sie sich auf die äußere Kante des Deckenstapels mit einer Körperseite direkt an der Wand, die Füße sind vor dem Körper aufgestellt.

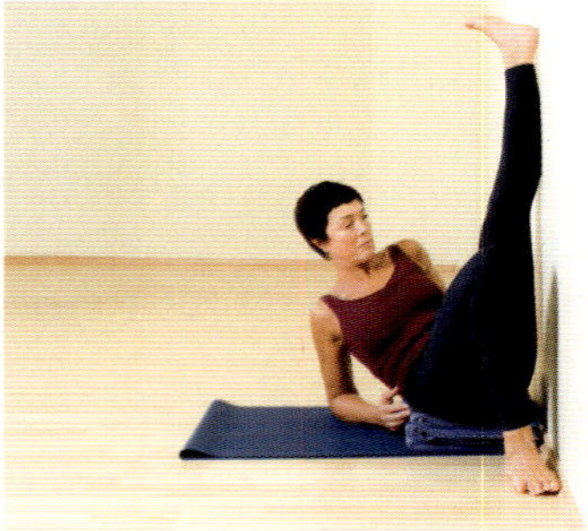

2 Legen Sie sich zurück auf die Ellenbogen und schwingen zur gleichen Zeit die Beine an der Wand nach oben. Versuchen Sie, mit dem Gesäß möglichst dicht an der Wand zu bleiben.

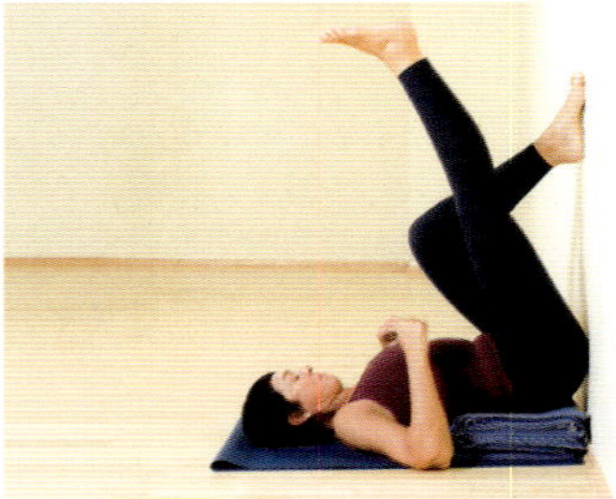

3 Legen Sie den Oberkörper auf die Decken und den Kopf auf den Boden und rücken Sie mit dem Gesäß nochmals ganz dicht an die Wand heran. Das braucht ein bisschen Übung. Heben Sie dabei den Brustkorb hoch und drehen die Schultern ein. Die Schultern berühren den Boden.

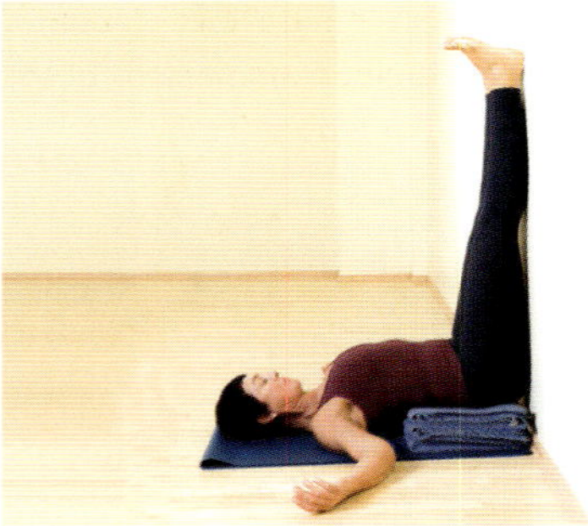

4 Strecken Sie beide Beine senkrecht an der Wand aus. Die beiden Arme liegen zu den Seiten ausgestreckt, die Handflächen nach oben gedreht. Schließen Sie die Augen und entspannen Sie Brustkorb, Bauch, Becken und Wirbelsäule. Bleiben Sie zwischen 3 und 5 Minuten in dieser Haltung.

So wird's leichter:

Diese Variationen erfrischen müde Beine und entspannen den ganzen Rücken. Gleichzeitig öffnen die verschiedenen Positionen der Beine die Hüfte auf unterschiedliche Weise. Legen Sie eine Decke (und eventuell eine zusätzliche Decke für den Kopf) vor die Wand. Drehen Sie sich wie oben beschrieben von der Seite mit den Beinen an der Wand hoch und rücken Sie mit dem Gesäß dicht an die Wand. Strecken Sie die Beine gerade nach oben aus. Drehen Sie die Schultern zurück und legen Sie die Schulterblätter flach auf den Boden. Die Arme liegen zu den Seiten ausgestreckt. Entspannen Sie den Rücken während der gesamten Übung. Bleiben Sie so für 2–4 Minuten.

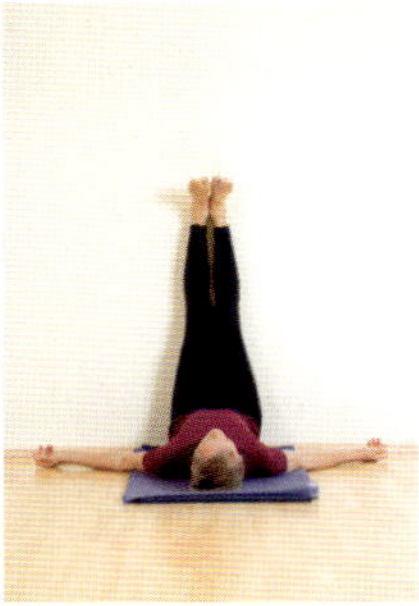

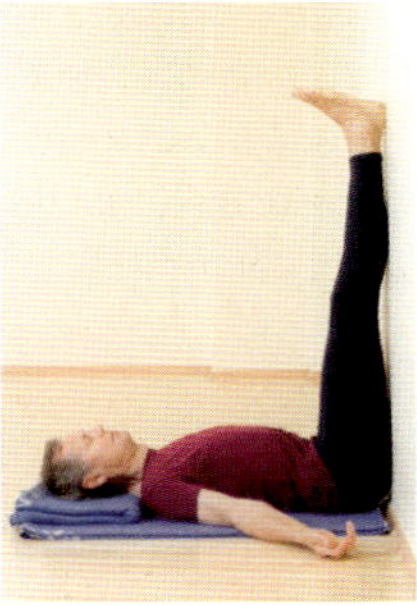

Dann bringen Sie die Beine in die Grätsche nach außen und halten die Füße angewinkelt. Bleiben Sie auch hier für 2–4 Minuten.

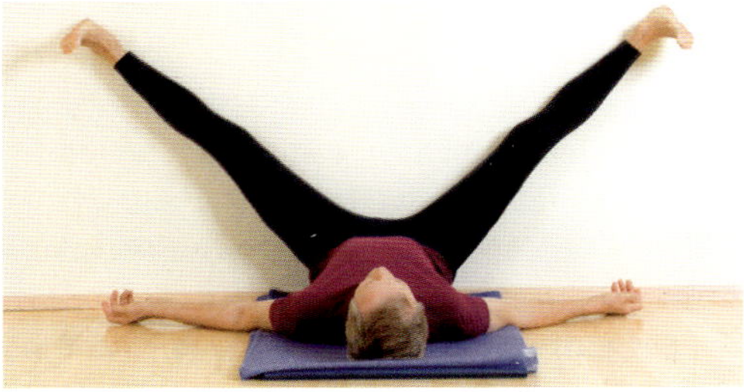

Anschließend bringen Sie die Füße mit den Fußsohlen zusammen, Knie nach außen, und liegen so weitere 2–4 Minuten.

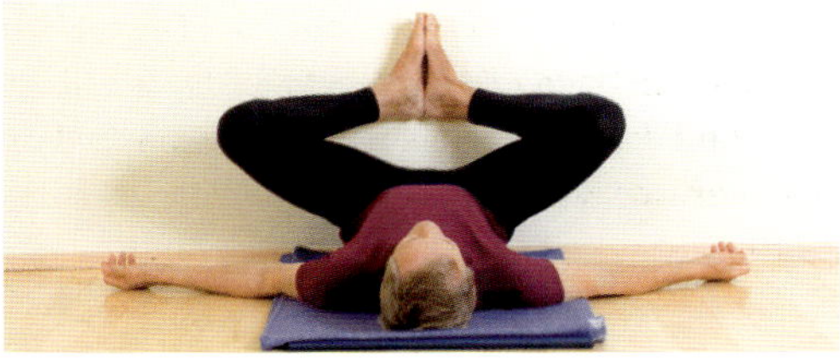

Zum Schluss legen Sie die Beine in den Schneidersitz an der Wand. Nach 2–4 Minuten wechseln Sie die Verschränkung der Beine. Am Ende stellen Sie die Füße an der Wand auf und drehen sich auf die rechte Seite. Bleiben Sie einen Moment so liegen und kommen Sie dann zum Sitzen hoch.

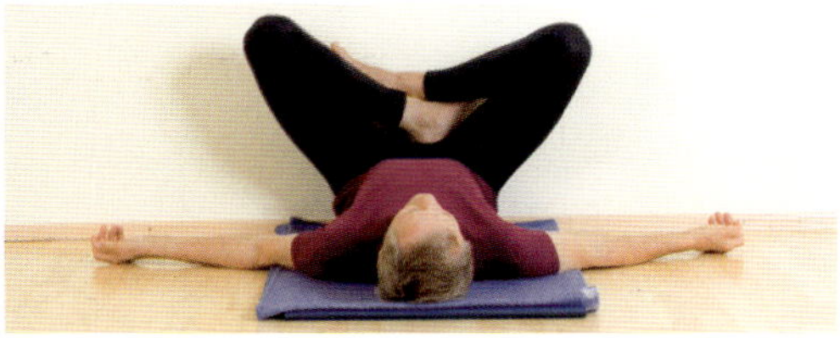

Und so wirkt's:

- lindert Nervenschwäche und Depressionen
- stärkt das Selbstbewusstsein
- reguliert den Blutdruck
- lindert Arthritis in der Halswirbelsäule
- hilft bei Verdauungsstörungen, Durchfall und Übelkeit

SAVASANA

[ʃaː'vaːsana]

sava = Leichnam

1 Setzen Sie sich mit aufgestellten Füßen auf die Mitte einer Decke. Richten Sie die Füße mittig aus und legen Sie sich zurück auf die Unterarme. Richten Sie auch die Mitte Ihres Oberkörpers gerade aus.

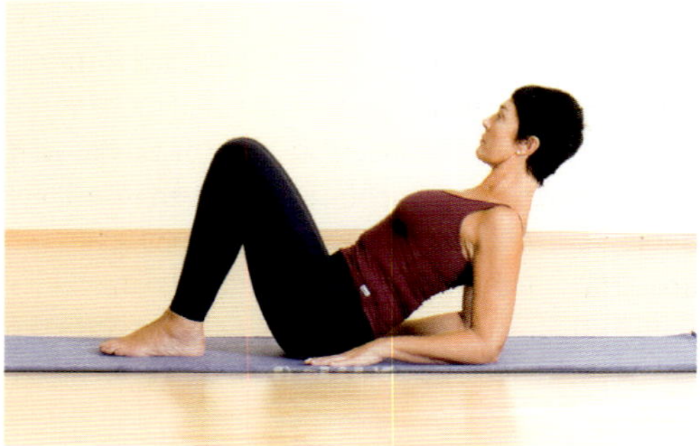

2 Dann legen Sie sich auf den Rücken. Rollen Sie die Schultern zurück und legen die Schulterblätter flach zum Boden. Die Hände liegen etwa 40 cm vom Körper entfernt mit den Handflächen nach oben. Heben Sie noch einmal leicht das Becken, ziehen Sie den mittleren und unteren Rücken lang und legen Sie das Kreuzbein angehoben zurück. Strecken Sie ein Bein nach dem anderen aus, die Füße zunächst zusammenhalten. Dann die Beine loslassen, so dass sie gleichmäßig auseinanderfallen. Wenn sich der Kopf zu sehr nach hinten neigt, legen Sie eine gefaltete Decke unter den Kopf.

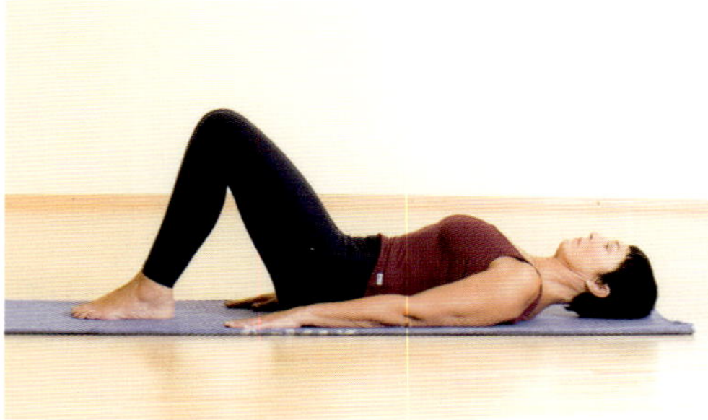

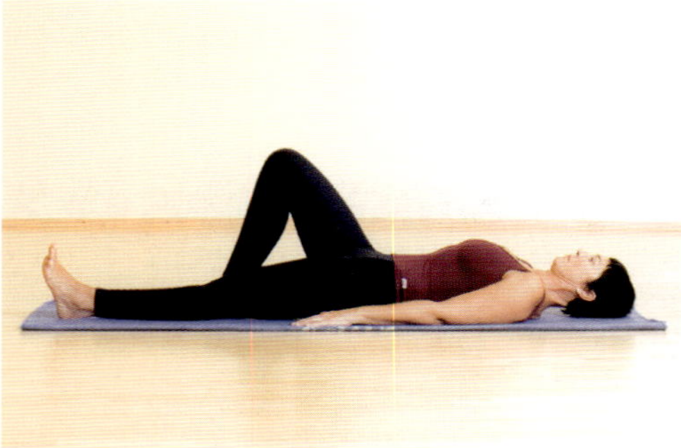

3 Schließen Sie die Augen und lassen Sie alle Spannung im Körper los. Stellen Sie sich vor, dass der Körper immer schwerer wird und in den Boden sinkt. Entspannen Sie das Gesicht, die Zunge und die Augen. Bleiben Sie dabei wach und mit Ihrer Aufmerksamkeit auf den Körper gerichtet. Beobachten Sie, was im Körper geschieht und wie er sich jetzt anfühlt. Lassen Sie den Geist dabei immer ruhiger werden. Nach 5–10 Minuten stellen Sie langsam ein Bein nach dem anderen auf und drehen sich dann auf die rechte Seite. Stützen Sie sich mit der linken Hand und dem linken Arm nach oben zum Schneidersitz. Sitzen Sie noch einen Moment mit geschlossenen Augen und öffnen Sie dann langsam die Augen mit weichem Blick.

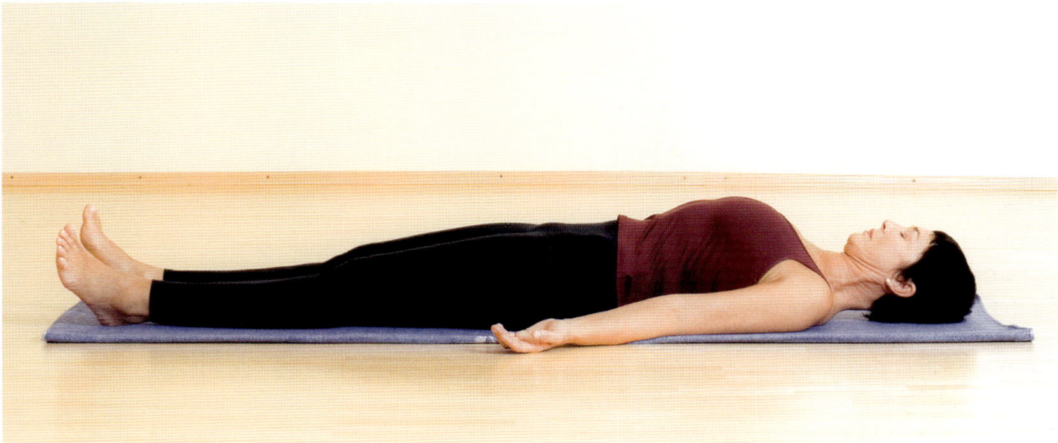

TIPP

Auch wenn Sie es kaum erwarten können, sich zu entspannen, achten Sie doch sorgfältig auf eine optimale Lage des Körpers. Vergleichen Sie die Auflageflächen von Fersen und Händen auf dem Boden, um eine symmetrische Lage von Beinen und Armen zu erreichen.

Und so wirkt's:

- beruhigt die Gedanken
- kräftigt und erfrischt den Körper
- besänftigt die Nerven

KONZENTRATION AUF DEN ATEM

1 Legen Sie sich auf zwei längs gefaltete Decken und heben Sie den Kopf mit einer weiteren Decke an. Beachten Sie beim Hinlegen alle Hinweise zu Savasana, die bereits gegeben wurden. Legen Sie sich ein Augensäckchen auf die Augen, um die Entspannung der Augen zu unterstützen. Nach einigen Minuten Entspannung richten Sie Ihre Aufmerksamkeit auf die Atmung und beobachten die Bewegung der einzelnen Atemzüge. Atmen Sie normal, weich, langsam und ruhig. Kommen Sie in bewussten Kontakt mit dem Atem.

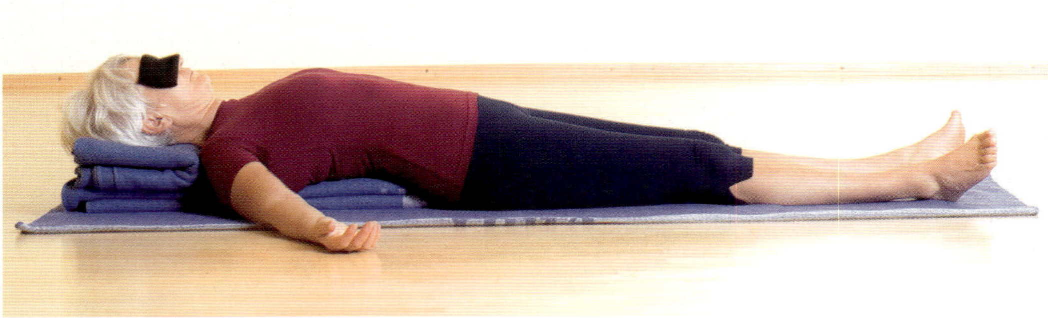

---

2 Beobachten Sie Ihren Atem, ohne irgendeinen Einfluss darauf zu nehmen. Begleiten Sie die Bewegung des Ein- und Ausatmens durch die Nase, den Rachenraum, die Luftröhre, in die beiden Bronchien bis zu den Lungenbläschen. Nehmen Sie wahr, wie und wo sich der Rumpf ausdehnt beim Einatmen, und verfolgen Sie diese Bewegung auch wieder beim Ausatmen. Fühlen Sie, ob Sie durch beide Nasenlöcher gleichermaßen einatmen. Atmen Sie genauso lange ein wie aus? Werden beide Lungenflügel zur gleichen Zeit und mit gleicher Luftmenge gefüllt? Entsteht nach dem Ausatmen eine natürliche Pause?

---

3 Vertiefen Sie dann für einige Atemzüge das Ausatmen, während Sie weiterhin normal einatmen. Lassen Sie sich noch tiefer in die Entspannung hineintragen. Kehren Sie nach einigen Minuten wieder zum normalen Atmen zurück. Stellen Sie die Füße auf, drehen Sie sich auf die rechte Seite und kommen hoch zum Schneidersitz. Langsam die Augen öffnen.

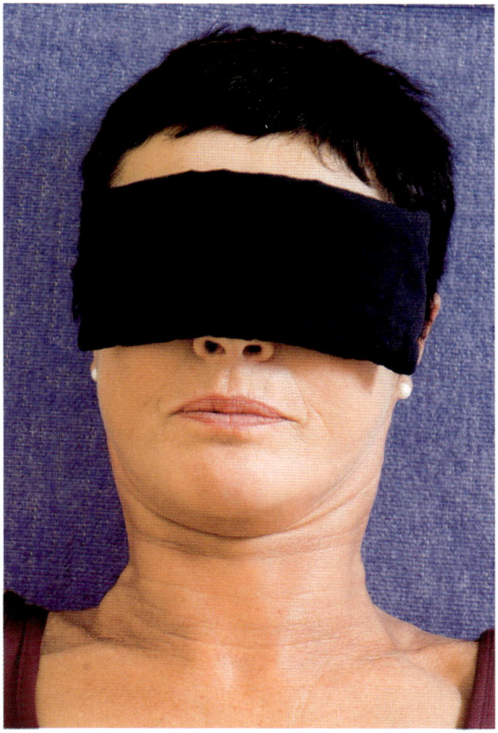

TIPP

Beschäftigen Sie sich in den ersten 1–2 Jahren Ihrer Yogapraxis nur mit diesen beobachtenden Aspekten beim Atmen. Weitergehende Atemübungen möchten wir in diesem Buch nicht beschreiben, dazu gibt es weiterführende Literatur. Noch empfehlenswerter ist die Teilnahme an einer Yogaklasse, wo Sie in die Kunst des Atmens eingewiesen werden.

Und so wirkt's:

- beruhigt und entspannt das sympathische Nervensystem
- beseitigt physische und psychische Erschöpfung
- senkt hohen Blutdruck

»WENN IHR EURE ZEIT NICHT BENUTZT,
UM EURE SEELEN ZU ERHEITERN,
DANN WIRD DIE ZEIT ENTSCHWINDEN
UND IHR WERDET ENTSCHWINDEN,
DENN EIN ZWEITES MAL
KANN MAN DIE ZEIT NICHT BENUTZEN.«

HORAZ

3 ÜBUNGSREIHEN

Für Ihre Yogapraxis zu Hause haben wir acht Übungsreihen zusammengestellt, an denen Sie sich immer wieder orientieren können. Außerdem finden Sie vier Übungsreihen mit Themenschwerpunkten: eine Serie für den unteren Rücken, eine für Schultern und Nacken, eine für die Hüfte sowie eine gegen Müdigkeit und Abgespanntheit. Diese Vorschläge sollen Ihnen das Praktizieren von Yoga auch ohne Lehrer erleichtern. Zunächst einmal sollten Sie sich aber gut mit den einzelnen Asanas vertraut machen und sie kennen, bevor Sie eine ganze Sequenz üben, da Sie hier keine weiteren Anleitungen mehr finden.

Unsere eigene Erfahrung hat ebenso wie die vieler langjähriger Yogaschülerinnen und -schüler gezeigt, dass die Etablierung einer regelmäßigen eigenen Yogapraxis zu Hause eine große Herausforderung ist, da sie immer wieder leicht von Verabredungen, Telefonaten und dringenden Verpflichtungen (oder anderen Ausflüchten) durchkreuzt wird. Selbst wenn der Wille vorhanden ist, sich regelmäßig Zeit für Yoga zu nehmen, bedarf es einer gehörigen Portion Konsequenz, um dieses Vorhaben trotz aller Ablenkungen und sonstigen Termine auch in die Tat umzusetzen. Die Übungsreihen können helfen, sich bewusst Zeit für eine ganze Sequenz zu nehmen und in dieser Zeit auch nicht ansprechbar zu sein.

Erwarten Sie keine sofortige Belohnung oder täglichen Fortschritte, wenn Sie mit Ihrer Praxis beginnen. Geben Sie Yoga eine Chance und nehmen Sie die Wirkungen wahr, die sich durch wiederholtes Üben im Körper bemerkbar machen. Lassen Sie sich dadurch zum Weitermachen inspirieren und freunden Sie sich auch mit den Unvollkommenheiten und Begrenzungen Ihres Körpers an. Akzeptieren Sie ihn, wie er jetzt ist – eine wichtige Voraussetzung, um etwas verändern zu können. Auch unser Körper freut sich über Aufmerksamkeit, und letztlich sind auftretende Dehnungsschmerzen nur Signale, die uns auf besonders steife Körperregionen hinweisen, die unserer Zuwendung bedürfen. Sie werden vergehen – und neue werden auftauchen – das ist völlig normal und sollte Sie nicht beunruhigen. Bleiben Sie dran und verbinden Sie dieses Sich-Einlassen auf eine völlig neue Erfahrung(-swelt) mit einer gewissen Disziplin und Ausdauer – gerade am Anfang.

Ob Sie sich genau an den vorgeschlagenen Übungsreihen orientieren oder nicht, bleibt völlig Ihnen überlassen. Menschen lernen auf unterschiedliche Weise, und manch einer folgt der eigenen Intuition, während eine andere die Anleitung vorzieht. Am Anfang ist es sicher hilfreich, zusammenhängende Sequenzen und mögliche Verknüpfungen von Asanas kennenzulernen. Aber Sie können die Übungsserien jederzeit neu kombinieren, so wie es sich für Sie jeweils stimmig anfühlt.

Wenn Sie mit Yoga anfangen, machen Sie möglichst oft die im vorderen Übungsteil gezeigten Standpositionen – sie bauen die Kraft von Beinen und Wirbelsäule auf und fördern die Beweglichkeit an vielen Stellen des Körpers gleichzeitig. Dann folgen Sie dem Verlauf des Buches und nehmen nach und nach neue Positionen hinzu.

Für die nachfolgenden Sequenzen brauchen Sie – je nach Ausdauer und Orientierungszeit in den einzelnen Asanas – jeweils etwa 30 Minuten.

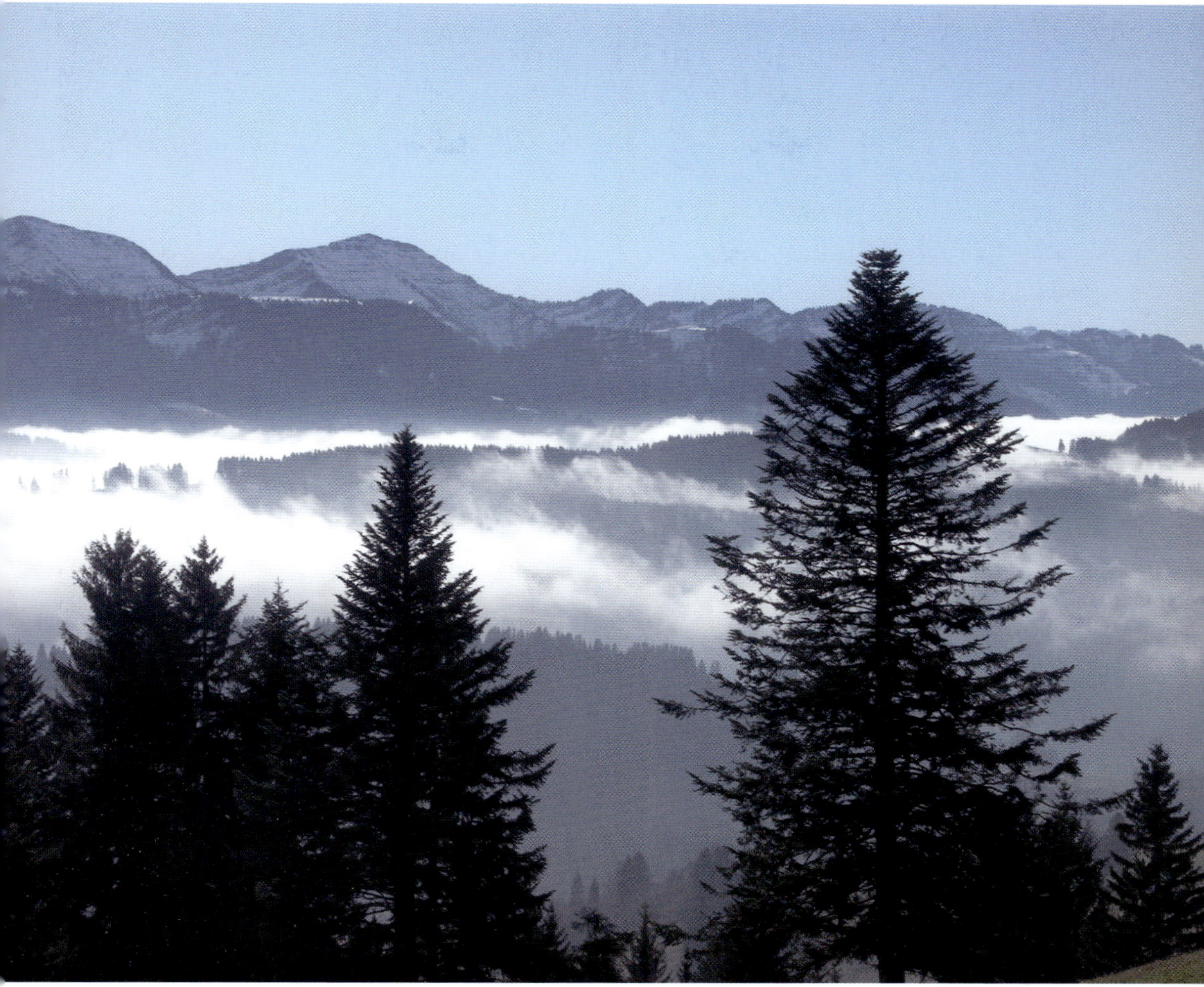

»YOGA ZIELT AUF
VOLLSTÄNDIGE BEWUSSTHEIT
BEI ALLEM,
WAS MAN TUT.«

B.K.S. IYENGAR

REIHE 1

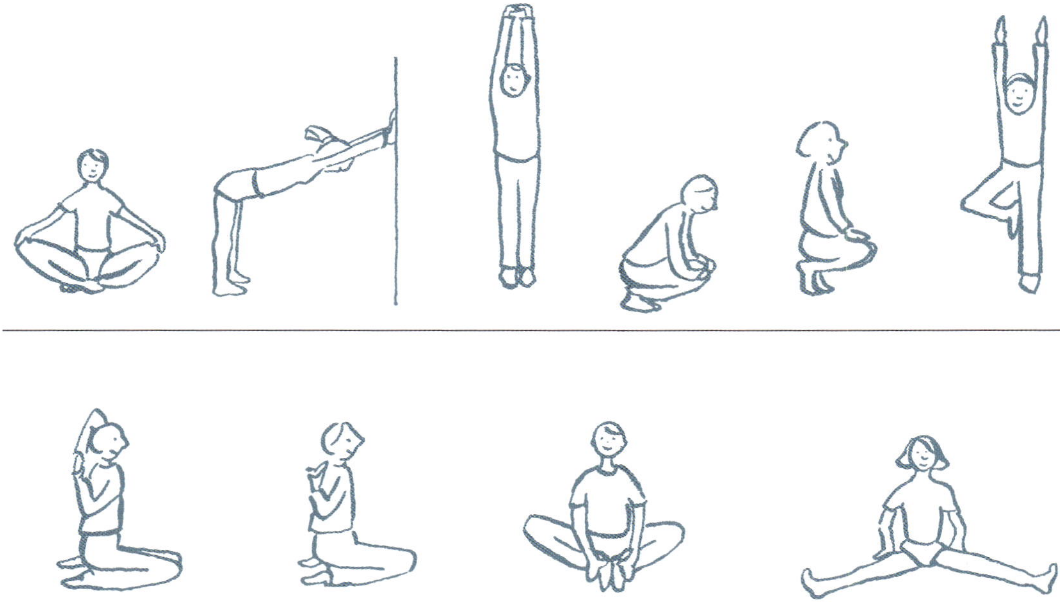

REIHE 2

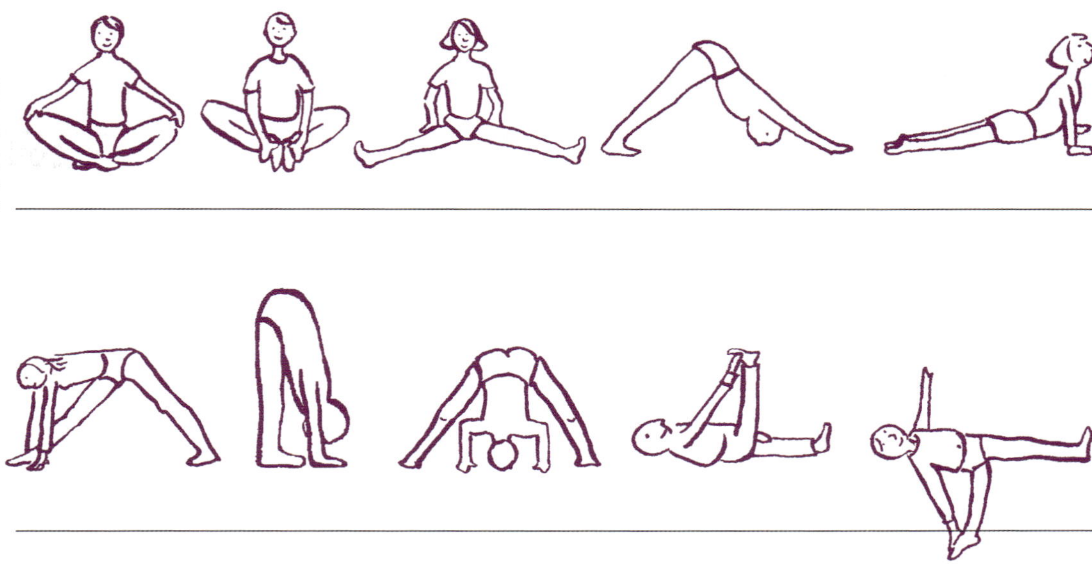

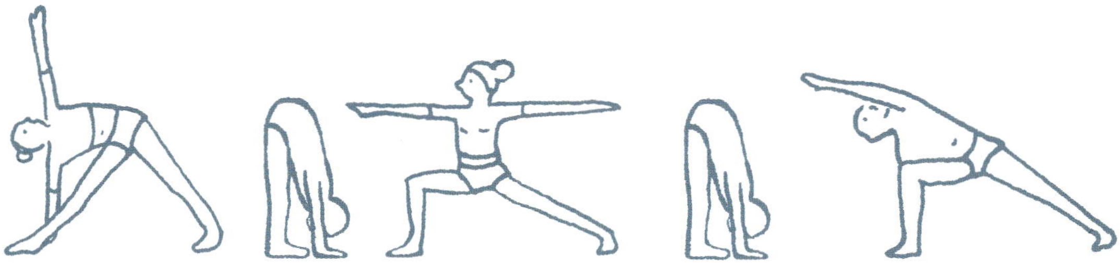

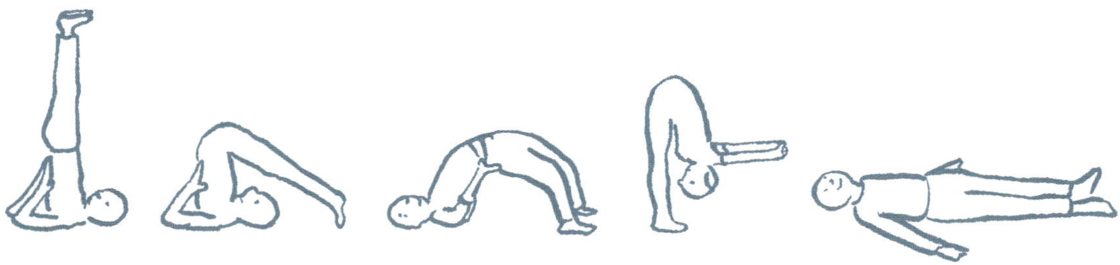

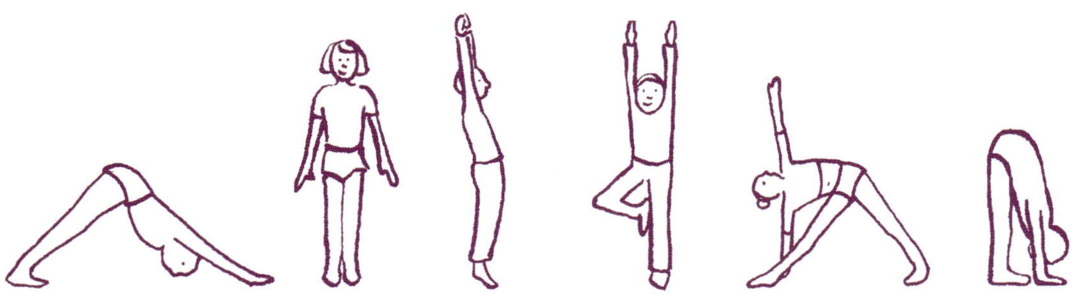

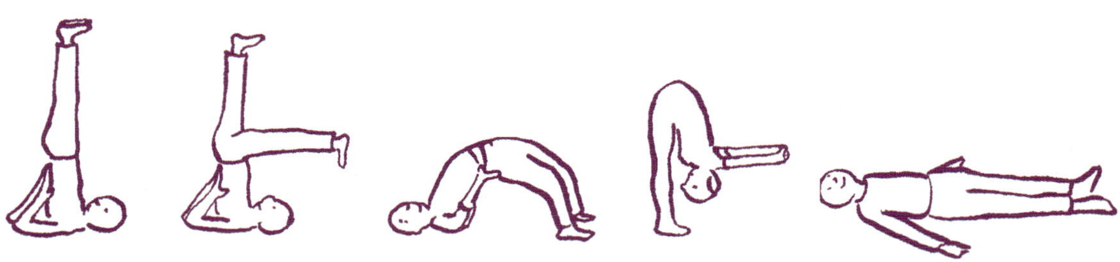

REIHE 3

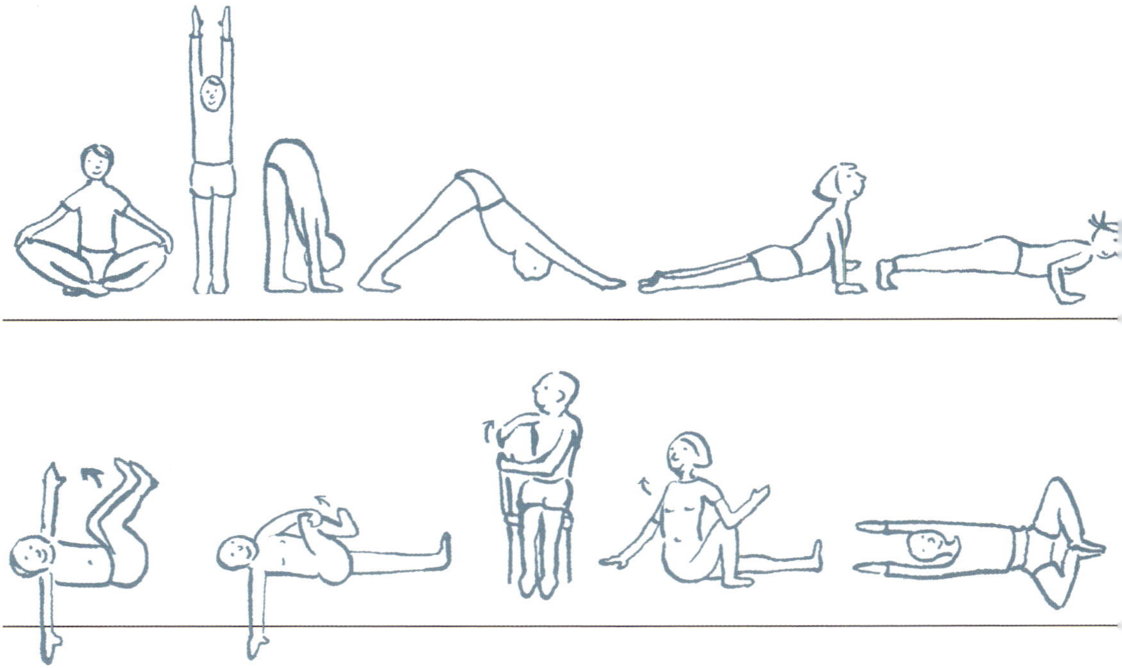

REIHE 4

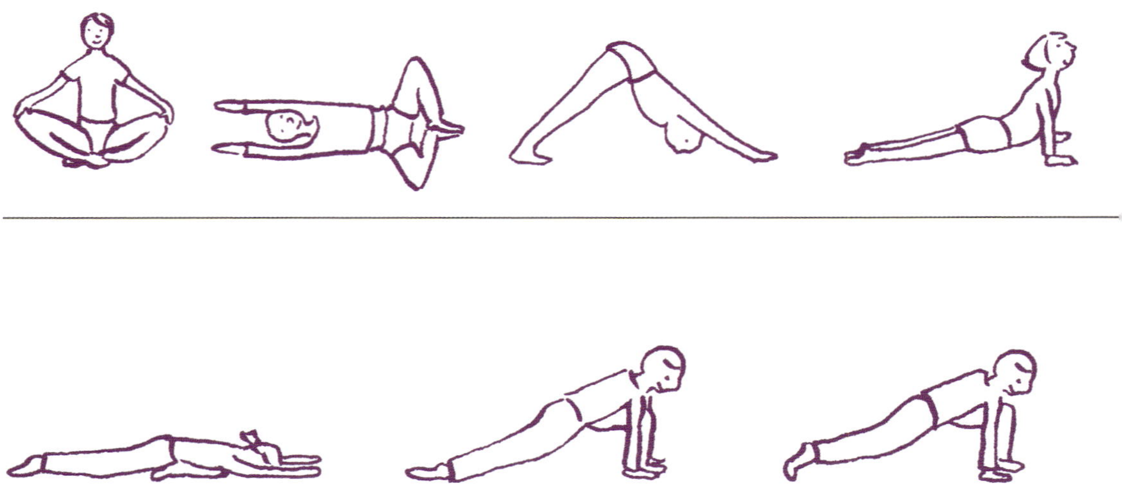

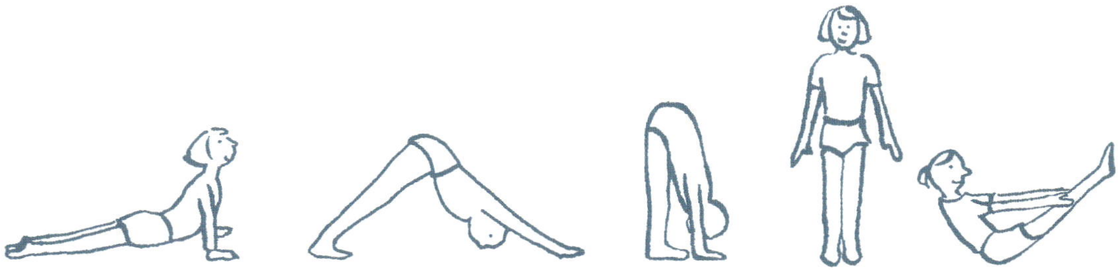

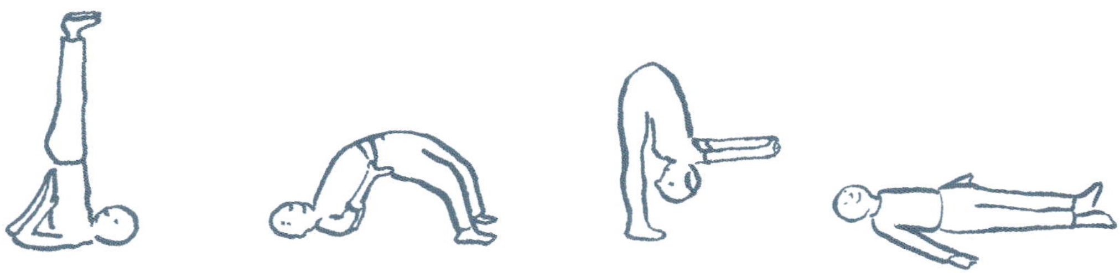

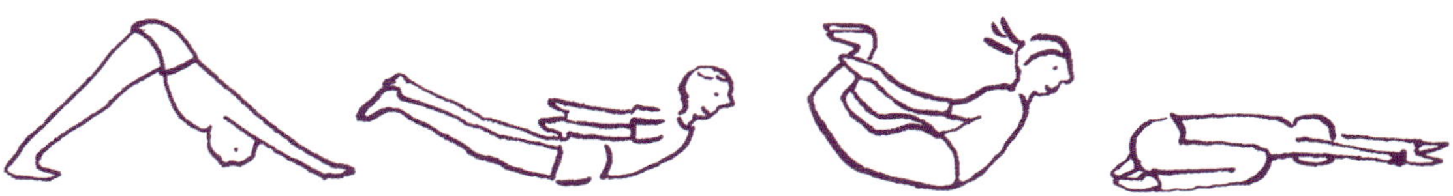

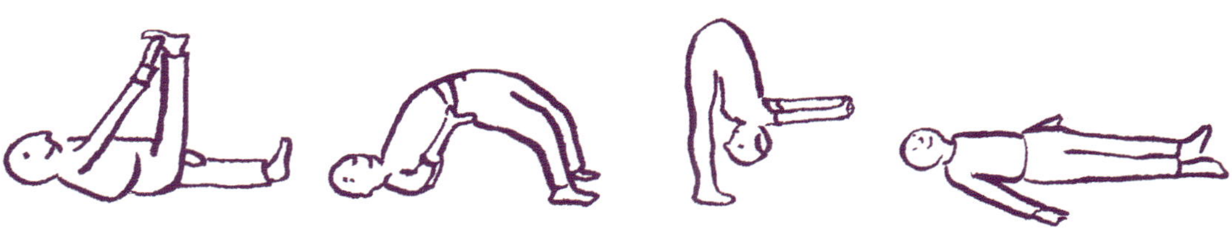

REIHE 5

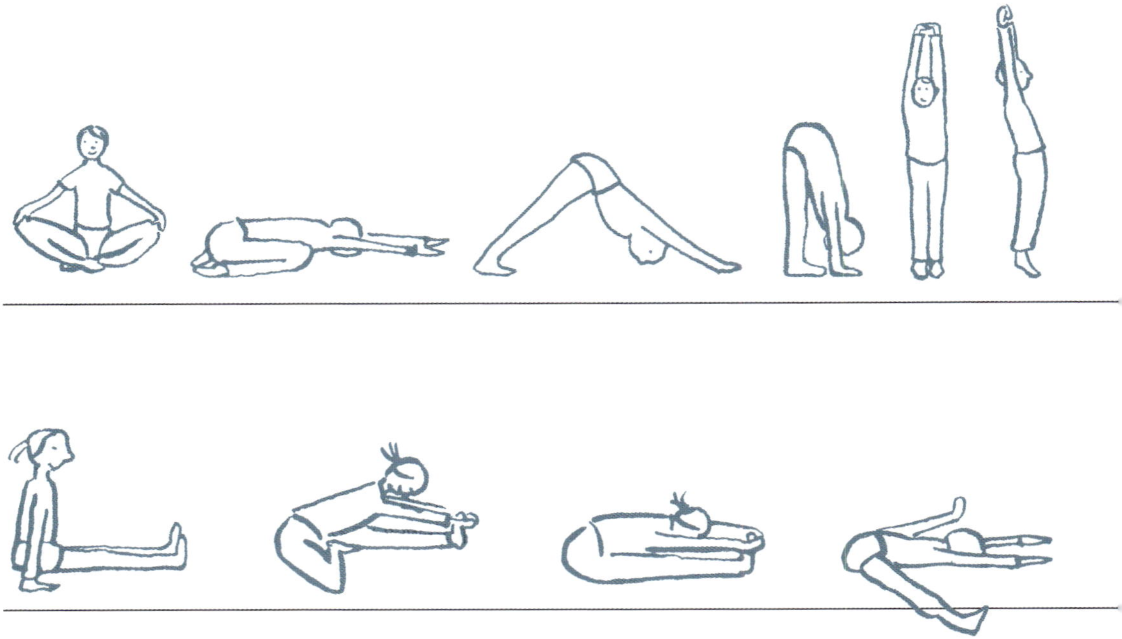

REIHE 6

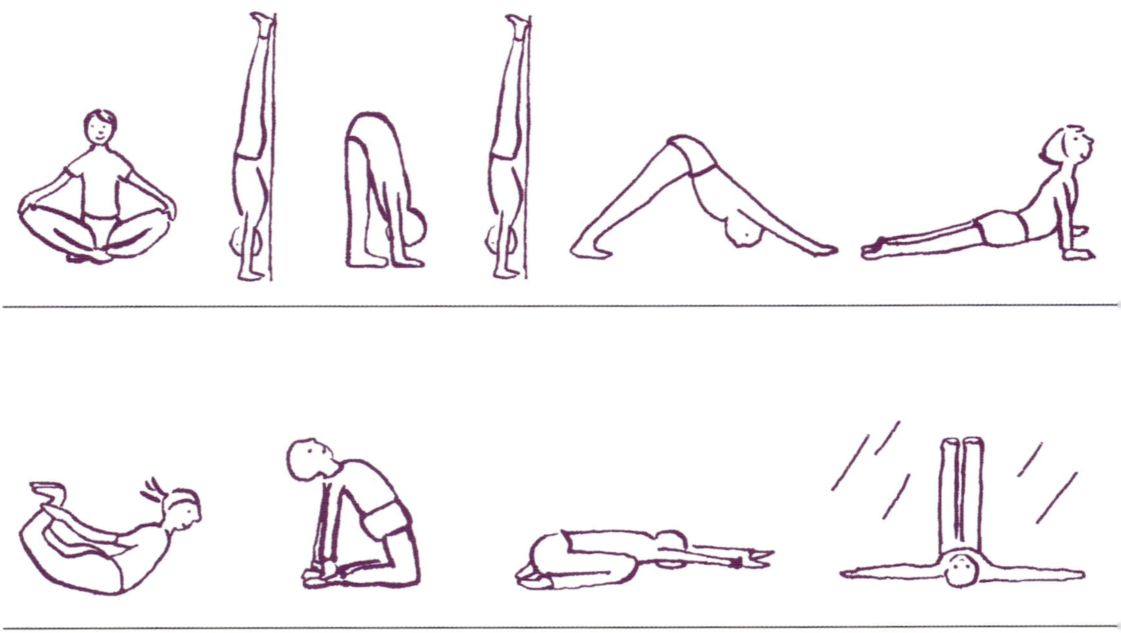

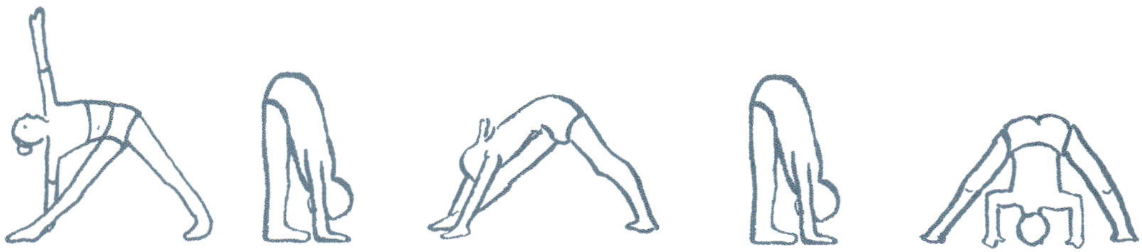

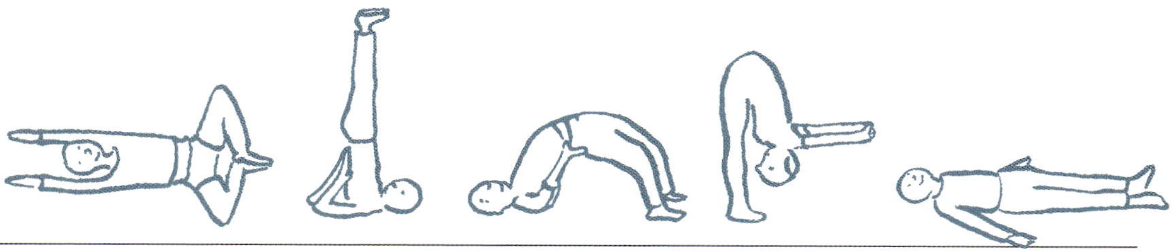

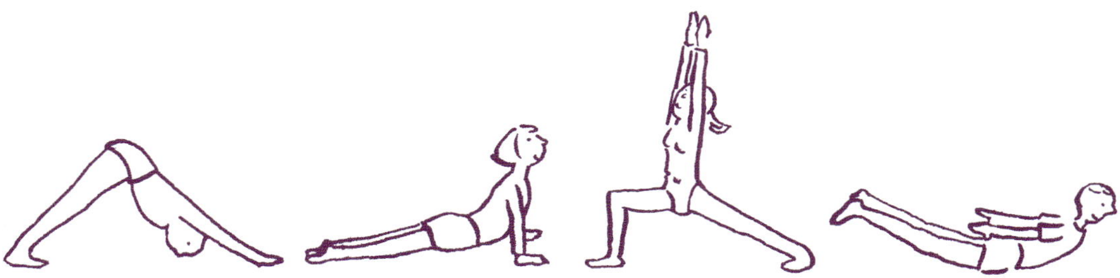

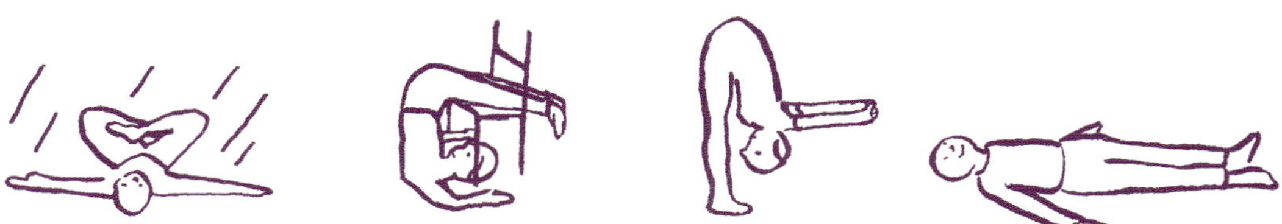

REIHE 7

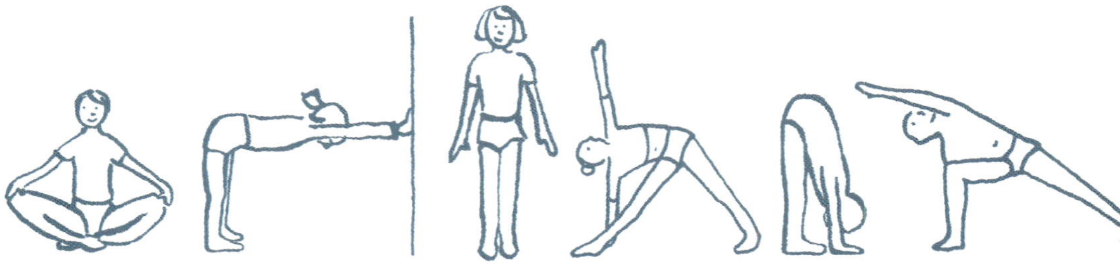

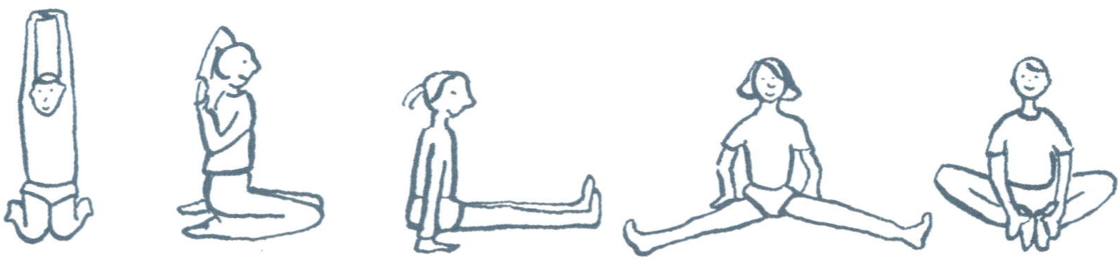

REIHE 8

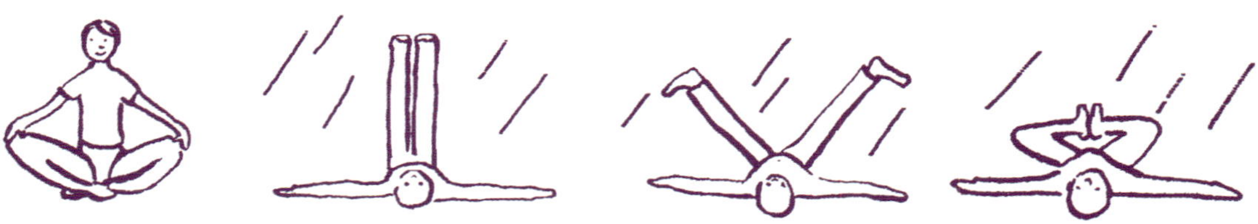

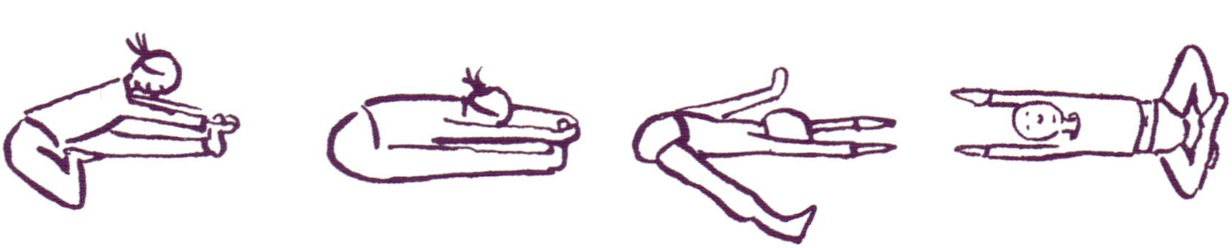

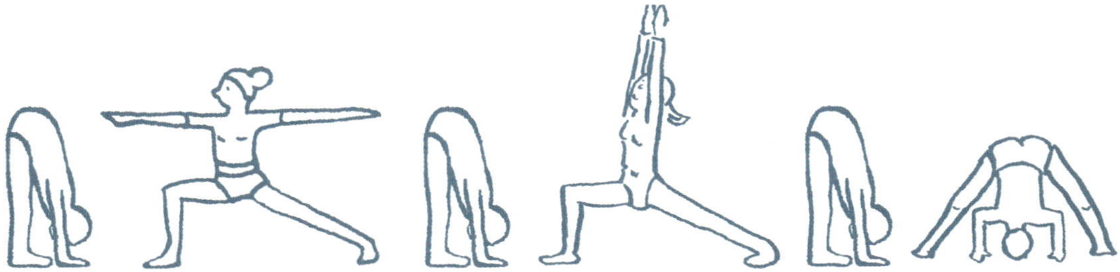

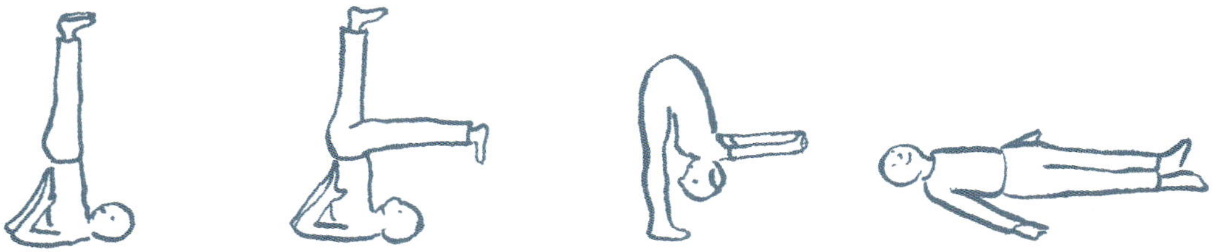

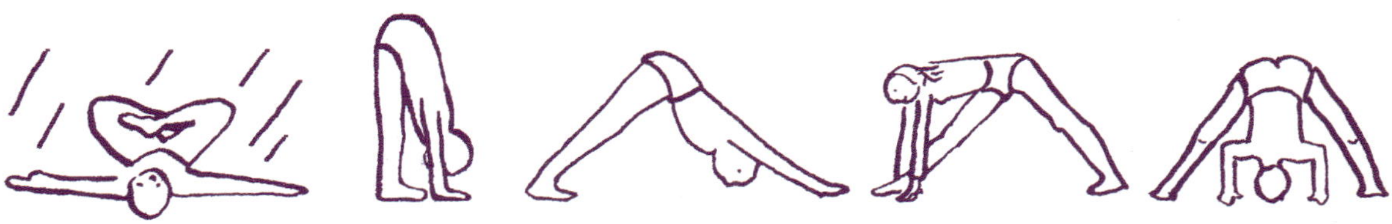

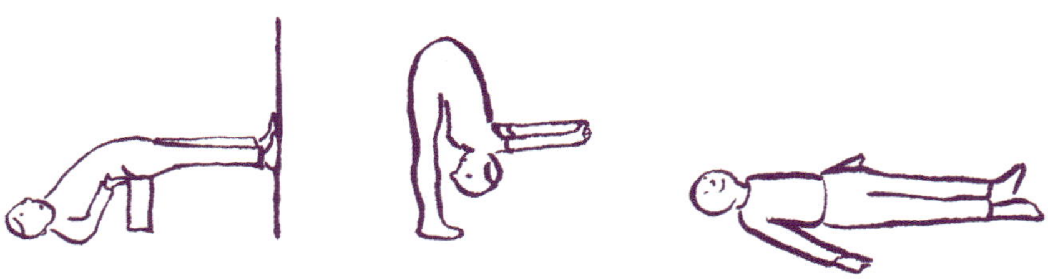

GUT BEI RÜCKENPROBLEMEN

REIHE 9

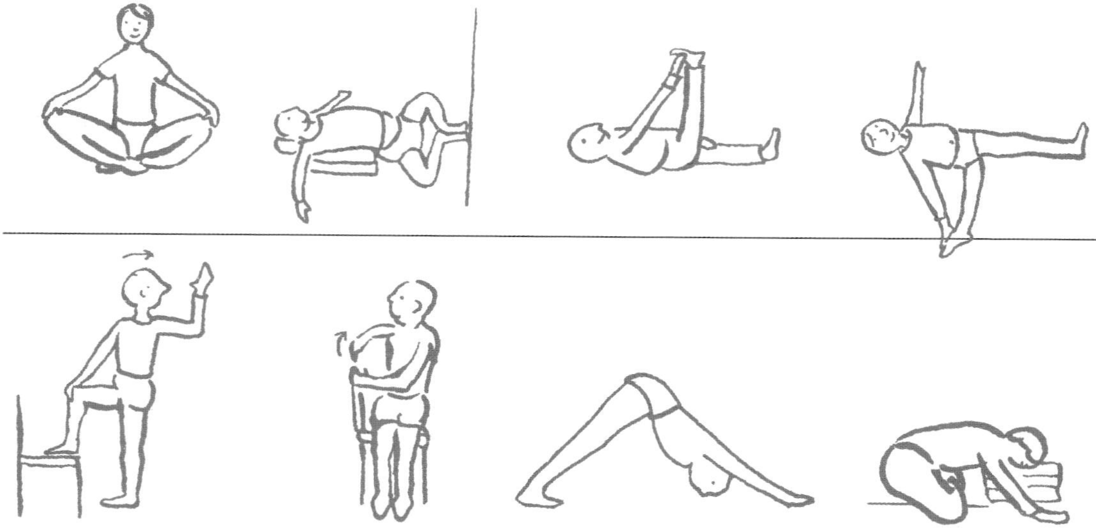

GUT FÜR NACKEN UND SCHULTERN

REIHE 10

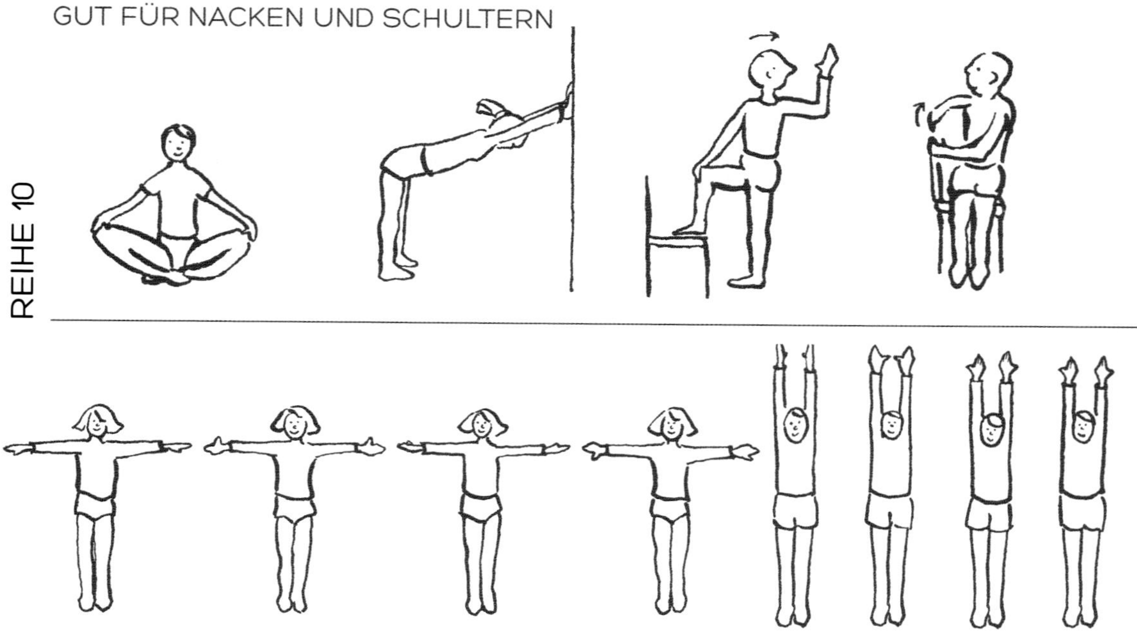

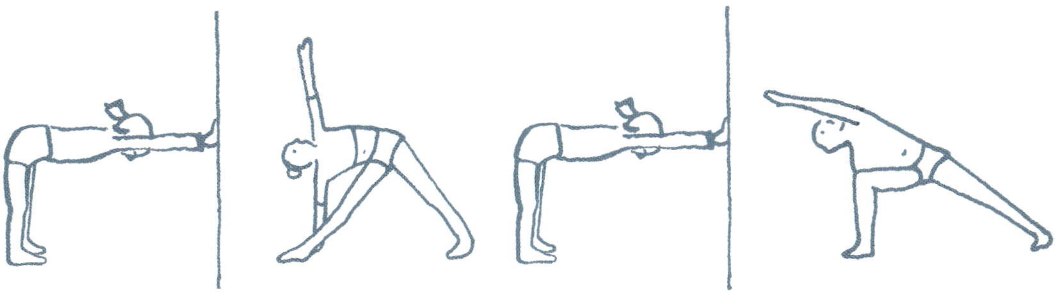

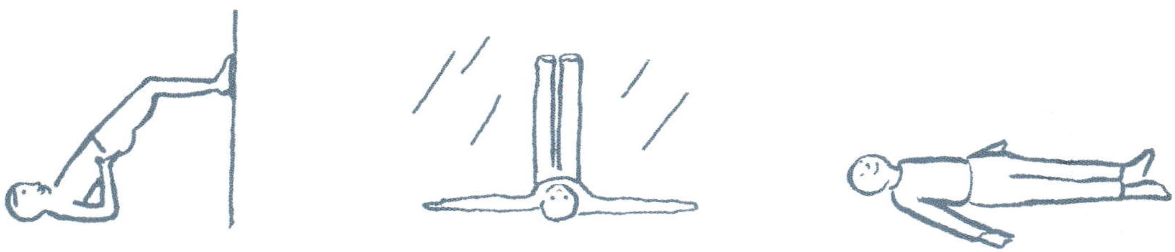

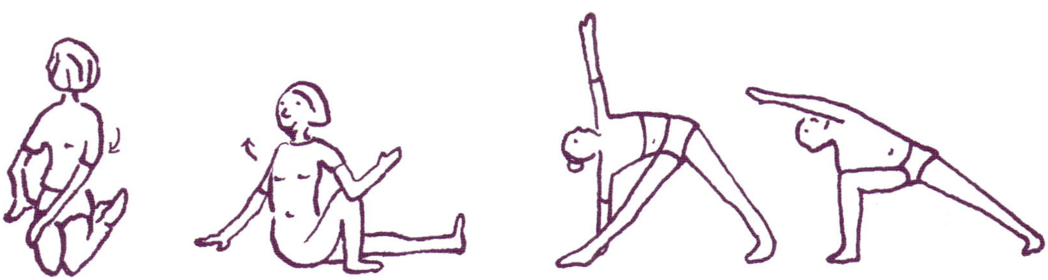

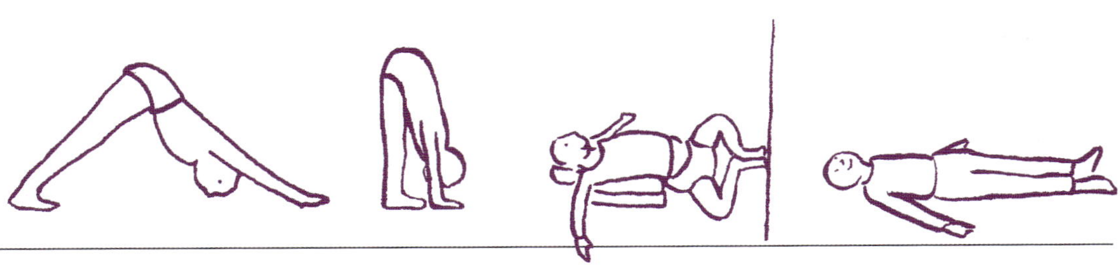

ÖFFNET DIE HÜFTGELENKE

REIHE 11

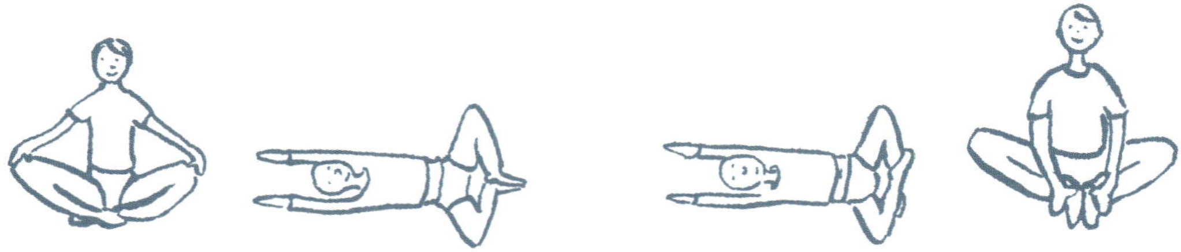

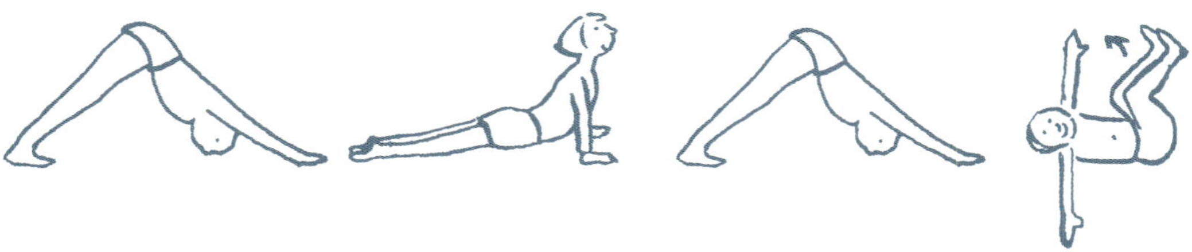

BRINGT ZUR RUHE

REIHE 12

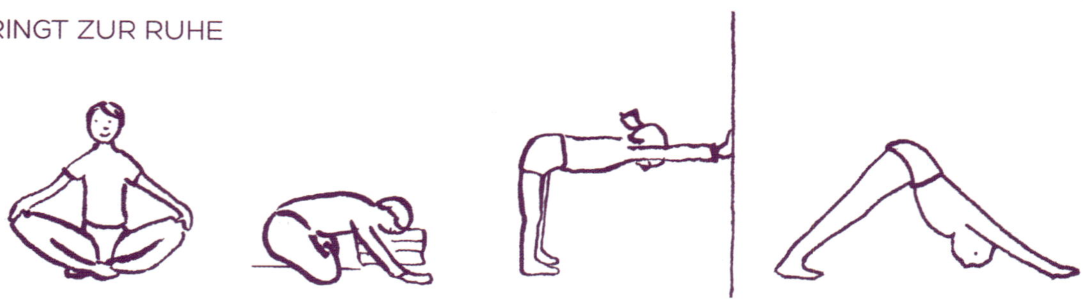

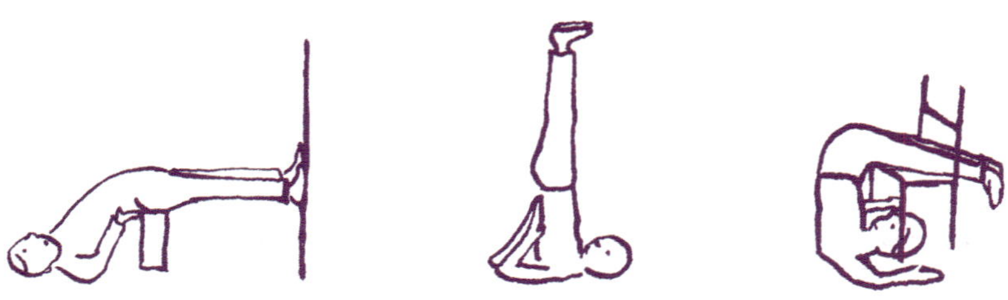

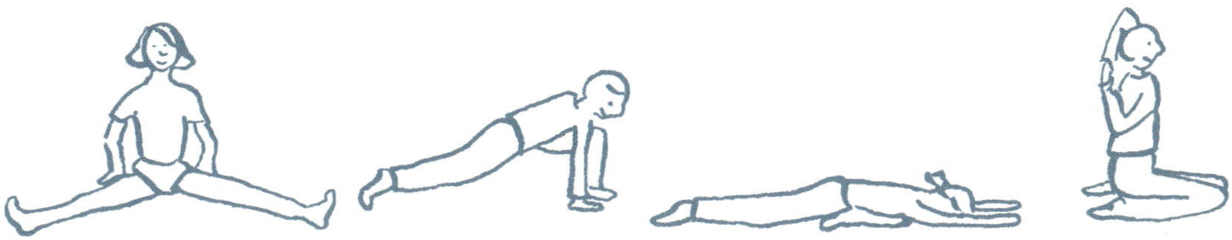

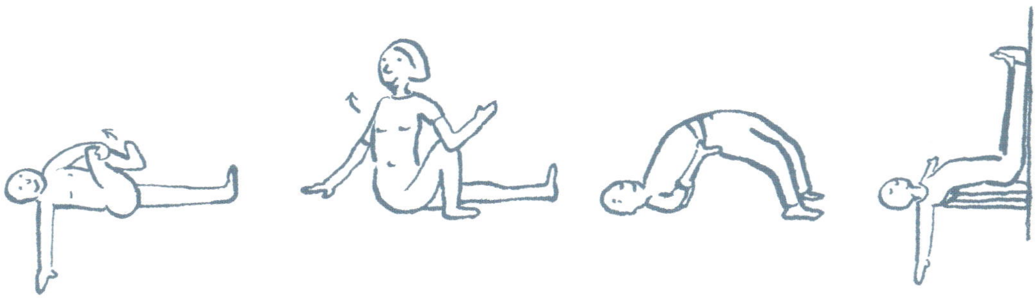

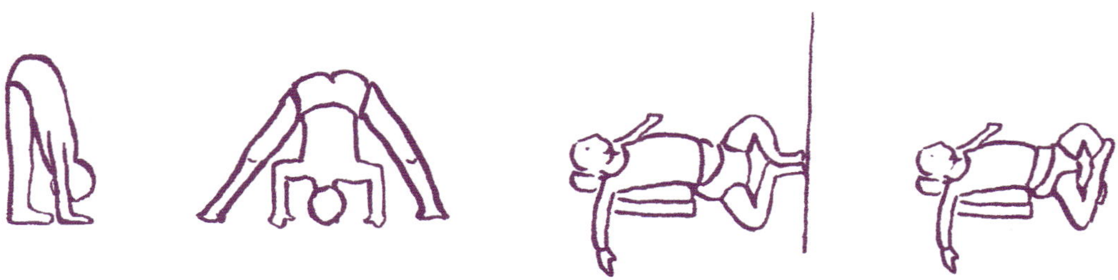

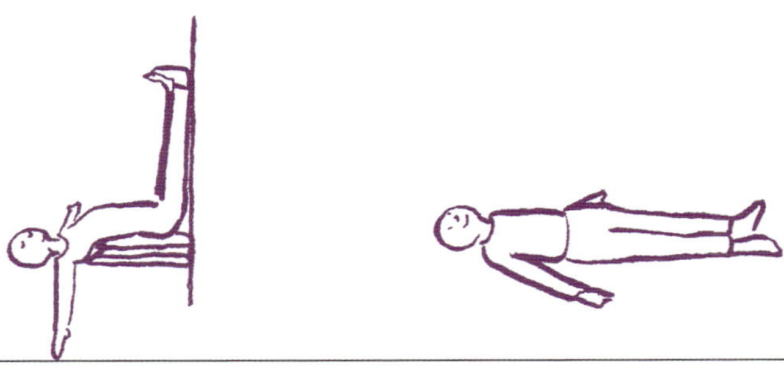

Danksagungen

Zum Gelingen dieses Buches hat die Unterstützung verschiedener Personen beigetragen, denen wir hiermit unseren herzlichen Dank aussprechen möchten:

Allen voran danken wir unseren fünf Models, insbesondere Gabi Lutterbeck (Titelfoto), die gerne bereit waren, uns für die Fotoaufnahmen der Yogapositionen zur Verfügung zu stehen.

Besonderer Dank gilt auch unserer Fotografin Martina Henschke, die ideenreich und einfühlsam die Fotos für dieses Buch produziert hat. Ihrer Intuition und ihrem Blick für Details verdanken wir die gelungenen Fotoaufnahmen. Außerdem danken wir Richard Mueller und Helmut Ockel für die Naturimpressionen, die sie für das Buch zur Verfügung gestellt haben.

Darüber hinaus danken wir der Illustratorin Claudia Scholl, die die Figuren für die Yoga-Übungsreihen gezeichnet hat. Herzlicher Dank gilt zudem Leo Sbrana für die Anfertigung der anatomischen Zeichnungen und Marc Proulx für die Übertragung der Sanskritnamen der Asanas in Lautschrift.

Dieses vielfältige Engagement hat ermöglicht, dass das Buch in der vorliegenden Form realisiert werden konnte.

Die Autorinnen

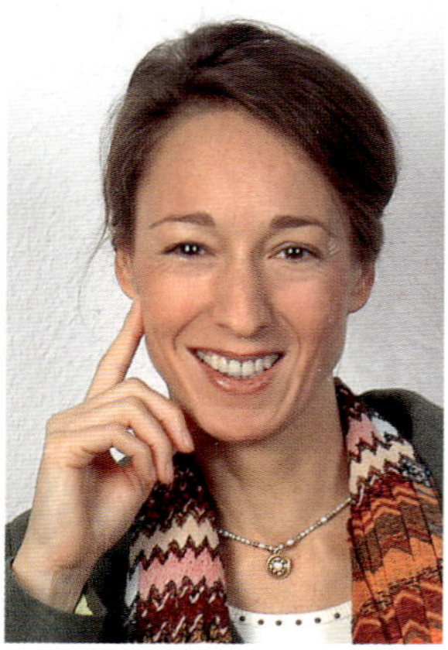

Michaela Himmel ist Diplom-Volkswirtin und zertifizierte Systemische Beraterin (SG) mit den Angebotsschwerpunkten Coaching, Teamentwicklung, Trainings und Unternehmensentwicklung.
Sie praktiziert Yoga seit 1985.

Mehr Infos: www.michaelahimmel.de

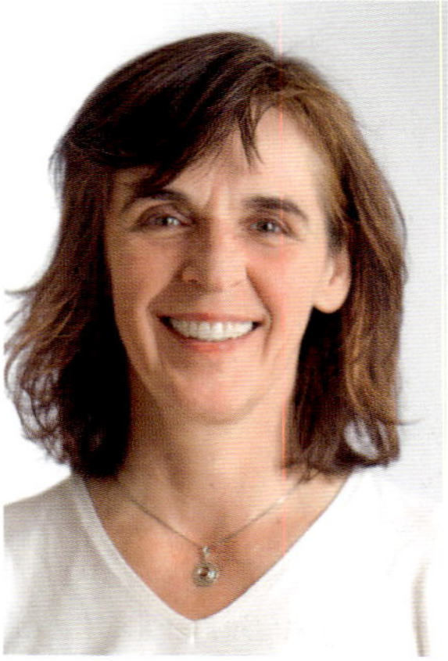

Renate Ockel ist Diplom-Psychologin und seit 1988 zertifizierte Iyengar® Yogalehrerin.
Seit 2003 leitet sie ein Yogazentrum in Berlin, in dem auch Kurse für ältere Menschen angeboten werden.

Mehr Infos: www.yogazentrum-akazienhof.de

Literaturempfehlungen

Bauer, Joachim: Das Gedächtnis des Körpers. Wie Beziehungen und Lebensstile unsere Gene steuern, Piper Verlag, 19. Aufl. 2013.
Begley, Sharon: Neue Gedanken – Neues Gehirn. Die Wissenschaft der Neuroplastizität beweist, wie unser Bewusstsein das Gehirn verändert, Goldmann Arkana Verlag 2009.
Cantieni, Benita; Hüther, Gerald; Storch, Maja; Tschacher, Wolfgang: Embodiment. Die Wechselwirkung von Körper und Psyche verstehen und nutzen, Verlag Hans Huber 2011.
Davidson, Richard; Begley, Sharon: Warum wir fühlen, wie wir fühlen. Wie die Gehirnstruktur unsere Emotionen bestimmt – und wie wir darauf Einfluss nehmen können, Goldmann Arkana Verlag 2012.
Francina, Suza: Yoga kennt kein Alter. Gesund und selbstbewusst in der zweiten Lebenshälfte, Walter-Verlag 2006.
Frankl, Viktor E.: Der Wille zum Sinn, Verlag Hans Huber 2012.
Frankl, Viktor E.: ... trotzdem Ja zum Leben sagen. Ein Psychologe erlebt das Konzentrationslager, Kösel Verlag 2010.
Hüther, Gerald: Was wir sind und was wir sein könnten. Ein neurobiologischer Mutmacher, S. Fischer Verlag 2011.
Hüther, Gerald: Bedienungsanleitung für ein menschliches Gehirn, Sammlung Vandenhoeck 2010.
Iyengar, B.K.S.: Licht auf Yoga. Das grundlegende Lehrbuch des Hatha Yoga, O.W. Barth Verlag 2010 (Erstausgabe 1969).
Iyengar, B.K.S.: Yoga. Der Weg zu Gesundheit und Harmonie, Dorling Kindersley Verlag 2012.
Iyengar, B.K.S.: Der Baum des Yoga, O.W. Barth Verlag 2001.
Kabat-Zinn, Jon: Zur Besinnung kommen. Die Weisheit der Sinne und der Sinn der Achtsamkeit in einer aus den Fugen geratenen Welt, Arbor Verlag 2008.
Kabat-Zinn, Jon: Stressbewältigung durch die Praxis der Achtsamkeit, Buch & CD, Arbor Verlag 1999.
Lipton, Bruce: Intelligente Zellen. Wie Erfahrungen unsere Gene steuern, Koha Verlag 2006.
Lipton, Bruce: Der Honeymoon-Effekt. Liebe geht durch die Zellen, Koha Verlag 2013.
Lyubomirsky, Sonja: Glücklich sein: Warum Sie es in der Hand haben, zufrieden zu leben, Campus Verlag, 2008.
Mehta, Silva, Mira und Shyam: Yoga-Gymnastik für Entspannung, Energie und Wohlbefinden, Christian Verlag, 6. Aufl. 2003.
Northrup, Christiane: Weisheit der Wechseljahre. Selbstheilung, Veränderung und Neuanfang in der zweiten Lebenshälfte, Goldmann Verlag 2010.
Scaravelli, Vanda: Awakening the Spine. The Stress-free New Yoga that Works with the Body to Restore Health, Vitality and Energy, Harper San Francisco 1991.
Servan-Schreiber, David: Die neue Medizin der Emotionen. Stress, Angst, Depression: Gesund werden ohne Medikamente, Goldmann Verlag, 9. Aufl. 2006.
Sparrowe, Linda; Walden, Patricia: Yoga und Gesundheit für Frauen, Goldmann Verlag 2004.
Tolle, Eckhart: Eine neue Erde. Bewusstseinssprung anstelle von Selbstzerstörung, Goldmann Arkana Verlag, 9. Aufl. 2005.

YOGA IST DER GOLDENE SCHLÜSSEL, DER DIE TÜR ZU FRIEDEN, AUSGEGLICHENHEIT UND FREUDE AUFSCHLIESST.

B.K.S. IYENGAR

Hinweise zur Audio-CD

Mit der beigefügten Audio-CD möchten wir Sie zum Mitmachen einladen. Eine Yogasequenz sowie zwei kurze Achtsamkeitsmeditationen stehen zur Auswahl. Dabei haben Sie die Möglichkeit, sich Ihr individuelles Programm zusammenzustellen, je nach Ihrem verfügbaren Zeitrahmen.
Haben Sie eine Matte, drei Decken sowie einen Klotz und einen Gurt zur Hand. Lassen Sie sich durch die Yogaübungen führen, so dass Sie ein Gefühl für Rhythmus, Atmung und Tempo bekommen. Im Laufe der Zeit werden Ihnen die Yogahaltungen immer vertrauter werden, und Sie werden bemerken, dass auch die Achtsamkeit für den Körper und Ihre Fähigkeit zur Gegenwärtigkeit durch wiederholtes Üben und Hören der CD zunimmt.

Yoga-Übungsreihe (gesprochen von Renate Ockel)

1. Allgemeine Einleitung	01:20
2. Zentrieren	01:53
3. Aufwärmen mit den Hunden	07:14
4. Strecken im Stehen	03:31
5. Trikonasana	03:48
6. Parsvakonasana	04:37
7. Virabhadrasana 1	03:35
8. Parsvottanasana	04:21
9. Prasarita Padottanasana	02:15
10. Dehnen im Sitzen	05:56
11. Drehen im Liegen	01:50
12. Beine strecken	02:54
13. Schulterbrücke	02:00
14. Hüftöffner	03:00
15. Entspannung	06:50

Achtsamkeitsmeditationen (gesprochen von Michaela Himmel)

16. Atem-Meditation	09:58
17. Den inneren Körper wahrnehmen	13:58